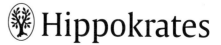

Rationelle Parodontaltherapie

Ganzheitlich, komplementär, integrativ –
Rezepte und Ratschläge
aus erweiterter Sicht

Hans D. Schwertfeger

281 Abbildungen

Hippokrates Verlag · Stuttgart

Dr. med. dent. Hans D. Schwertfeger
Rathausplatz 1
D-71696 Möglingen

Wichtiger Hinweis: Wie jede Wissenschaft ist die Medizin ständigen Entwicklungen unterworfen. Forschung und klinische Erfahrung erweitern unsere Erkenntnisse, insbesondere was Behandlung und medikamentöse Therapie anbelangt. Soweit in diesem Werk eine Dosierung oder eine Applikation erwähnt wird, darf der Leser zwar darauf vertrauen, dass Autoren, Herausgeber und Verlag große Sorgfalt darauf verwandt haben, dass diese Angabe **dem Wissensstand bei Fertigstellung des Werkes** entspricht.

Für Angaben über Dosierungsanweisungen und Applikationsformen kann vom Verlag jedoch keine Gewähr übernommen werden. **Jeder Benutzer ist angehalten,** durch sorgfältige Prüfung der Beipackzettel der verwendeten Präparate und gegebenenfalls nach Konsultation eines Spezialisten festzustellen, ob die dort gegebene Empfehlung für Dosierungen oder die Beachtung von Kontraindikationen gegenüber der Angabe in diesem Buch abweicht. Eine solche Prüfung ist besonders wichtig bei selten verwendeten Präparaten oder solchen, die neu auf den Markt gebracht worden sind. **Jede Dosierung oder Applikation erfolgt auf eigene Gefahr des Benutzers.** Autoren und Verlag appellieren an jeden Benutzer, ihm etwa auffallende Ungenauigkeiten dem Verlag mitzuteilen.

Bibliografische Information
Der Deutschen Bibliothek

Die Deutsche Bibliothek verzeichnet diese Publikation in der Deutschen Nationalbibliographie; detaillierte bibliographische Daten sind im Internet über http://dnb.ddb.de abrufbar.

© Hippokrates Verlag GmbH, Stuttgart 2005
Unsere Homepage: www.hippokrates.de

Printed in Germany 2005

Zeichnungen: Karin Baum, Mannheim
Umschlaggestaltung: Thieme Verlagsgruppe
Umschlagfoto oben: Dr. Peter S. Wöhrle
(USA; vgl. Abb. 19.2)
Satz: typoscript GmbH, Kirchentellinsfurt
Druck: Druckhaus Köthen, Köthen

ISBN 3-13-135961-7   1 2 3 4 5 6

Gewidmet meinen Lehrern,

dem Biologen und Prothetiker Robert L. Lee und
dem anthroposophischen Arzt und Biochemiker Otto Wolff

> Es ist nicht genug zu wissen:
> man muss auch anwenden;
> es ist nicht genug zu wollen:
> man muss auch tun.
> *Goethe*

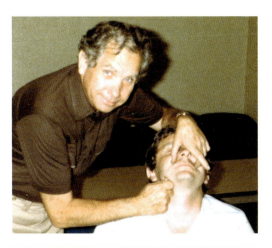

Robert L. Lee, DDS, BA, MS (1926–1997),
demonstriert 1984 beim Kurs im kalifornischen Grand
Terrace (USA) am Autor die Manipulation zur drei-
dimensionalen Aufzeichnung des »immediate side-shift«
für den »quick-analyzer«
(Foto: R. Selke-Lodhia, Stuttgart).

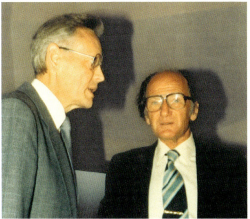

Dr. med. *Otto Wolff* (rechts; 1921–2003)
mit Dr. med. dent. Hermann Lauffer (1925–1998),
Filderklinik Stuttgart, im Jahre 1986.

Geleitwort

Kaum eine zweite Disziplin innerhalb der Zahnheilkunde hat in den letzten Jahren eine so tiefgreifende Veränderung erfahren wie die Parodontologie. Vor nicht allzu langer Zeit wurde noch monokausal die mangelnde Mundhygiene des Patienten als die zentrale Ursache der marginalen Parodontitis betrachtet. Deshalb sah man die chirurgisch-resektive Eliminierung vertiefter Zahnfleischtaschen sowie die Etablierung perfekter Mundhygiene als absolut notwendige, aber auch völlig ausreichende Voraussetzung für einen dauerhaften Heilungserfolg an.

Mittlerweile belegt jedoch eine Fülle von Daten aus klinisch-experimentellen Studien zweifelsfrei, dass Entstehung und Verlauf parodontaler Erkrankungen keineswegs allein von der Qualität des häuslichen Zähneputzens gesteuert wird, sondern aus dem Wechselspiel einer ganzen Reihe von Risikofaktoren entsteht.

Wie in fast allen anderen Gebieten der Medizin müssen wir uns von lieb gewonnenen Vorstellungen verabschieden, die in ihrer Griffigkeit (»ein sauberer Zahn wird nicht krank«) zwar einleuchten, aber eher unsere Neigung zur Vereinfachung komplexer Probleme widerspiegeln, als dass sie ein auch nur annähernd korrektes Erklärungsmodell der realen Situation bieten. Die vielfältige Vernetzung physiologischer und pathologischer Prozesse im Körper besser verstehen zu lernen, ist daher die erst in Ansätzen angegangene zentrale Aufgabe für die Medizin der Zukunft.

Als aktiver Verfechter einer evidenzbasierten Zahnheilkunde, die sich, wo immer es möglich ist, auf Erkenntnisse stützt, welche durch klinisch-experimentelle Studien gewonnen wurden, hege ich eine Art natürlicher Zurückhaltung gegenüber alternativen Ansätzen in der Medizin, etwa anthroposophischen Denkmodellen, die sich im Wesentlichen nur auf anekdotenhaftem Wissen gründen. Dennoch sollte man den Erfahrungsschatz dieser medizinischen Denkschulen, die schon immer Krankheit als eine Störung in der komplexen Homöostase des Menschen interpretierten, nicht gering schätzen.

Das vorliegende Werk von Herrn Kollegen Schwertfeger versucht eine Brücke zu schlagen zwischen wissenschaftlich-experimentell abgesichertem zahnärztlichem Wissen und ganzheitlich-alternativen Therapieansätzen. In einer Fülle von Beispielen werden etablierten ätiologischen Vorstellungen und Behandlungsverfahren die ganzheitlichen Ansätze der anthroposophisch beeinflussten Medizin gegenübergestellt. Auch wer keine drängende Veranlassung sieht, den Pfad der klassischen evidenzbasierten Zahnheilkunde zu verlassen, kann beim Lesen Denkanstöße erhalten, die das Studium des Buches lohnenswert machen.

Prof. Dr. med. dent. Ulrich Schlagenhauf

Geleitwort

Die Parodontalerkrankungen sind in den letzten Jahrzehnten in der westlichen Welt so häufig geworden, dass von einer Zivilisationskrankheit gesprochen werden kann: Nach der ersten repräsentativen *Mundgesundheitsstudie* für die *Bundesrepublik Deutschland* aus dem Jahre 1989 haben fast 45 % der Bevölkerung eine chronisch und weitgehend unbemerkt verlaufende Form. Nur 20 % der Erwachsenen hatten nach der neueren Studie von 1997 völlig gesunde Gingivaverhältnisse (DMS III, veröffentlicht 1999). Die allerneuesten Zahlen belegen:

➤ dass die Hälfte der 35- bis 44-Jährigen an Parodontitis erkrankt ist, davon über 14 % mit über 6 mm tiefen Taschen.

➤ In der Altersgruppe der 65- bis 74-Jährigen sind es zwei Drittel, von denen fast 25 % aktive Taschen über 6 mm haben.

➤ Immerhin leiden etwa 18 % unter Zahnlockerungen, die von einer aggressiven Ausprägung der Parodontopathie herrühren!

➤ Nur ungefähr 5 % der Untersuchten waren ohne jegliche Entzündungszeichen am Parodontium.

➤ Heute sollen sich schon bei über 12 % der Jugendlichen Symptome einer aggressiven Parodontitis mit aktiven (Pseudo-?)Taschen manifestieren. Diese können bis 6 mm tief sein. Das ist aber noch nicht gleichbedeutend mit großem Verlust von bindegewebigem Attachment.

Als Ursache werden vor allem bakterielle Erreger gesehen, dazu bestimmte Ernährungseinseitigkeiten und zunehmend auch ungenügende Immunantworten (»Immunschwäche«): Da berührt es den Internisten eigenartig, dass der Schwerpunkt der Parodontaltherapie immer noch in der chirurgischen Intervention gesehen und praktiziert werden muss. Sollten eigentlich nicht Diätetik und Immuntherapie längst das Feld der holistischen (Zahn-)Medizin dominieren?

Gerade das Mundmilieu mit dem Speichel ist ganzheitlich-medizinisch betrachtet von großer Bedeutung. Er steht voll unter der Regie des zentralen Speichelorgans Pankreas. Es ist alles im Sinne der gemeinsamen Aufgabe (Verdauung) geordnet.

Ein weiterer Gesichtspunkt ist in diesem Sinne auch die Überzeugung, dass Erreger selten primär krankheitsauslösend sind, sondern überwiegend Vermittler und Indikatoren dafür, was in der Immunität des Organismus nicht geleistet wird. Denn dieser ist grundsätzlich auf Authentizität veranlagt, er duldet nichts Fremdes in sich. So gesehen sind Mundhöhle, Magen und Darm vom Menschen aus betrachtet »Außenwelt« und es können sich dort solche Mikroorganismen ungleichgewichtig aufhalten, die im Organismus als hochpathogen angesehen und erkannt werden. Sie existieren im Gesunden in symbiotischer Gemeinsamkeit. Erst Störungen im Gleichgewicht des Organismus verändern diese Symbiose zur Antigenität: »Der Erreger ist nichts, das Terrain ist alles.« (Max von Pettenkofer)

Insofern muss jede Therapie bei parodontal erkrankten Individuen ihren Ausgang bei *salutogenetischen* Maßnahmen suchen, die auf die Ursachen schauen und nicht lediglich Folgen behandeln: Denn nur durch Beseitigung der krank machenden Faktoren lässt sich die *Nachhaltigkeit* von Therapien sichern.

Das ist das Anliegen dieser Publikation: nicht neue Theorien aufzustellen und ideologisch zu befestigen, sondern das heutige Wissen um neue Aspekte zu *erweitern*. Des weiteren therapeutische Möglichkeiten zu schildern, die aus der *hygiogenetischen* Anschauung gewonnen werden. Sie sind im Wesentlichen dadurch wirksam, dass sie mit den organismuseigenen Funktions-, Regulations- und Steuerungssystemen interagieren (Selbstheilungspotenziale).

Dabei stützt sich der Autor sowohl auf sein umfassendes wissenschaftliches Verständnis unter Einbeziehung der internationalen Literatur zum Thema als auch auf seine eigene praktische und therapeutische Erfahrung mit Parodontalbehandlungen seit mehr als 25 Jahren. Denn unser bester Lehrmeister ist immer noch der menschliche Organismus selbst und seine Reaktionen, allerdings in der besonderen Spezifität der Persönlichkeit, die in diesem Organismus existiert und ihm die jeweils individuelle Prägung gibt.

Mögen die Inhalte dieses neuartigen und außergewöhnlichen Fachbuches über rationelle Parodontaltherapie als Anregung aufgefasst werden, dem schwierigen Aufgabenfeld der Zahnbetterkrankungen mit umfassenderem Verständnis zu begegnen.

Prof. Dr. med. Volker Fintelmann

Vorwort

Mit der vorliegenden Ausarbeitung wird beabsichtigt, Parodontaltherapeuten in Praxis und Hochschule an eine komplementäre Parodontologie heranzuführen, deren Grundlage im blau markierten *Allgemeinen Teil* behandelt wird: In der universitären Ausbildung im Bereich der konservierenden Zahnheilkunde sind solcherart innovative Ansätze bislang wohl noch nicht verfolgt worden.

Angesichts des vielbeschworenen Paradigmenwechsels in der Medizin ist eine Beschäftigung mit der ganzheitlichen Basis unseres Spezialgebiets Parodontologie sicher zeitnotwendig geworden: Eine rationale Therapie, die sich aus der Pathologie direkt ableitet, wird unseren ärztlichen Horizont erweitern. Sie wird motivierend auf unsere Arbeit bei der Rehabilitation parodontal erkrankter Patienten wirken. Insbesondere in der operativen Parodontologie bei aggressiven Erkrankungsformen werden neben den lokal einzusetzenden Heilmitteln weitere Anwendungen empfohlen. Diese tragen dazu bei, die postoperativen Behandlungsergebnisse zu stabilisieren.

Mit zahlreichem Bildmaterial wird versucht, die in klassische und aktuelle Techniken integrierten und schonend durchgeführten Lokaltherapien anschaulich darzustellen. Vor allem auch unsere Patienten werden davon profitieren, wenn abwehrstärkende Maßnahmen vermehrt zur Heilungsförderung beitragen. Im grün markierten *Speziellen Teil* (»Rezeptteil«) wird deswegen eine breite Palette von naturheilkundlichen Mitteln und die Methoden ihrer Anwendung beschrieben: Diese werden auch dem Allgemeinpraktiker ermöglichen, anspruchsvollere Eingriffe mit größerer Erfolgssicherheit und zur allseitigen Zufriedenheit durchzuführen. So widerlegt der folgende Text gerade das Argument, man könne auch ohne zusätzliche Immunstimulation und Heilungsanregung beim Operieren gute Ergebnisse erzielen, wenn man nur schnell und möglichst atraumatisch vorgeht.

Neben periimplantologischen Aspekten rücken seit 10 Jahren ästhetische Gesichtspunkte in den Vordergrund. Auch auf sie geht diese Publikation ein und der Autor scheut sich dabei nicht, auch Misserfolge und deren Lösung darzustellen, wie es sich für ein Lehrbuch aus der Praxis für den Praktiker geziemt. Außerdem sind mehrfach Abheilungsverläufe über längere Zeiträume fotografisch dokumentiert worden.

Es ist zu hoffen, dass auch zahlreiche Studierende der Zahnmedizin vom Angebot dieses Buches Gebrauch machen. Sie sollten möglichst von Beginn ihres Berufslebens an Erfahrungen im Umgang mit den hier besprochenen Vorgehensweisen sammeln.

Im Rahmen eines Lehrauftrags an der Universität Witten/Herdecke sind vom Autor verschiedene diesbezügliche Themenbereiche bereits vor über 10 Jahren seminaristisch und kursorisch abgehandelt worden.

Die Gliederung im *Speziellen Teil* orientiert sich an der seit 1999 geltenden und international verbindlichen Klassifikation der Parodontalerkrankungen, die im umfangreichen, gelb markierten *Anhang* aufgelistet ist. Dort finden sich auch ein Sachverzeichnis sowie Bezugsquellen und umfassende Literaturangaben.

Allen beteiligten Mitarbeitern des Verlags ist für die Wegleitung bei der Realisierung des Projekts sehr zu danken. Es war eine weite Strecke von den ersten Manuskriptfassungen bis zur vorliegenden Schrift!

Hans D. Schwertfeger

Inhaltsverzeichnis

Allgemeiner Teil

Einleitung

> Man möchte es die Tragik der Gegenwart nennen, dass zahllose Menschen sich durch Illusionen über das Erstrebenswerte die Einsicht in das wirklich Notwendige verbauen.
> *Rudolf Steiner 1920*

In den letzten Jahrzehnten des 20. Jahrhunderts sind in verschiedenen Teilbereichen der Zahnheilkunde mechanistische Konzepte überbewertet worden. Bei diesen schien man über der Detailbetrachtung den Blick für komplexere Zusammenhänge zu verlieren. Dem Analysieren wurde größere Bedeutung zugemessen als der Erfahrung aus Beobachtung und dem anschließenden Nachdenken darüber (synthetisches Vorgehen) (157 a, 198, 199). Trotzdem wurde gern noch dem am Ende des 20. Jahrhunderts vorherrschenden Zeitgeist entsprechend auf diesen *isolierten* Ideen und ihren Nachteilen beharrt (Beispiel: Gnathologie mit okklusionsfernen Pantographien).

Bereits Robert L. Lee hat in seiner ins Deutsche übersetzten und 1985 erschienenen Monographie über die »*Frontzahnführung*« Folgendes festgehalten (199):

» *Der intelligente Behandler wird die Grenzen von Artikulatoren einschätzen können und wissen, dass er seine Kenntnisse über die Biologie des stomatognathen Systems mit dem Gebrauch von Artikulatoren verbinden muss, um den maximalen Nutzen zu erzielen.*

… Wahrscheinlich ist der größte allgemein verbreitete Fehler in der rehabilitativen Zahnheilkunde, die Zähne zu behandeln, bevor der Kiefergelenkkomplex stabil ist. «

Ähnliches kann sinngemäß für die leider noch vielfach ausgeübte Praxis gelten, restaurative Maßnahmen über unbehandelte parodontitische Zahnwurzeln auszuführen. Dabei ist auch unter dem Dach der allgemeinzahnärztlichen Praxis die Parodontologie die Basis und Klammer, auf der die Säulen – Chirurgie, Endodontologie, konservierende Zahnheilkunde, Orthodontie, Prothetik und Kaufunktionslehre – ruhen (Abb. E.1) (211). Sehr anschaulich wird die Pathologie in der Parodontologie in Abb. 11.7 dargestellt.

Willi Schulte relativiert in seiner Monographie über die »*exzentrische Okklusion*« vor 20 Jahren in weiser Voraussicht die Bedeutung der damals sehr geräteorientierten Gnathologie (vgl. Abb. 3.1 u. 3.2) (223):

» *Gegenwärtig konzentriert sich das gnathologische Denken so sehr auf die zentrale Okklusion und ihre Störungen, dass man in der gnathologischen Literatur zahlreiche Abbildungen restaurierter Gebisse – sogar als Titelbilder – finden kann, bei denen die bereits eingetretenen oder zu erwartenden Folgeschäden exzentrischer Okklusionsfunktionen überhaupt nicht gesehen wurden.* «

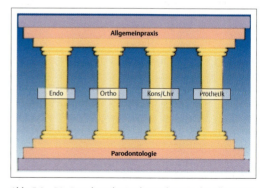

Abb. E.**1** Die Parodontologie als Fundament der Allgemeinpraxis mit konservierender Zahnheilkunde, Prothetik, Endodontie und Orthodontie (nach 50 a).

Naturheilmittelanwendung in der Zahnmedizin

Die Notwendigkeit *ganzheitlichen Denkens und Handelns* gründet sich auf einer Vielzahl anatomisch-physiologischer Vernetzungen und beruht auf modernen naturwissenschaftlichen Forschungsergebnissen. Auf dieser Basis beschäftigt sich diese *holistische Zahnmedizin* mit der den ganzen Menschen bezüglich Körper, Seele und Geist betreffenden Diagnostik und Therapie.

Unter ganzheitsmedizinischen Gesichtspunkten bedarf es der Abklärung chronischer Belastungen aus dem Kaubereich, beispielsweise durch unverträgliche zahnärztliche Werkstoffe, stumme chronische Entzündungen oder Dysfunktionen im Kausystem. Jede diagnostische und therapeutische Maßnahme im zahnärztlichen Bereich sollte diese ganzheitlichen Bezüge berücksichtigen: Die Gesunderhaltung des Kranken ist das oberste Gebot, im Sinne von *Salus aegroti, suprema lex* und *Primum nihil nocere* (219) – Ziele, die zugegebenermaßen oft sehr schwer erreichbar sind!

Offenbar geht die Einsicht über *Zusammenhänge* verloren, wenn man an die Grenzen materieller Darstellbarkeit stößt. Nur die Übersicht und die Einbeziehung ideell-geistiger Tatsachen führt uns beim *Paradigmenwechsel* (Salutogenese, Hygiogenese) in eine erweiterte Therapie (vgl. Abschnitt 17.8). So ist in Kapitel 9 auch expressis verbis von Endodont*ologie* und nicht von Endodontie die Rede! Und es ist bei einigem Nachdenken entscheidend, *womit* Wurzelkanäle versiegelt werden und nicht nur, *was* aus den Kanälen entfernt wird, obwohl noch der routinierte Endodontologe Peter H. A. Guldener mehr auf das Letztere Wert gelegt hatte (42). Auch hierzu werden in dem Buch ganz praktische Angaben gemacht!

Gerade stark operativ ausgerichete und implantologisch und perioprothetisch tätige maßgebende Kollegen auch aus Übersee zeigen sich inzwischen an einer heilungsanregenden *Vor-, Begleit- und Nachbehandlung* ihrer Patienten interessiert: Durch verfeinerte mikrochirurgische Operationstechniken sind die Heilungsverläufe optimiert worden (39, 44, 48, 54, 141, 156).

Der Gesundheitsmarkt allenthalben propagierter »alternativer« Methoden ist heutzutage unübersichtlich geworden. Deshalb soll mit den im *Speziellen Teil* beschriebenen und erläuterten Rezepten *Struktur* in die wissenschaftliche Methodik des Vorgehens gebracht werden. Weiterhin haben die hier dargestellten *Heilmittelapplikationen* einen weiteren positiven Einfluss auf die postoperativen Behandlungsergebnisse.

Der vorliegende Text erfüllt die Aufgabe, interessierte Zahnärzte durch konkrete Handlungsanweisungen und Rezepturvorschläge in die Lage zu versetzen, mit den angegebenen Heilmitteln in der täglichen Praxis sachlich und fachgerecht umzugehen. In dem Kompendium *Arzneimittel und Behandlungsmethoden für die zahnärztliche Praxis* (154 b) werden darüber hinaus die Bereiche der Zahnheilkunde besprochen, die im Zusammenhang mit diesem Spezialwerk ausgeklammert wurden (Chirurgie, konservierende Zahnmedizin etc.).

Wichtige Begriffe und ihre Bedeutung für das Menschenbild der anthroposophischen Medizin

Die *Dreigliederung* des menschlichen Organismus wurde zuerst 1917 von Rudolf Steiner in dem Buch *Von Seelenrätseln* (GA 21) veröffentlicht. Darin wird die Entdeckung der Zusammenhänge der seelischen Qualitäten von Denken, Fühlen und Wollen mit den körperlichen Organsystemen erstmals dargestellt:

> **Nerven-Sinnes-System:** ruhender Kopfpol in der Dreigliederung des menschlichen Organismus
> **Rhythmisches System:** Herztätigkeit, Atmung und Kreislauf im mittleren ausgleichenden Brustbereich
> **Stoffwechsel-Gliedmaßen-System:** unterer und Bewegungspol des Menschen (vgl. Abb. 4.2 u. 4.3).

In diesen Zusammenhängen werden keine der heute üblichen Krankheitsbezeichnungen genannt. Dies ist absichtlich so, denn die heutigen Krankheitsbegriffe gehen von gewordenen Zuständen aus. Sie sind anatomisch-pathologische Diagnosen. Hier sind jedoch die in Organen tätigen, bildenden, auf- und abbauenden Kräfte gemeint, also eine übergeordnete Dynamik (vgl. Abschnitt 19.1).

Die folgenden Begriffe der *Wesensglieder* werden in Abschnitt 2.2 noch näher erläutert:

Ich-Organisation: Träger des geistigen und individuellen Ichs, Ausdruck des Immunsystems und des Wärmehaften, speziell menschliche Wesenseigenschaft
Astralleib: Träger des Seelischen, Luftförmigen, bereits tierische Qualität
Ätherleib: Träger des Lebendigen, Wässrigen, schon den Pflanzen eigen
Physischer Leib: Träger des Materiellen, Bild der unbelebten Natur und des Todes (vgl. Abb. 2.**1**–2.**4**, Tabelle 3.**1**).

Die Lektüre dieses Buches soll vor allem die Beschäftigung mit der grundlegenden *Primärliteratur* anregen (233, 234). Das Studium medizinischanthroposophischer *Sekundärliteratur,* der Standardwerke von Glöckler/Schürholz et al. (174), Husemann/Wolff (182) und Sieweke (227, 228), fördert das weitere Verständnis.

Dieses Studium geschieht gemeinsam in den Arbeitskreisen der Fachgruppe Zahnärzte der Gesellschaft Anthroposophischer Ärzte in Deutschland. Außerdem findet seit 1985 immer Anfang März in 2-jährigem Turnus die internationale Zahnärztetagung am Goetheanum in CH-Dornach/ SO bei Basel statt. Sie wird von der Medizinischen Sektion der Freien Hochschule für Geisteswissenschaft organisiert. Hier können auch Zahnmedizinstudenten teilnehmen.

Der Einstieg in den Umgang mit den in dieser Publikation empfohlenen Naturheilmitteln gelingt bestens mit der Lektüre speziell von Kapitel 9, Endodontologie, Kapitel 5, Prophylaxe, und den Kapiteln 10 und 11, operative Parodontaltherapie (101–104).

Klinische Fotos von über 30 exemplarischen Situationen an Patienten dokumentieren die erfolgreiche Integration der hier vorgestellten komplementären Methoden und Heilmittel.

Zur besseren Orientierung für den Leser wurden *Allgemeiner Teil* (blau), Spezieller Teil (grün) und Anhang (gelb) am oberen Seitenrand farblich unterschiedlich markiert.

1 Historisches zum Fach Parodontologie

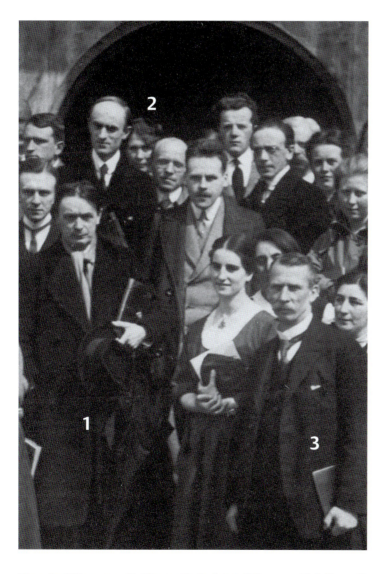

Abb. 1.**1** Dr. phil. Rudolf Steiner (*1*; 1861–1925), Dr. med. Ita Wegman (*2*) und Prof. Dr. med. Dr. med. dent. h. c. Oskar Römer (*3*; 1866–1952) unter Teilnehmern des 2. Medizinerkurses im April 1921 vor dem Eingang zum Glashaus beim Goetheanum im schweizerischen Dornach (Ausschnitt, Abdruck mit freundlicher Erlaubnis des Archivs am Goetheanum).

Ohne das Wissen um die Hintergründe der praktischen Verwendung der aus Natursubstanzen gewonnenen Medikamente kann den vielen parodontal erkrankten Menschen nicht geholfen werden, die heute zunehmend Naturheilmittel nachfragen.

Ziel dieses Kompendiums ist es deshalb, die moderne, rein technisch-naturwissenschaftlich orientierte und spezialisierte Parodontologie in die geisteswissenschaftlich erweiterte holistische Zahn-Medizin fundiert und *rationell*, also ver-

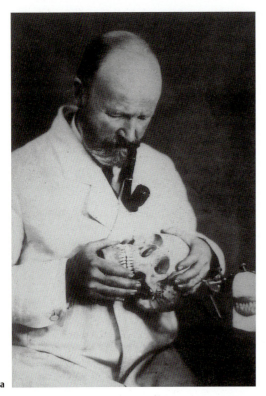

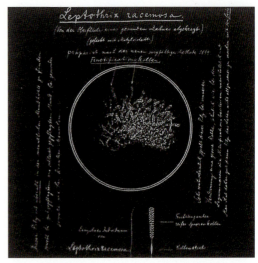

b

a

Abb. 1.**2 a** Prof. Dr. med. h. c. J. Alfred Gysi (1865–1957; Foto: Sammlung Dr. W. Bücking, Wangen). Gysi war Theosoph (Anthroposoph) und bereits um die Jahrhundertwende der führende, weltweit anerkannte Wissenschaftler sowohl auf mikrobiologischem als auch anderen Gebieten der Zahnheilkunde (42 a, 177).
b Originalzeichnung Gysis – mikroskopisches Präparat, um 1900 – aus dessen Präparatesammlung an der Zürcher Klinik (aus Schweiz Monatsschr Zahnmed 101 (1991) 267.

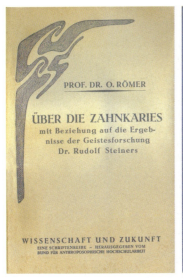

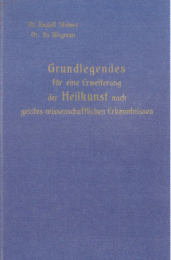

Abb. 1.**3** Titelblätter der Veröffentlichung von Römer (216) und des grundlegenden Buches für Mediziner von Steiner/Wegman (234).

nunftgemäß und durchschaubar (rational), zu integrieren. Dies geschieht ganz in der Tradition berühmter anthroposophisch-zahnärztlicher Kollegen, etwa der Ordinarien Prof. Dr. J. Alfred Gysi, Zürich (1865–1957, Abb. 1.2 a, b), und Prof. Oskar Römer, Leipzig (Abb. 1.1, 1.3 u. 1.5).

Beide arbeiteten mit dem Natur- und Geisteswissenschaftler Rudolf Steiner ein Bild des Menschen und ein Krankheitsverständnis als *Grundlage rationaler Therapie* aus. Dies wird in Abschnitt 2.2 und 4.2 ausführlich dargestellt.

Römer war Teilnehmer an beiden Medizinerkursen Steiners am Goetheanum jeweils im Frühjahr 1920 und 1921 (233). Viele Angaben Steiners zu zahnärztlichen Fragestellungen kamen durch Römers Anwesenheit zustande. Ab 1929 war Römer Mitherausgeber der neuen Fachzeitschrift *Paradentium* und bereits 1921 Verfasser einer Abhandlung zur konservierenden Zahnheilkunde. In Abb. 1.3 werden die Angaben Steiners zu den Ursachen und Therapiemöglichkeiten der Karies zugrunde gelegt.

Römer hatte *Gysi*, den Mitbegründer des Zahnärztlichen Instituts der Universität Zürich, bereits 1906 auf der Versammlung Deutscher Naturforscher und Ärzte in Stuttgart kennen gelernt (216).

Gysi war bereits beim ersten Medizinerkurs Steiners im Frühjahr 1920 dabei. Er stand sowohl mit Steiner als auch mit der herausragenden anthroposophischen Ärztin Dr. Ita *Wegman* in regem Gedankenaustausch (Abb. 1.4; 245). Wegman wurde nach dem frühen Ableben Steiners 1. Leiterin der Medizinischen Sektion am Goetheanum. Sie hatte an den beiden ersten Vortragszyklen für Mediziner teilgenommen und setzte als Erste nach Steiners Angaben Mistelpräparate zur Immunstimulation in der Krebstherapie ein. Wichtigste Primärliteratur ist das einzigartige, grundlegende Buch für Mediziner, das sie zusammen mit Steiner verfasste (234).

Das zentrale Fachgebiet der Parodontologie wird aus verschiedenen Gründen oft vernachlässigt:

➤ Problematik der Compliance
➤ wenig systematische parodontal-operative Erfahrung
➤ vorwiegend konservierend-zahnprothetische Ausrichtung
➤ vielfach Verdrängung der Notwendigkeit weitergehender parodontaler Maßnahmen (bei Klasse-III-Patienten)
➤ Präferenz und Überbewertung ausschließlich allein konservativer Vorgehensweise auch in schweren Fällen
➤ mangelnde Zivilcourage gegenüber der Klientel; fehlender »Mut zum Heilen« (vgl. Abschnitt 5.1 u. 15.8)
➤ Angst vor Komplikationen und Misserfolgen

Die Parodontologie eignet sich aufgrund allgemeinmedizinischer Bezüge wie kaum ein anderer Bereich der Zahnheilkunde ganzheitlich-*komplementär* erweitert zu werden. Zu dieser Integration soll die vorliegende Ausarbeitung beitragen (vgl. Einleitung).

Der bereits erwähnte *Römer*, ab 1920 Ordinarius in Leipzig, hatte auf dem Schweizer Odontologenkongress 1903 zum ersten Mal der Fachwelt pathologisch-anatomische Präparate des erkrankten Parodontiums vorgestellt (92).

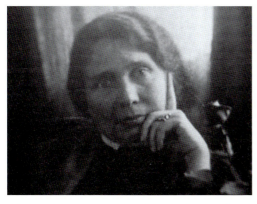

Abb. 1.4 Dr. med. Ita Wegman (1876–1943; vgl. Abb. 1.1) (Foto aus [245]: Zeylmans van Emmichoven JE: Wer war Ita Wegman. Eine Dokumentation. Bd. 2: 1925–1943 (1992): »Liebe zur Welt kann nur derjenige haben, der in der richtigen Art Kopf- und Herzintellektualität in sich verbunden hat. Ist die Liebe da, dann wird sie auch zurückstrahlen in das eigene Selbst und man wird lieben können, ohne sich selbst zu lieben.« (24. Mai 1925)

》 *Meine histologischen Arbeiten und die Erkenntnisse, dass unsere Zahnheilkunde tief in in der gesamten Heilkunde verwurzelt ist, veranlassten mich, zusammen mit Adloff (1870–1944), Euler (1878–1961), Loos (1871–1936) und Weski (1878–1952) 1923 die Dental-Anatomisch-Pathologische Gesellschaft zu gründen (DAG, 66).* 《

1933 folgte Siegmund (1892–1954) Römer als Leiter der »Arbeitsgemeinschaft für dentale Anatomie und Pathologie« nach, wie sie offiziell hieß (155).

7

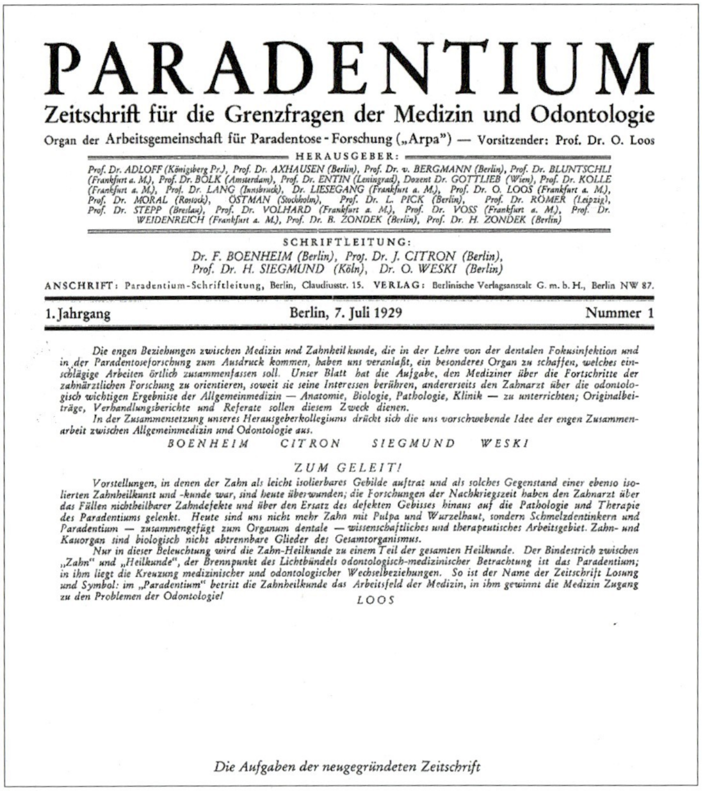

PARADENTIUM

Zeitschrift für die Grenzfragen der Medizin und Odontologie

Organ der Arbeitsgemeinschaft für Paradentose-Forschung („Arpa") — Vorsitzender: Prof. Dr. O. Loos

HERAUSGEBER:

Prof. Dr. ADLOFF (Königsberg Pr.), Prof. Dr. AXHAUSEN (Berlin), Prof. Dr. v. BERGMANN (Berlin), Prof. Dr. BLUNTSCHLI (Frankfurt a. M.), Prof. Dr. BOLK (Amsterdam), Prof. Dr. ENTIN (Leningrad), Dozent Dr. GOTTLIEB (Wien), Prof. Dr. KOLLE (Frankfurt a. M.), Prof. Dr. LANG (Innsbruck), Dr. LIESEGANG (Frankfurt a. M.), Prof. Dr. O. LOOS (Frankfurt a. M.), Prof. Dr. MORAL (Rostock), ÖSTMAN (Stockholm), Prof. Dr. L. PICK (Berlin), Prof. Dr. RÖMER (Leipzig), Prof. Dr. STEPP (Breslau), Prof. Dr. VOLHARD (Frankfurt a. M.), Prof. Dr. VOSS (Frankfurt a. M.), Prof. Dr. WEIDENREICH (Frankfurt a. M.), Prof. Dr. B. ZONDEK (Berlin), Prof. Dr. H. ZONDEK (Berlin)

SCHRIFTLEITUNG:

Dr. F. BOENHEIM (Berlin), Prof. Dr. J. CITRON (Berlin), Prof. Dr. H. SIEGMUND (Köln), Dr. O. WESKI (Berlin)

ANSCHRIFT: Paradentium-Schriftleitung, Berlin, Claudiusstr. 15. VERLAG: Berlinische Verlagsanstalt G. m. b. H., Berlin NW 87.

1. Jahrgang | Berlin, 7. Juli 1929 | Nummer 1

Die engen Beziehungen zwischen Medizin und Zahnheilkunde, die in der Lehre von der dentalen Fokusinfektion und in der Paradentoseforschung zum Ausdruck kommen, haben uns veranlaßt, ein besonderes Organ zu schaffen, welches einschlägige Arbeiten örtlich zusammenfassen soll. Unser Blatt hat die Aufgabe, den Mediziner über die Fortschritte der zahnärztlichen Forschung zu orientieren, soweit sie seine Interessen berühren, andererseits den Zahnarzt über die odontologisch wichtigen Ergebnisse der Allgemeinmedizin — Anatomie, Biologie, Pathologie, Klinik — zu unterrichten; Originalbeiträge, Verhandlungsberichte und Referate sollen diesem Zweck dienen.

In der Zusammensetzung unseres Herausgeberkollegiums drückt sich die uns vorschwebende Idee der engen Zusammenarbeit zwischen Allgemeinmedizin und Odontologie aus.

BOENHEIM CITRON SIEGMUND WESKI

ZUM GELEIT!

Vorstellungen, in denen der Zahn als leicht isolierbares Gebilde auftrat und als solches Gegenstand einer ebenso isolierten Zahnheilkunst und -kunde war, sind heute überwunden; die Forschungen der Nachkriegszeit haben den Zahnarzt über das Füllen nichtheilbarer Zahndefekte und über den Ersatz des defekten Gebisses hinaus auf die Pathologie und Therapie des Paradentiums gelenkt. Heute sind uns nicht mehr Zahn mit Pulpa und Wurzelhaut, sondern Schmelzdentinkern und Paradentium — zusammengefügt zum Organum dentale — wissenschaftliches und therapeutisches Arbeitsgebiet. Zahn- und Kauorgan sind biologisch nicht abtrennbare Glieder des Gesamtorganismus.

Nur in dieser Beleuchtung wird die Zahn-Heilkunde zu einem Teil der gesamten Heilkunde. Der Bindestrich zwischen „Zahn" und „Heilkunde", der Brennpunkt des Lichtbündels odontologisch-medizinischer Betrachtung ist das Paradentium; in ihm liegt die Kreuzung medizinischer und odontologischer Wechselbeziehungen. So ist der Name der Zeitschrift Losung und Symbol: im „Paradentium" betritt die Zahnheilkunde das Arbeitsfeld der Medizin, in ihm gewinnt die Medizin Zugang zu den Problemen der Odontologie!

LOOS

Die Aufgaben der neugegründeten Zeitschrift

Abb. 1.**5** Titelblatt der 1. Ausgabe der Zeitschrift *Paradentium* aus dem Jahr 1929 (aus Bertzbach K [Hrsg.]: Geschichte der ARPA–DGP 1924–1974. Selbstverlag, DGP Köln, 1982, S. 220). Man beachte die Mitherausgeberschaft von Römer und die Ausführungen von Boenheim, Citron, Siegmund und Weski sowie insbesondere von Loos zur engen Verknüpfung von Zahn- und Allgemeinmedizin.

Somit führte also der Gründungsimpuls von Römer bereits 1924 zur Entstehung der Arbeitsgemeinschaft zur Erforschung der Paradentopathien (ARPA), 1960 umbenannt in Arbeitsgemeinschaft für Paradentosen-Forschung, die in den frühen 1970er-Jahren schließlich in die Deutsche Gesellschaft für Parodontologie (DGP) überging (vgl. Kapitel 10).

Als späterer Mitherausgeber der Zeitschrift *Paradentium* (Abb. 1.**5**) hielt Römer schon damals einen Zusammenhang mit Erkrankungen des Verdauungssystems für wahrscheinlich, zitiert nach Bernhard Gottlieb (1885–1950, 36). Den Rostocker Parodontologie-Ordinarius Hans Moral, ein Jude und genauso in der Herausgeberschaft der Zeitschrift wie Römer und Gottlieb, trieb man aus rassistischer Verblendung in den Suizid! Der 1934 emeritierte Römer machte den Nationalsozialismus nicht mit und ging sogleich auf seine gleichnamige Südtiroler Berghütte in die Emigration (66).

Gottlieb, höchst angesehener Begründer der maßgeblichen Wiener Parodontologen-Schule, wurde während des Naziterrors aus Europa vertrieben, weil er Jude war.

Der aus dem österreichisch-ungarischen Raum stammende Balint J. Orban (1899–1960) war wie sein Lehrer Gottlieb zum Nachteil der deutschsprachigen Parodontologie auch Jude und wie so viele Zahnärzte deswegen zur Emigration gezwungen.

Bedeutende Fachleute wie O. Loos und besonders O. Weski hatten sich dem nationalsozialistischen »Zeit(-Un-)Geist« nicht verweigern können! Im Zusammenhang mit einer ganzheitlichen Betrachtung von Gesundheit und Krankheit interessant zu lesen ist die vergangenere (wirklich überholte?) Auffassung von Orban (209, Hervorhebungen durch den Autor):

» *Der* ***primäre*** *Faktor bei der Parodontose ist ein* ***Degenerationsprozess*** *und die* ***Entzündung*** *ist* ***sekundär****. … Das klinische Krankheitsbild der Parodontose ist ein Syndrom mit einer* ***Dystrophie*** *einerseits, die klinisch schwer zu erkennen ist, und einer klinischen Manifestation andererseits, die leicht mit Parodontitis (?) verwechselt werden kann. … Der*

Speichel nimmt in der oralen Umgebung von Zähnen und Parodontium einen wichtigen Platz ein. Es ist wichtig, sich darüber klar zu sein, dass seine Zusammensetzung, seine Konsistenz und krankhaften Änderungen sowohl die Gewebe im Mund als auch die **orale Bakterienflora** beeinflussen können. … Die sich bei einer Infektion abspielenden Vorgänge sind niemals (!) mit dem Beginn oder dem Fortschreiten entzündlicher Parodontalerkrankungen ausreichend in Beziehung gesetzt worden. Kein einziger Erreger ist in irgendeinem Stadium der Krankheit als verantwortlich festgestellt worden, und es ist nicht gelungen, durch Keime die Krankheit beim Menschen oder beim Versuchstier hervorzubringen. **《**

Bei der altbekannten »ätiologischen Trias nach Weski« sprach man noch vom ungreifbar-unvorhersehbaren vagen Geschehen als dem »endogenen Faktor«, der unbekannten Größe, von der man nichts wusste (168). Jedenfalls wird bereits von einem der jüngeren deutschen Parodontologie-Professoren das alte Postulat der klassischen Naturwissenschaft – »Ein sauberer Zahn wird nicht krank« – relativiert und dem aktuellen Stand der Erkenntnisse angepasst (96 a).

Medizinhistorisch gesehen, stand interessanterweise im Verlauf des 20. Jahrhunderts immer wieder alle 15–20 Jahre ein neuer ursprünglich deutschstämmiger herausragender Vertreter einer Parodontologengeneration im internationalen Rampenlicht der Fachwelt. Und dies immer jeweils mit speziellen Themenschwerpunkten. Nach dem Studium des DGP-Jubiläumsbandes erscheint es mir sogar durchaus berechtigt zu sein, von einer Generationenreihe der Schulen und Lehrer zu sprechen (155):

➤ Oskar Römer, Leipzig (*1866)
➤ Bernhard Gottlieb, ehemals Wien, später Dallas/USA (*1885)
➤ Balint J. Orban, ehemals Wien, später Chicago/USA (*1899)
➤ Eugen Fröhlich, Tübingen (*1910), ehemaliger ARPA-Präsident
➤ Willi Schulte, Tübingen (*1929)
➤ Hannes C. Wachtel, Berlin/München (*1952)
➤ Dietmar Weng, Würzburg (*1968).

Heutzutage ist aufgrund der fortgeschrittenen Spezialisierungstendenz und der massiver gewordenen Einflussnahme der Industrie auf den Forschungsetat der Hochschulen der wissenschaftliche und klinische »Allround-Kenner- und Könner« mit gleichermaßen Überblick und Detailwissen immer seltener zu finden.

Eine aktuelle Zusammenschau der Geschichte der Parodontologie haben Carranza u. Shklar (2003) herausgegeben (161 a).

2 Pathogenese und Nomenklatur

> Bei vielen ist der Respekt vor der exakten Naturwissenschaft im Grunde immer am größten, jedenfalls größer als vor einer geistigen Erfassung des menschlichen Wesens.
> *Viktor von Weizsäcker (Internist und Neurologe, 1886–1957)*

2.1 Vorbemerkung

Bei Parodontalerkrankungen und deren Behandlungsverlauf sind die Reaktionen des Gesamtorganismus auf endotoxische Noxen augenfällig. Die *Allgemeinanamnese* ist deshalb hier bedeutsam:

Parodontalerkrankungen können als ein möglicher Risikofaktor für Bakteriämien (Alio-loco-Nachweis von Actinobacillus actinomycetemcomitans [Aa]) infektiöse Endokarditis, kardiovaskuläre Erkrankungen und Arteriosklerose, Apoplexie, Diabetes, Erhöhung des Frühgeburtsrisikos u. a. angesehen werden (4–6, 37, 50, 51, 79, 165 a, 212, 222 b, 239).

Eine Übersicht bezüglich der »endogenen Faktoren« findet sich beim Internisten *und* Zahnarzt N. Ebner in seiner Monographie aus dem Jahre 1984: *Die Quintessenz der endogenen Resistenz gegen Parodontopathien* (168). So können folgende Einflüsse die Parodontopathien befördern:

- ➤ systemische Erkrankungen (212, 245)
- ➤ Belastungen durch dysfunktionelle Stoffwechselorgane (79)
- ➤ Fettstoffwechselstörungen (244)
- ➤ hormonelle Schwankungen des Kalziumspiegels im Serum und Knochen bei Schilddrüsen- oder Hypophysenstörungen (168)
- ➤ Diabetes (38, 168)
- ➤ Blutkreislaufstörungen (6, 168)
- ➤ Nikotin-, Drogenabusus (8, 9, 165 b)
- ➤ Darmdysbiose (56, 168)
- ➤ Schwermetallvergiftungen (56)
- ➤ negativer chronischer psychischer Stress, Poststressphasen (14 a)
- ➤ Medikamenten-Nebenwirkungen u. a. (50, 51)

In einem *Risikokompendium Parodontitis* wurden die Zusammenhänge dargestellt, vgl. Abschnitt 19.2 (165 a).

2.2 Pathologie – Das Bild des Menschen als Grundlage anthroposophisch-medizinischer Heilkunst I

Bei den parodontal *gesunden* Individuen besteht ein Gleichgewicht zwischen den An- und Abbauvorgängen im Parodontalgewebe, sodass es innerhalb 1 Jahres zu einer physiologischen Atrophie des knöchernen Limbus alveolaris von 0,1 mm kommt. Mithin wäre also in 10 Jahren beim Gesunden mit einer unmerklichen Horizontalatrophie von 1 mm zu rechnen.

Die Entzündungsmediatoren (Zytokine) werden bei chronischen und/oder aggressiven Parodontitiden ständig sezerniert und wirken als Noxen. Sie bewirken in unterschiedlichem Grad durch Dystrophie (Ernährungsstörung) im Gewebe eine Degeneration: Es kommt zu pathologischen Auf- *und* Abbauvorgängen am Parodontium (Abb. 2.1) (64, 234).

Je nach Reaktionstyp (Konstitution) des Individuums können sich die Reaktionen auf genannte Noxen äußern in Form von:

- ➤ **Hyperplasien** (*hysterischer Konstitutionstypus*) mit überwiegender
  - genereller *Horizontalatrophie* der Alveoleninnenkortikalis (parodontaler Biotypus H), vgl. Abschnitte 15.6 u. 18.5

oberste Wesensglied, die **Ich-Organisation**, ist Träger oder Instrument des Ich:

> Die Ich-Organisation sollte im gesunden, ausgeglichenen, mittigen Zustand und Gleichgewicht die 3 unteren Wesensglieder physischer Leib, Ätherleib und Astralleib harmonisch zwischen den Polaritäten ordnen können.

J. Schürholz hat auf die zerstörende Wirksamkeit der Ich-Organisation hingewiesen. Sie trocknet sozusagen den physischen Leib direkt aus (gestörter Wärmeorganismus) (98 a) (Abb. 2.**3**).

Kann die Ich-Organisation aufgrund einer Schwäche im Eingreifen auf die 3 niedrigeren Wesensglieder die physiologischen Abbauleistungen nicht kontrolliert steuern, verläuft dieser Abbau ungezügelt (Beispiel: knöcherne unphysiologische Horizontalatrophien) im Sinne einer polarisch gesehenen parodontalen Insuffizienz (Biotypus H) (vgl. Abschnitt 2.4 und Tabelle 3.**1**).

Anderseits kann die Ich-Organisation ohne physiologische »Abpufferung« durch die niedrigeren Wesensglieder direkt zerstörend auf die Gewebestrukturen wirken (Beispiel: knöcherne unphysiologische Vertikalatrophien) im Sinne einer polarisch betrachteten parodontalen Insuffizienz (Biotypus N) (vgl. Abschnitt 2.4).

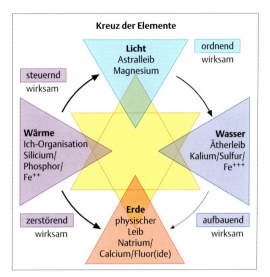

Abb. 2.**3** Viergliederung – Ich-Organisation, Astralleib, Ätherleib, physischer Leib – im Elementenkreuz der Elementarzustände (Feuer/Wärme, Licht, Wasser, Erde) unter Zuordnung der elementaren Heilmittel (Kiesel/Phosphor, Magnesium/Antimonit, Kalium/Sulfur, Natrium/Calcium) (98 a). Elementenkreuz im 6-strahligen Davidstern als Bild des individuellen menschlichen Ich, das kosmischen Ursprungs ist. Zusammensetzung aus den 4 Dreiecken der elementaren Zustände führt zum Siegel des Kosmischen in der 6-Zahl (vgl. Abb. 2.**1**, u. 4.**4**, s. auch Abschnitt 4.2 u. 5.2).

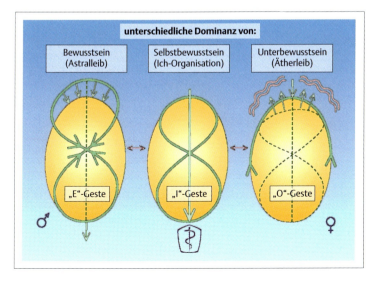

Abb. 2.**4** Polaritäten in der Konstitution – Ausgleich durch vokalische Gesten der Heileurythmie (vgl. Abb. 2.**2**, 4.**2**, 4.**3**, 4.**7** u. Tabelle 3.**1**).

13

Diese beiden Ausprägungsformen lassen sich durch **vokalische Gesten** der Heileurythmie (»O«, »E«) zur Mitte hin (»I«) ausgleichen (Tabelle 3.1; Abb. 2.4):

➤ Ausdruck der Aufrichtekraft ist die heileurythmische **»I«-Geste** in der merkuriellen Mitte, die in ihrer Wirksamkeitsrichtung dem Merkurmetall Quecksilber (Hg) zuzuordnen ist.

➤ Die **»O«-Geste** rechts gleicht mit ihrer dem Jupitermetall Zinn (Sn) entsprechenden funktionellen Wirksamkeit den Überschuss beim eher weiblichen und hysterischen funktionellen Konstitutionstypus (Nierenschwäche) gestaltend aus (Horizontalatrophie überwiegt hier bei der Vereinseitigung in der Parodontopathie: parodontaler Biotypus H) (vgl. Abschnitt 4.2, 15.5 u. 15.6).

➤ Die **»E«-Geste** links sorgt mit ihrer die Eisendynamik (Fe) hervorrufenden Marskraft für eine Belebung des Mangels (Vertikalatrophie dominiert hier bei der Ausprägung der Parodontopathie: parodontaler Biotypus N) im neurasthenischen und eher männlichen funktionellen Konstitutionstypus (Leberschwäche) (vgl. Abschnitt 4.2, 15.6 und 15.7).

Aus Abb. 2.4 und Tabelle 3.1 ist ersichtlich, wie das Ich und dessen Instrument, die Ich-Organisation, dem Organischen Maß und Richtung gibt und im Physischen Form schafft.

> In der progressiven Parodontopathie zerreißt jedoch die abgrenzende dynamische Gestaltbildung (inneres Saumepithel) an der Grenzfläche zum Speichel und zur Sulkusflüssigkeit und die Entzündung progrediert (vgl. Abb. 4.7). Sie ist dann im Grunde ein Ersatz für den Mangel an heilender und Bewegung schaffender Eigenaktivität. Der Wärmeorganismus wird stattdessen regulierenderweise angeregt (frustraner Ausgleich des Immunitätsverlusts).

Einführende Darstellungen von Anthroposophie und Zahnheilkunde finden sich andernorts (154 b, 184). Im Kapitel 4 wird die Thematik eingehender besprochen. Grundsätzliches zur Pathogenese findet sich bei Page u. Kornman (208).

Tabelle **3.1** Übersicht über die 4 Wesensglieder und die Auswirkungen von polarischen Dominanzen. Ein Gleichgewicht der übersinnlichen okkulten (nicht unmittelbar sichtbaren) 3 höheren Wesensglieder (Ätherleib, Astralleib und Ich-Organisation) drückt sich dann klinisch und physisch sichtbar durch eine Stärkung des Immunssystems aus. Vergleiche hierzu auch das alte asklepische (Geheim-)Symbol der aufgerichteten Schlange(n) im griechischen Tempelheiligtum zu Kos (s. Vignette: Äskulapstab in Abb. 2.2 u. 2.4). In der Heilmittelfindung ist es wichtig, auf diese polaren Formen merkuriell ausgleichend zu wirken (vgl. Abb. 4.3 u. 4.8 d).

Wesensglied	Astralleib – Bewusstsein	Ich-Organisation – Selbstbewusstsein	Ätherleib – Unterbewusstsein
Polarisches Prinzip	männlich Sal	mittleres Prinzip des Äskulapstabes (Merkurstabes) Merkur	weiblich Sulfur
Folge der Dominanz	Astralleib übernimmt in unrechter Weise mangelhafte Abbauleistung zu schwacher Ich-Organisation	Harmonie der Wesensglieder und Funktionen	Überwuchernder Ätherleib lässt steuernde Ich-Organisation wegen Schwäche des Astralleibs nicht durchdringen
Zustand	funktionelle Neurasthenie	funktionelles Gleichgewicht	funktionelle Hysterie
Parodontologischer Ausdruck	Parodontopathie des Biotypus N (Insuffizienz)	parodontale Gesundheit (Resistenz)	Parodontopathie des Biotypus H (Insuffizienz)
Heileurythmischer Ausgleich	»O«-Geste	»I«-Geste	»E«-Geste
Heilmittel	metallisches Sn mit steuernder Wirksamkeit über die Ich-Organisation → Stoffwechselregulierung	Merkurzeichen der Aufrichtekraft	metallisches Fe mit steuernder Wirksamkeit über die Ich-Organisation → Stoffwechselregulierung

2.3 Erweiterte Ätiologie und Epidemiologie

Bei generalisierten Formen etablierter Parodontopathien liegen nach derzeitiger Meinung folgende Gründe vor:

➤ eine *konstitutionelle Schwäche,* 30 % der Bevölkerung haben eine genetische Disposition (Genotypus, vgl. Kapitel 10 und 15)

➤ auslösende *parodontopathogene anaerobe Mikroorganismen,* vor allem die erst seit 1982 als hoch virulent bekannte grampositive Spezies Actinobacillus actinomycetemcomitans (A. a.)

➤ *reduzierte Kapazität des Immunsystems,* Granulozytendysfunktion: Defizienz der polymorphkernigen neutrophilen Granulozyten (PNG).

Allergiker haben übrigens vermutlich aufgrund des sensitiven Immunsystems meist keine aggressive PAR-Erkrankung (57–59).

> Bei 10 % der parodontal Gesunden und 30 % der Fälle mit chronischer, d. h. langsam fortschreitender Parodontitis findet sich in der oralen Flora habituell Besiedelung mit A. a.
> Bei 50 % der Individuen mit rasch und in Schüben fortschreitenden aggressiven Verlaufsformen (RPP) sowie bei 90 % (!) der schon früh parodontal Erkrankten (EOP) liegt eine Infektion mit A. a. vor (vgl. Abschnitt 10.3, 15.8, 17.4 u. 18.3).

Die ersten umfassenden epidemiologischen Zahlen (CPITN-Werte – Community Periodontal Index of Treetment Needs) wurden 1989 noch in der alten Bundesrepublik erhoben (1. Mundgesundheitsstudie, DMS I) und vom Institut der Deutschen Zahnärzte (IDZ) ausgewertet (183, 206 a, b): Demnach trat bei knapp 18 % aller 35- bis 54-Jährigen eine aggressive Parodontitisform auf. Symptome einer chronischen Parodontitis hatten ca. 44 % dieser Altersgruppe, bei den 13- bis 14-Jährigen waren es immerhin noch gut 21 % (vgl. Abschnitt 3.1 und 6.1)!

Über 36 % der untersuchten Jugendlichen wiesen laut der 10 Jahre später veröffentlichten Folgestudie deutliche gingivale Entzündungen auf (PBI Grad 3 und 4) (206 b). In dieser neueren DMS-III-Studie (1997, veröffentlicht 1999) kam man auch zu dem Ergebnis, dass immerhin bei über 14 % der Erwachsenen eine schwere Form der Parodontitis (Klasse III) auftritt. In den alten Bundesländern hatten allerdings nur weniger als 10 % über 5 mm tiefe Taschen. In den ostdeutschen Ländern lag dieser Wert jedoch bei über 31 %. Es ist bemerkenswert, dass rund 30 % der Erwachsenen maximale Attachmentverluste von 6 und mehr Millimetern aufwiesen (206 b)!

Ein Sammelwerk zur Epidemiologie haben Löe u. Brown herausgegeben (202).

2.4 Ganzheitliche Aspekte zur Bakteriologie und Mikrobiologie

> …für diese Krankheit ist *der* Bazillus entdeckt, für jene Krankheit ist *der* Bazillus entdeckt und so weiter. Das sind alles hochinteressante Tatsachen für die intestinale Botanik und Zoologie des menschlichen Organismus, aber für das Kranksein hat das keine andere Bedeutung als höchstens die eines Erkennungszeichens insofern nämlich, als man sagen kann: wenn die oder jene Krankheitsform zugrunde liegt, somit ist beim menschlichen Organismus die Gelegenheit geboten, dass sich diese oder jene interessanten kleinen Tier- oder kleinen Pflanzenformen auf einem solchen Unterboden (*Genotypus*) entwickeln, aber sonst weiter nichts.
> *Rudolf Steiner 1920 (233)*
> *(Ergänzung durch den Autor)*

Die belastenden Faktoren: konstitutionelle Neigung, hoch parodontopathogene Keime und genetisch vorgegebene Immunabwehrschwäche (s. o.), äußern sich nach lokaler und funktioneller konventioneller Initialtherapie bei der klinischen Reaktionsdiagnostik entweder als parodontale Resistenz- oder ungünstigenfalls als Insuffizienzerscheinungen (vgl. Abschnitt 3.1) (209).

Die in diesem Buch vom Praktiker für den Praktiker angegebenen Heilmittelhinweise und komplementären Therapieformen sollen eben diese Resistenzlage verbessern helfen (65, 154, 168).

Auch Pharmakonzerne greifen heute aus Marketinggründen die zunehmend nachgefragte sog. »sanfte Medizin« auf, um isolierte Wirkstoffe (Enzymgemische) aus der Natur (z. B. Bromelain) in der Behandlung postoperativer Schwellungen einzuführen.

In ganzheitlicher (holistischer) Erweiterung (integrative Komponente) und in Ergänzung (Komplementarität) dazu bedient sich die anthroposophische Medizin und Pharmakologie der Natursubstanzen in ihrer Komplexität und ihrem Gesamtwirksamkeitsspektrum, um sie als wirkliche Heil- und nicht nur Arzneimittel zur Geltung zu bringen. Das bewirkt eine umfassendere Therapie.

Mit den im Folgenden angegebenen Heilmitteln wird die Wundregeneration eutrophisch im Kapillarendstromgebiet stoffwechselharmonisierend günstig beeinflusst. Die Selbstheilungskräfte werden angeregt (Immunstimulation). Über die Förderung von Durchblutung und Stoffwechsel soll die Dystrophie im Parodontium beseitigt und die Beschaffenheit der Mundflora im physiologischen Sinne insgesamt verbessert und stabilisiert werden (bakterielles Gleichgewicht).

Besonders auch durch Organpräparate kann die Abwehrkraft des Organismus gegenüber den beschriebenen Noxen gestärkt werden (vgl. Abschnitt 6.2 und 15.4).

Zur Bakteriologie und Mikrobiologie findet sich eine Übersicht bei Socransky u. Haffajee (229).

2.5 Nomenklatur

Besonderes Interesse gilt allen rekurrenten Parodontitisformen bei Allgemeinerkrankungen mit schlechter Abwehrlage (therapierefraktäre, rezidivierende Parodontopathien), den in Zunahme begriffenen früh beginnenden (EOP) und/oder rasch fortschreitenden aggressiven Formen (RPP). Sie kommen epidemiologisch in einer Häufigkeit bis zu 15 % vor.

Bei rezidivierenden Klasse-III-Parodontitiden sollte man lieber von »rekurrenten« als von »therapierefraktären« Formen sprechen, um sich nicht des Verdachts von Fehldiagnosen und Fehlbehandlungen ausgesetzt zu sehen.

Die gültige Nomenklatur der Parodontalerkrankungen ist im Klassifikationsverzeichnis im Anhang aufgelistet (164).

3 Vorbehandlung

3.1 Diagnostik und parodontale Indizes

Die Blutungsreaktion auf Sondierung wird als signifikanter Indikator für die Schwere der parodontalen Infektion angesehen. Ein dem API (Approximalraum-Plaqueindex) entsprechender praxisnaher und ausreichender Index ist der Sulkusblutungsindex (SBI) nach Lange et al.

Der Hygieneindex (HI) nach O'Leary et al. ist auch von der geschulten Mitarbeiterin erhebbar und sollte in der Praxis wegen seiner besseren Differenziertheit eine größere Verbreitung finden (87, 207).

Ähnlich spezifisch ist der Papillenblutungsindex (PBI) nach Saxer und Mühlemann (173).

Der erreichte persönliche Motivationsgrad ist ablesbar am Ausmaß der provozierten Blutung – BOP (bleeding on probing). Dies ist pädagogisch besonders im Papillenbereich der unteren Inzisivi darstellbar und verwertbar. Ein nützliches Hilfsmittel ist hier der gut beleuchtbare Mundhygienespiegel.

Die definitive klinische Diagnosestellung bei Parodontalerkrankungen ist meist nur nach mehrwöchiger Initialtherapie nach Scaling und Wurzelglättung (root planing – SRP) möglich. Eine ggf. nötige Folgebehandlung richtet sich an den verbliebenen aktiven Taschen und erst in zweiter Linie an den gemessenen Taschentiefen aus.

Die Reaktionsdiagnostik nach Vorbehandlung zeigt, ob primär entzündliche Prozesse zur Parodontopathie geführt haben. In diesem Fall finden sich klinisch bis 3 mm tiefe entzündungsfreie Taschen. Dies ist üblicherweise bei Erkrankten mit parodontaler Resistenz zu beobachten. Röntgenologische Befunde an der Alveoleninnenkortikalis sind eher schwierig auszumachen.

Die Reaktionsdiagnostik zeigt aber auch, ob sich Entzündungen einem schon vorgelegenen Destruktionsprozess mit chronischem Verlauf *sekundär* aufgesetzt haben. Dann sind über 4 mm

tiefe Taschen verblieben. Diese auch deutlich röntgendiagnostisch darstellbaren Befunde am knöchernen Limbus alveolaris ordnen sich einer parodontalen Insuffizienz zu (vgl. Abschnitt 2.3).

Werden an den ausgewählten Zähnen 16, 11, 24, 36, 31 und 44 (*Sextantenmessung nach Ramfjord*) Taschentiefen *bis 3 mm* gemessen und ist die Zone der Gingiva propria vom klinischen Eindruck her stabil und breit genug, können die Zeichen der primär entstandenen Entzündung bei lokal wirkenden Noxen durch gründliche Beseitigung aller lokalen Reizfaktoren (Plaque, supragingivaler Zahnstein, infragingivale Konkremente, überstehende Restaurationsränder) mittels oben genanntem SRP abklingen.

Die Terrainverbesserung in den Taschen nach Initialtherapie ist deswegen sehr bedeutsam, weil sich der hoch parodontopathogene Keim A. a. auch im benachbarten subepithelialen Weichgewebe abgesiedelt hat (vgl. Abschnitt 10.3) (59). Er übt in der bakteriellen Plaque im Biofilm weiterhin seine *endotoxische Wirkung* aus (vgl. Abb. 4.5–4.7) (84).

Auch der praxisnahe parodontale Screening-Index (PSI) ist eine Sextantenevaluation. Dieser wird von der DGP favorisiert (14 b). Er ist ein modifizierter CPITN-Index. Es lassen sich damit differenziert Neuerkrankungen feststellen. Auch Erkrankungsrezidive im Rahmen des Recall sind damit erhebbar (vgl. Abschnitt 2.3 und Kapitel 16). Der PSI hat mittlerweile in Deutschland auch Eingang in den neuen kassenzahnärztlichen Bewertungsmaßstab (BEMA 2004) gefunden. Er gilt für die Zahnbehandlung unter den Bedingungen der gesetzlichen Krankenversicherung.

Der ursprüngliche CPITN-Index von 1987 vermischt ätiologische Faktoren mit Ausmaß und Schweregrad parodontaler Erkrankungen (Attachmentverlust). Er kann deswegen nach einer Mitteilung H.-P. Müllers inzwischen als veraltet gelten und hat für epidemiologische Studien eine abnehmende Bedeutung (85 a) (vgl. Abschnitt 6.1). Er heißt wegen seiner methodischen Fehlerimplika-

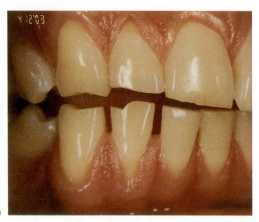
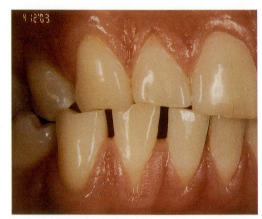

a   b

Abb. 3.1 a, b   Unphysiologische Gebissabrasion durch Bruxomanie (unbewusste, fortwährende Parafunktionen) bei 25-jährigem Patienten.
a   Situation vor Einnahme der Parafunktionsposition.
b   Exzentrische Okklusion nach Schulte auf exzessiven Schliffflächen verschlüsselt (223).

tion inzwischen CPI–Index und dient allein zu groben Einschätzungen, nicht aber zur exakten Bestimmung des Ausmaßes der Parodontitis (206 b, darin S. 291).

3.2 Funktionelle okklusionsverbessernde Maßnahmen

3.2.1 Vorbemerkung

Die Bedeutung der mechanischen Beseitigung der Plaque im Biofilm mittels SRP über geschlossene oder offene Kürettagen je nach Taschentiefen und der sonstigen lokalen Reizfaktoren ist allgemein anerkannt. Umstrittener ist dagegen die ätiologische Bedeutung folgender dysfunktioneller Faktoren: »Parafunktionen und Autodestruktionsprozesse«, »okklusales Trauma« und »exzentrische Okklusion« (Abb. 3.1 a, b) (98, 123, 167, 198, 199, 203, 209, 223, 236).

Nachdem heutzutage potenzielle Gleithindernisse in Form von elongierten Weisheitszähnen durch prophylaktische Zahnentfernungen weniger häufig vorkommen, ist das Diagonalgesetz nach Thielemann inzwischen selten klinisch zu bestätigen: Diagonal zu okklusalen Störungen im distalen Seitenzahngebiet treten im Bereich der Eckzähne parodontale Destruktionen auf (vgl. Abb. 3.3 a) (97).

Orban sprach allerdings bereits davon, dass »eine schlechte Okklusion kein wesentlicher Faktor bei der Entstehung von Parodontalerkrankungen« sei (209).

Die skandinavische Schule um Jan Lindhe (*1935) und vorher Jens Waerhaug (1907–1980) hat sich ausführlich mit der Problematik von Schienungen und okklusalen Belastungen auch in Verbindung mit plaqueinduzierter Infektion befasst: Letzterer wurde dabei ein vergleichsweise höherer pathognomonischer Stellenwert zugeordnet (69, 200).

Die amerikanischen Parodontologen um Irving Glickman (1914–1972) haben fast zur selben Zeit an funktionelle Kofaktoren erinnert: Sie maßen okklusalen Einflüssen bei der Entstehung parodontaler Destruktionen dagegen eine größere Bedeutung bei (35 a, b, 201):

So sind okklusale Adjustierungen (»therapeutische Okklusion«) im Rahmen von Parodontalbehandlungen aufgrund der hohen Morbidität funktioneller Störungen in der klinischen Praxis oft angezeigt (116, 212 b, 223). Besonders bei der Angle-Klasse II/1 (Distalbiss-Patienten) kommen erfahrungsgemäß aggressive Parodontitisformen häufig vor. 50% dieser Krankheitsfälle weisen sogar Befall mit A. a. auf (57–59). Dies wirkt sich hier durch Fehlbelastungen der Zahnwurzeln besonders erschwerend aus (116).

Mit Vorkontakten und Gleithindernissen behaftete Zähne sind mit einem ungestimmten Klavier vergleichbar. Auch dort muss, wie bei der Ok-

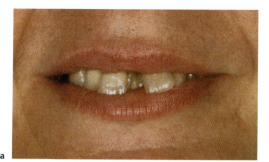

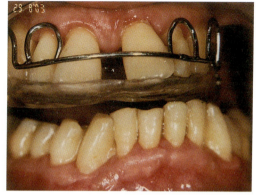

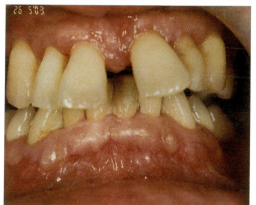

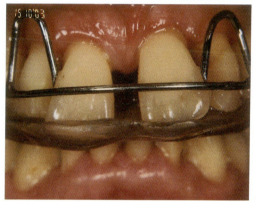

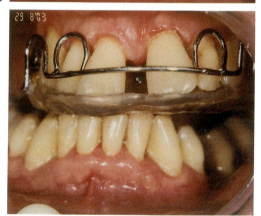

Abb. 3.**2 a–e** Dysfunktionelle Situation bei einer Klasse-III-Parodontitis-profunda-Patientin (40 Jahre, A. a.-negativ!).

a Distalbisslage nach multiplen Extraktionen wegen Zahnlockerungen (früher als sog. »Wanderungsparodontose« bezeichnet).

b Lokale PAR-Therapie im OK abgeschlossen. Zustand vor Eingliederung einer Bissführungsplatte.

c–e Anfänglich noch diskoordinierte Laterotrusionsbewegungen führen mittels der durch den CCF nach Kubein-Meesenburg et al. [1990] gestalteten individuellen Frontzahnführung zu sicheren Disklusionen (32, 199). Zusätzliche Fingerfedern am aktivierten Labialbogen beschleunigen Lückenschluss 11–21 (209, S. 387 ff.). Okklusale Feinjustierung muss ggf. noch mit festsitzenden orthodontischen Maßnahmen erfolgen. Orthognathe Chirurgie kann präprothetisch notwendig werden, wenn die Patientin einverstanden ist (Compliance!).

klusion, der Anschlag gleichmäßig und der Gesamtklang dabei hell statt dumpf sein.

Zu diesem Themenkomplex siehe auch die Vorbemerkung im Einführungsteil und in Abschnitt 17.4.

Auch in der Periimplantologie spielt die Hyperfunktion neuerdings wieder eine entscheidende Rolle, um funktionell bedingte Misserfolge ge-

rade auch beim Einzelzahnimplantat zu umgehen (vgl. Abb. 18.**8**, 18.**9**, 18.**11**, 18.**15**, 19.**1**–19.**3**), vgl. Abschnitt 18.4 (34, 45, 48).

Die quadrantenweise Sanierung der Kauflächen mittels eines Gerätes (Präzisionsvertikulator, PV) im Sinne der *modifizierten FGP-Methode* (functionally generated path) nach Griesbeck (36 a) wird neuerdings auch aus funktionell-parodontalprophylaktischen Gründen wieder propagiert (vgl. Abb. 19.**8** u. 19.**9**):

Die Aspekte einer atraumatischen Funktion werden kontrolliert im okklusalen Relief berücksichtigt (durch kaulastige Registrierung der Bewegungen erzielte biodynamische Okklusion). Das vermeidet zuverlässig Einschleifmaßnahmen bei neu eingesetzten Restaurationen und führt zu okklusal passendsten künstlichen Kauflächen im Sinne der Etablierung einer physiologischen Okklusion, vgl. Einleitung) (32 a, 157 a).

Auch in der Kombinationsprothetik wird vermehrt parodontalen Aspekten Rechnung getragen hinsichtlich der stressfreien Verbindung des dental getragenen Teils mit dem die Gingiva propria hochpräzise abdeckenden mukostatisch-adhäsiven abnehmbaren Ersatz (116). Diese »stable base appliance« aus der Michigan-Schule wird vom Parodontologen N. Salenbauch schon lange praktiziert und erst seit wenigen Jahren propagiert (220).

3.2.2 Heilmittel

Auch nach okklusalen Einschleifmaßnahmen können vitale Zähne noch perkussionsempfindlich sein oder hypersensibel reagieren:

Hier kann die submuköse (s. m.) Injektion weiterhelfen:
- ➤ tiefer potenzierte Arnika D 6 (Stoffwechselpotenz, vgl. Abschnitt 4.3) oder
- ➤ Organzpotenzen Periodontium Gl D 4 oder Gl D 15 (vgl. Abschnitt 6.2, 15.4 u. 15.5).

Bei stärkerer Schmerzsymptomatik und gleichwohl röntgenologisch unauffälligem Befund kann darüber hinaus Erfolg bringen:
- ➤ Periodontium/Silicea comp. (s. Rp. Nr. 91)
- ➤ Wärme/Licht-Bestrahlungen mit der Heilsonne auf ein in der Umschlagfalte eingelegtes und mit TÄLMA-Emulsion getränktes Pur-Zellin-Läppchen schaffen zusätzlich Erleichterung (vgl. Abschnitt 9.5)

Anwendung: für 15–30 min, 1- oder 2-malig im Abstand von 2 Tagen (vgl. Abschnitt 15.4 u. 9.5).

3.2.3 Stabilisierungsschienen und integrative Ko-Therapie

Abnehmbare, okklusal adjustierte Aufbissgeräte mit individuell angepasster Frontzahnführung (contour curve former, CCF) werden häufig nach Schnellübertragung und Indexierung einer therapeutischen Zentrik im Oberkiefer eingegliedert (32). Zur Theorie und Praxis des Konturkurvenformers vgl. Abschnitt 25.2.1.

Diese Aufbissgeräte dienen als Stabilisierungsschienen zur Muskelrelaxierung und Zentrierung der Kiefergelenke und zur Beseitigung von Malokklusion und Malartikulation bei Patienten mit kraniomandibulären Dysfunktionen (CMD) (98). Tragedauer ist möglichst nachts und stundenweise tagsüber. Dabei soll eine sichere Disklusion erzielt werden (198, 199).

Fehlstellungen aufgrund eventuell eingetretener Wanderungsparodontitis können dabei gleichzeitig auch orthodontisch abnehmbar oder aber rein festsitzend beseitigt werden (110, 157, 196, 197, 223) (Abb. 3.**2 a, b**).

Zusätzlich kann mit muskulär entspannend wirkenden Heilmitteln nebenwirkungsfrei relaxiert werden:

- ➤ Zincum valerianicum D 6; Dil., 50,0 OP Weleda, S. 3 × tgl. 10 Tr. morgens
- ➤ Avena sativa comp.; Glob., OP Weleda
- ➤ Aurum/Apis regina comp.; Glob., OP Wala

Von diesen Kügelchen werden ungefähr 10 am besten abends vor dem Schlafengehen über mindestens 14 Tage sublingual eingenommen.

Nach 1-wöchigen Pausen kann die rhythmische Wiederholung dieser Medikation erfolgen (110).

Abb. 3.**3 a–g** Funktionsstörung bei 44-jähriger Patientin mit Klasse-II-Parodontitis und A. a.-Negativbefund!

a Diagonal des elongierten Molaren im OK rechts (Gleithindernis) bei vitalem Zahn 33 dramatische typische, aber seltene periapikale knöcherne dysfunktionell bedingte Resorptionen (Thielemann-Diagonalgesetz, vgl. Abschnitt 3.2.1). Dies vor allem approximal und labial gegen den Apex zu. Dabei nur Lockerungsgrad I–II.

b Eine Knochenspange umfasst die Wurzel von Zahn 33 noch von mesial her im koronalen Wurzelbereich. Erhaltung des kariesfreien Zahns.

c GTR mit Emdogain (Fa. Straumann), Biogran (Fa. 3 i) und langsam resorbierbarer Osseoquest-Membran (Fa. Gore). Membranfixierung mit resorbierbaren BioTack-Pins (Fa. Lorenz Surgical) (vgl. Abb. 12.**6 c**, 12.**9 c** u. 12.**10 e**) (141 a).

d Dichter Wundverschluss nach Nahtversorgung mit Ceratum Ratanhiae (Fa. Weleda) in der Vorgehensweise nach Schwertfeger. Postoperativ ins OP-Gebiet submuköse Injektion von Arnika D 12 und Symphytum D 6 zur Impulsierung der knöchernen Regeneration.

e, f Prä- und postoperativer Mundfilm von Zahn 33.

g Extraoral reizloser Status am 3. postoperativen Tag nach Anwendung und Verordnung der angegebenen Naturheilmittel (vgl. Abschnitt 12.3).

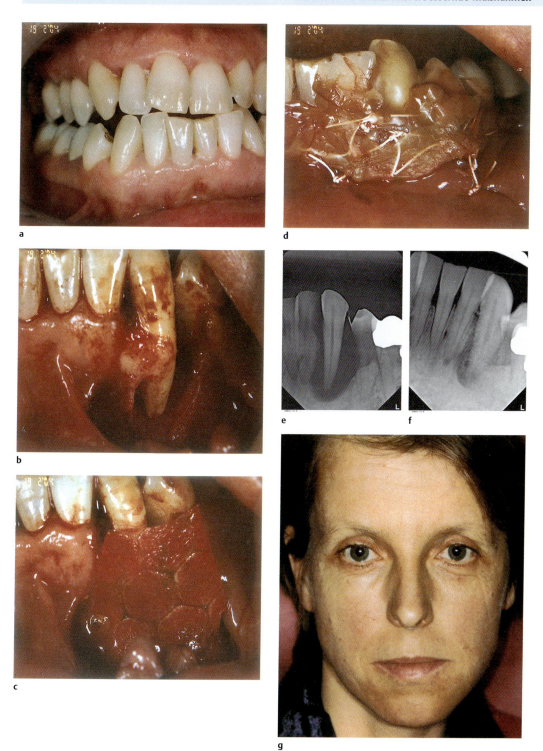

a

d

b

e   f

c

g

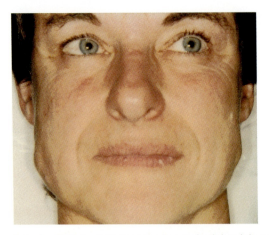 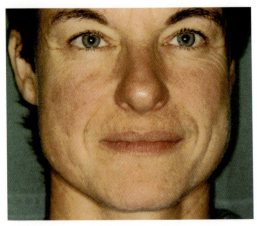

3.4 a, b 46-jährige Patientin mit selten so deutlich sichtbaren doppelseitigen myopathischen Hypervalenzen (Myogelosen) bei Masseterhypertrophie (223). Sie erschweren okklusale Rekonstruktionen ohne funktionelle Vorbehandlung sehr.
b Physiotherapie und vermessene Stabilisierungsschiene mit CCF bringen nach 4 Wochen bereits deutliche Entspannung (32).

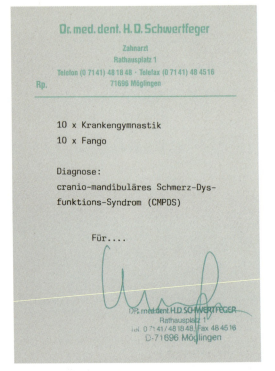

Abb. **3.5** Rezeptbeispiele für die Verordnung von Fango und Massage sowie von Heileurythmie bei Kiefergelenkdysfunktionen (s. auch Abschnitt 2.2, Abb. 2.**4** u. Tabelle 3.**1**).

Auch an die Einbeziehung von Ko-Therapeuten (Heileurythmie, Physiotherapie, Psychotherapie) ist bei entsprechenden hartnäckigen kraniomandibulären Dysfunktionen zu denken (Abb. 3.4 a, b u. 3.5).

W. Schulte hat seiner Monographie über die exzentrische Okklusion äußerst hilfreiche Merkblätter zur Selbstbehandlung bei Myoarthropathien (CMD) beigefügt, die man kopieren und den Betroffenen mitgeben kann (223).

Abnehmbare Schienungen für sichtbar gelockerte Zähne erübrigen sich heutzutage häufig, wenn zuvor eine adäquate Lokaltherapie erfolgte. Gleithindernisse und Vorkontakte sind im Rahmen der Parodontalbehandlung funktionell einzuschleifen (vgl. Abschnitt 3.2.1).

Temporär festsitzende Drahtligaturen und geklebte Drahtverbindungen sind bei extrem stark gelockerten einzelnen Zähnen nur noch selten erforderlich. Diese Maßnahmen sollten aber dann auch medikamentös mit Organpräparaten unterstützt werden.

> Die Organpräparate werden ins Vestibulum des betreffenden Odontons submukös alle 2 Tage über 1 Woche lang appliziert:
> ➤ Periodontium/Stannum comp.; Amp., OP WALA (Rp. Nr. 93) (vgl. Abschnitt 13.5).

Inzwischen haben sich implantologische Methoden auch nach Zahnextraktionen aus parodontologischen Gründen (starker Attachmentverlust mit entsprechenden Zahnlockerungen) sehr bewährt: Sie führen heute leichter zum Entschluss, Zähne deswegen frühzeitiger zu entfernen, als es vielleicht früher üblich gewesen war. Das konserviert den restlichen Alveolarknochen (70).

In manchen Fällen können damit aufwändigere Augmentationen vermieden werden.

3.2.4 Orthodontische Begleittherapie

Sie wird aus parodontalprophylaktischen, ästhetischen und funktionellen Gründen bei Engständen und Angle-Klasse II/1 in eher seltenen Fällen durchgeführt (Abb. 3.6 a, b, vgl. Abschnitt 3.2.1).

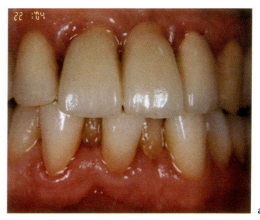

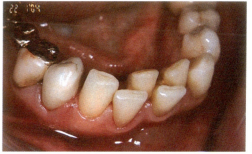

Abb. 3.**6 a, b** Orthodontische Begleitherapie. 46-jährige Patientin mit extremen frontalen Engständen (crowding). Erschwerte Mundhygiene.
a Zustand vor Extraktion des Zahns 41.
b Zustand nach »Stripping« (Odontoplastik) der Krone mesial von Zahn 44 und orthodontischer Therapie mit Invisalign (Orthodontie: Dr. G. Haller, Esslingen).
Bereits nach einem halben Jahr waren die Zähne mittels dieser Technik eingereiht.

3.3 Medikamentöse Therapie hypersensibler Zähne bei Parafunktionen und okklusalem Trauma

Schon der in Kap. 1 erwähnte Gysi hatte sich sehr früh auch mit dieser Problematik beschäftigt (42 a).

Okklusal traumatisierte hypersensible Zähne werden am besten kausal behandelt mit:
➤ Kieserit D 6 (Magnesiumsulfat) (OP Weleda), s. Rp. Nr. 66 ggf. in Kombination mit:
➤ Silicea-comp.-Amp. (OP WALA), S. a. m. m.
Peroral wird verabreicht:
➤ tief potenziertes Kieserit, ggf. verordnen im Wechsel mit:
➤ Kieserit D 20 Dil., S. abends 10 Tr. über 7 Tage mit wöchentlichen Pausen (OP Weleda).
Hierbei führt die Anregung der aufbauenden Blut-/Stoffwechselprozesse in der Pulpa zu einer Regulierung der vereinseitigten abbauenden Nerven-Sinnes-Prozesse (vgl. Abschnitt 3.2.2, 3.4.3 u. 13.2).
Nach lokaler Parodontaltherapie treten oft hypersensible Zahnhälse auf. Diese können erfolgreich anstelle von Fluoridlacken und Gelées mit Resina Laricis/Solutio Myrrhae balsamica comp. (Rp. Nr. 18) touchiert werden.

Neuralgiforme Beschwerden ausgehend von sinusnahen Seitenzähnen können bei dazu disponierten Personen, besonders auch nach Ausgesetztsein an Zugluft, vom Patienten selber abgemildert werden:

Innerliche und äußerliche lokale Anwendung über die Haut bzw. Schleimhaut von:
➤ balsamischem Melissengeist, Dil., 50,0 OP Weleda.
Dieser enthält ein Destillat aus Angelikawurzel, Gewürznelken, Melissenblättern, Muskatsamen, Zimtrinde und Zitronenöl. Die Einreibungen erfolgen mit den Fingerspitzen kreisend über den betroffenen Kopfhautarealen im Ausbreitungsgebiet des N. trigeminus V1–3.
➤ Applikation von Mundbalsamgelée, s. Rp. Nr. 5 (vgl. Abschnitt 5.3 u. 6.1.4)
➤ Einnahme von Odonton-Echtroplex-Tropfen, OP Weber & Weber, Rp. Nr. 49 a, 53 a, 75 a u. 77 a (vgl. Abschnitt 13.2).

Zur Begleitbehandlung mit weiteren Heilmitteln bei neuralgiformen Schmerzen ausgehend von avitalen Zähnen s. Abschnitt 9.5, bei Sinusitiden s. Abschnitt 13.2.

3.4 Praktische Hinweise I

3.4.1 Zahnbürsten

Bei singulären oder multiplen Rezessionen sind extrem weiche Bürsten anzuraten. An diesen Stellen sollte auch die Putztechnik modifiziert werden: Hier ist die allerdings schwierige Methode nach Charters sinnvoll.

Es wird bei allen postoperativen Problemen (z. B. auch nach GTR) die Ultra-Soft-Bürste (Fa. Butler) mit abgerundetem Borstenfeld empfohlen (29, 207). Das ist vor allem bei Rezessionen anzuraten, wenn eine schmale und dünne Zone von Gingiva propria vorliegt (scalloped margin), vgl. z. B. die dokumentierten Patienten Nr. 8, 10, 11, 13 und 30.

In diesen Fällen und bei freiliegenden Wurzeloberflächen sind keine Sole-Zahncremes angezeigt. Diese würden aufgrund ihres Salzgehalts die Hypersensibilitäten noch fördern:

Hier kommen mildere Präparate zum Einsatz, z. B. Calendula-, Echinacea-, Ratanhia-, Rosmarin- oder Salbei-Zahncremes.

3.4.2 Zahnpasten

Liegen keine Rezessionen vor und handelt es sich eher um eine fibröse Gingivaarchitektur (vgl. z. B. die Patienten Nr. 3, 8, 23 oder 28), sind salzhaltige Zahncremes zu bevorzugen.

Diese sollten auf die trockene Zahnbürste aufgebracht werden. Es wird empfohlen, die Luft während des Putzvorgangs in tiefen Zügen durch den Mund einzuatmen. Dadurch ensteht ein den ganzen Rachenraum ausfüllendes Frischegefühl, das die meisten Anwender von den schaumstoffhaltigen Präparaten vorher so nicht kannten.

Überhaupt sollte mit den *Zahnpasten abgewechselt* werden: Man nehme so z. B. morgens die rote Ratanhia-Zahnpasta und abends die blaue Sole-Tube bzw. ggf. auch das grüne Pflanzenzahngel (alle Fa. Weleda) und letzteres mittags oder für zwischendurch nach jeder Nahrungsaufnahme.

Nur die Sole-Zahncreme, das Kinder-Zahngel und oben genanntes Präparat (beide Fa. Weleda) enthalten übrigens das plaquehemmend wirksame Äskulin (vgl. Abschnitt 3.4.4 u. 5.2) (s. Rp. Nr. 14) (1).

Dieser Wechsel der Zahnpasten im Tagesablauf gilt in reziproker Weise auch für den verbreiteten morgendlich (1) und abendlich (2) abwechselnden Einsatz von (1) Elmex (rot) und (2) Aronal (blau), Fa. Gaba.

Im *Ökotest*-Heft 8/2003 sind die Lavera Med Zahncreme mint, die fluoridfreie Variante Lavera basis sensitiv u. a. mit Echinacea und Propolis sowie die beiden gleichwohl fluoridfreien Logodent Mineralstoff-Zahncreme und Weleda Sole-Zahncreme unter nur 6 anderen von insgesamt 30 getesteten mit »sehr gut« bewertet worden (1). Auch Parodontax der GlaxoSmithKline wurde als sehr empfehlenswert eingestuft. Letztere enthält u. a. Ratanhia. Allerdings ist eine Form auch künstlich fluoridiert. Deswegen sollte deren fluoridfreie Version Classic bevorzugt werden (vgl. Abschnitt 23.4).

3.4.3 Heilmittel

Hypersensible Zahnhälse treten gelegentlich postoperativ auf. Bei entspechender Neigung und Typus haben sich lokale Touchierungen mit einer Harzkombination bewährt:
➤ Lärche/Myrrhe, vgl. Abschnitt 6.2, Rp. Nr. 18.
Außerdem kann entsprechende Abhilfe schaffen:
➤ Kieserit (Mg-Sulfat) D 6; Dil. (Stoffwechselpotenz, vgl. Abschnitt 4.3). Es können im Wechsel mit
➤ Kieserit D 20; Dil. (Nerven/Sinnespotenz) abends in Pausen von 1 Woche ca. 10 Tr. p. c. über einen Zeitraum von einem Vierteljahr eingenommen werden: Dies führt zu einer Abnahme der Sinnesempfindsamkeit durch Anregung des Dentinstoffwechsels (vgl. Abschnitt 3.3 u. 12.2.3).

Noch 1991 wurde in einer Übersicht einschränkend auf Folgendes hingewiesen: Für beinahe alle Substanzen, für die eine Wirksamkeit nachgewiesen worden war, bestehe auch eine Studie, die das Gegenteil zeige (20). Diese Arbeit aus der Genfer Schule bezieht sich jedoch ausdrücklich nicht auf Natursubstanzen!

Im Gegensatz zur hier angegebenen Vorgehensweise einer kausalen Therapie sind diesbezüglich bislang also nur symptomatische Ansätze der Behandlung hypersensibler Wurzeloberflächen untersucht worden (vgl. Abschnitt 3.3 u. 6.2).

Sinn und Zweck der hier angeratenen Maßnahmen ist es, durch eine physiologische Reaktion im Sinne einer Mineralisation dem Schmerzreiz auf natürliche Art und Weise zu begegnen: Anregung der *Reizdentinbildung* durch Stoffwechselaktivierung in der Pulpa (vgl. Abschnitt 3.3 u. 12.2.3).

3.4.4 Bürsttechniken und Plaquekontrolle

Teilweise kostengünstige elektrische Zahnbürsten werden von der Industrie (Braun, Gillette, Oral B, Philips, Water Pik u. a.) derzeit wieder stark angepriesen. Auch Wissenschaftler und erfahrene Mundhygieneexperten machen sich dafür stark (25). Die Effektivität dieser Geräte soll an eine beherrschte und gezielte individuelle Handzahnbürsttechnik heranreichen. Wichtig ist aber ganz sicher, dass vor dem Spiegel unter Sicht gereinigt wird. Dies am besten mit einer instruierten Putztechnik (Mundhygienetraining) unter Beachtung rechtzeitigen Bürstenaustauschs.

Neuerdings ob ihrer Effizienz gepriesene teure schallaktive Zahnbürsten (z. B. Ultra sonex, Sonicare, Sonic speed) können sich bei längerem intensiveren Gebrauch als störanfällig erweisen. Darin unterscheiden sie sich wohl nicht von den oben genannten elektrischen Geräten. Die professionelle Zahnreinigung beim Zahnarzt wird ein solche Maschine nicht ersetzen können!

Zu jeder Jahreszeit eine neu beschaffte, um ein Vielfaches günstigere, geeignete Handzahnbürste zur individuell gelernten Technik bringt mehr Gefühl für die Zähne. Dafür kann man sich natürliche Zahnpflegemittel gönnen, die nicht unbedingt teurer sein müssen als von den Inhaltsstoffen bedenklichere Präparate (vgl. Abschnitt 23.4).

Möglichst schon in der 1. Sitzung erhält der parodontal erkrankte Neupatient eine Anleitung zur Zahn- und Mundpflege mit Natursubstanzen ausgehändigt (s. u.).

Zur Plaquekontrolle wenden wir häufig Präparate auf Rosskastanienrindenbasis (*Aesculus*, Cortex) an: Sie ersetzen Chlorhexidindigluconat (CHX), weil sie keine Nebenwirkungen haben.
Der wirksame Inhaltsstoff natürliches *Äskulin* ist übrigens den von uns deshalb sehr bevorzugten Zahncremes (Sole-, Pflanzen-, Kinderzahngel) beigefügt. Es ist ein natürlicher Plaqueinhibitor (vgl. Abschnitt 3.4.2) (1, 27, 67, 154, 196, 219).

3.4.5 Patientenmotivation und Nachsorge

Im Wartezimmer werden weitere Aufklärungs- und Anleitungsschriften über vorbeugende Zahn- und Mundpflege angeboten (z. B. Wandhalter für Prospekte, Abb. 3.7). Sie sind bei der Weleda AG zu beziehen (Bestelladresse s. Abschnitt 23.1). Dort können auch Mustertuben aller 4 lieferbaren Zahncremes zur Abgabe an Patienten angefordert werden.

Bei therapierten chronischen und vor allem aggressiven Parodontalerkrankungen muss die Vor- und Nachsorge organisiert werden.

Zur Erhaltungstherapie werden in Kapitel 16 noch spezielle Angaben gemacht (118).

3.5 Praktische Hinweise II

3.5.1 Mundhygienehilfsmittel

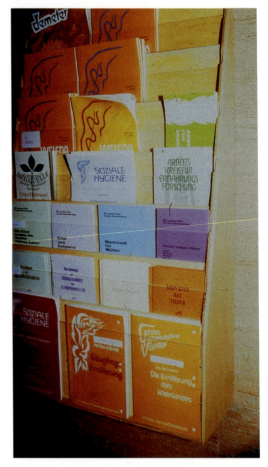

Abb. 3.7 Aufklärungsmaterial im Wartezimmer.

Die Mund- und Zahnpflegemittel, deren Verwendung hier empfohlen wird, sind unter Mitarbeit anthroposophischer Kollegen entwickelt worden, z. B. ohne synthetische Tenside und Geschmackskorrigenzien und künstliche Fluoride. Stattdessen wird hier natürlich vorkommendes Calciumfluorit empfohlen: CaF_2, Flussspat. Sie enthalten die Natursubstanzen aus Heilpflanzen, auf die es uns in unserem therapeutischen Vorgehen in der Langzeitbehandlung ankommt (1, 27, 154, 167, 196, 219). Zahlreiche Heilpflanzen sind in lesenswerten Monographien der *Schweizer Monatsschrift für Zahnmedizin* erschienen, die wichtigsten 12 sind in Abschnitt 23.3 abgedruckt und nachzulesen.

Eine salzhaltige Naturzahncreme steigert die Gingivatemperatur nach Anwendung (Anregung des Stoffwechsels) nachgewiesenermaßen mehr als konventionelle Zahnpasten (Abb. 3.8) (88).

Zu einer salzhaltigen Zahncreme auf Pflanzenbasis wurden Laboruntersuchungen angestellt mit äußerst positiver Bewertung (149). Zahnpasten haben aufgrund des enormen Resorptionspotenzials der oralen Schleimhäute Wirksamkeiten. Dies geben auch andere Autoren an (72).

Andererseits wird die Bedeutung von Inhaltsstoffen bei Zahncremes heruntergespielt (Wirkungsnachweis sei bislang nicht erbracht) (207). Das Hauptgewicht wird berechtigterweise auch auf die richtig instruierte, effektive Bürsttechnik gelegt (137).

In handelsüblichen Zahncremes finden sich Wirkstoffe, die das bakterielle Gleichgewicht und die Speichelqualität stören können. Durch die Mundschleimhaut werden sehr schnell solche Stoffe aufgenommen, die Nebenwirkungen haben können. Derartige negativen Auswirkungen sind

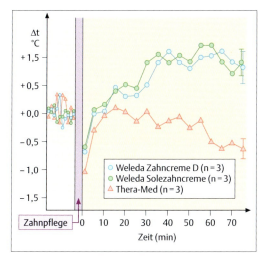

Abb. 3.8 Beeinflussung der Gingivatemperatur durch Zahnpasten (nach 88): mittlere Temperaturwerte der 3 Probanden vor und nach Verwendung dreier unterschiedlicher Zahnpasten. Die Temperaturangaben bezeichnen die Abweichungen von den individuellen Ausgangswerten vor der Zahnpflege.

vermeidbar, wenn qualitativ hochwertig zusammengesetzte Zahnpasten im beschriebenen Sinne angewendet werden, die nicht unbedingt Fluoridzusätze synthetischen Ursprungs haben müssen.

Den Patienten sollte der Stellenwert eines sauberen und gesunden Mundes hinsichtlich ihres körperlichen und seelischen Wohlbefindens

aufgezeigt werden: Hierbei ist die Aufnahme und wiederholte Dokumentation eines einfachen, aber ausreichenden und praxisnahen Plaqueindex (API) hilfreich, der durch den differenzierenderen Hygieneindex (HI) ersetzt werden kann (vgl. Abschnitt 3.1) (87, 207). Letzteren kann auch die besonders geschulte zahnmedizinische Fachangestellte notieren.

3.5.2 Natürliche Mundwässer

Für einen *längerfristigen* häuslichen Gebrauch sind stark rot gefärbte, aber nicht färbende Präparate zu empfehlen, die nebenwirkungsfrei sind. Sie enthalten unter anderem auch den umfassend adstringierend wirksamen Extrakt aus der roten *Ratanhia*-Wurzel.

Chlorhexidindigluconat-(CHX-)Präparate (cave: Zahnverfärbungen und andere Nebenwirkungen) werden nur noch in Akutfällen oder manchmal postoperativ bei rekurrenten PAR-Formen (Lokalrezidive) und oft beim Gebrauch regenerativer Techniken (Membranen, Emdogain oder bei lokaler Antibiose, früher: Actisite, heute eher: Atridox) eingesetzt.

Für die häusliche Anwendung bevorzugen wir *natürliche* Mundwässer der Hersteller Bioforce, Weber & Weber, Weleda (Adressen s. Abschnitt 23.1). Unter anderem enthalten sie den wichtigen Ratanhia-Wurzelextrakt und verschieben vor allem das bakterielle Gleichgewicht nicht (61).

4 Komplementäre Therapie

> Es darf nicht bloss ein äusserer Zusammenhang zwischen Therapie und Pathologie herrschen. Man muss gewissermassen das Wesen der Krankheit doch schon so erkennen können, dass man aus dem Wesen der Krankheit heraus sich eine Anschauung über den Heilungsprozess bilden kann.
> *Rudolf Steiner 1920 (233)*

4.1 Vorbemerkung

Es ist äußerst *wichtig*, auf Folgendes hinzuweisen: Es geht *nicht* darum, allopathische Arzneimittel einfach wegzulassen.

Aber vor allem gilt es auch, anstelle der alleinigen Therapie mit Allopathika auch der wirkungsvollen und nebenwirkungsfreien Homöotherapie im Sinne der anerkannten besonderen Therapierichtung anthroposophische Medizin gerecht zu werden.

Die hier vorgestellten Heilmittel und Vorgehensweisen könnten für den im Umgang damit noch Unerfahreneren und für alle parodontaltherapeutisch und implantologisch Tätigen eine wesentliche Bereicherung ihres Praxisalltags werden (Erfahrungsheilkunde).

Nochmals: Es geht *nicht* darum, allopathische Arzneimittel pauschal abzulehnen. Komplementär zur alleinigen Therapie mit Allopathika ist die effiziente und zugleich nebenwirkungsfreie Homöotherapie im Sinne der anerkannten besonderen Therapierichtung anthroposophische Medizin, i. e. nicht allein Homöopathie, zu integrieren (vgl. Kapitel 19).

Allerdings wird an dieser Stelle dringend angeraten, chemische Substanzen zur Vermeidung iatrogener Folgeschäden und Langzeitwirkungen möglichst nur in Akutsituationen und gezielt einzusetzen. Daher sollte massiv und ausgetestet und am besten lokal zur Symptombekämpfung und eher *kurzfristig* interveniert werden.

Die Änderung der Denkweise wird sich allerdings in verbesserten Behandlungsergebnissen niederschlagen: Die Gefahr des Burnout durch eine einseitige materialistische Denk- und Arbeitsweise könnte sich infolgedessen in einen stets wachsenden Horizont individueller Erkenntnis und ärztlichen Könnens wandeln. Die Ergänzung und Erweiterung der rein naturwissenschaftlichen Medizin eröffnen diese neuen Aspekte (vgl. Abschnitt 5.1 u. Kapitel 19) (100).

Der Austausch allopathisch wirkender Medikamente durch abwehrstärkende und gleichsinnig wirksame, aber belastungsfreie Arzneien aus der Naturheilkunde wird ausführlich im Speziellen Teil beschrieben!

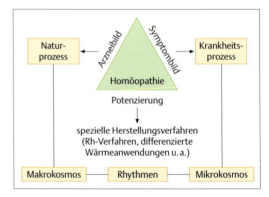

Abb. 4.**1** Naturprozess (Makrokosmos) und Krankheitsprozess (Mikrokosmos) als Erweiterung des homöopathischen Prinzips im Vergleich des Arzneibilds mit dem Symptombild (Simile-Regel) nach Spielberger (120) (vgl. Abb. 2.**3** u. 4.**4**).

4.2 Rationelle Therapie – Das Bild des Menschen als Grundlage anthroposophisch-medizinischer Heilkunst II

So dass Heilen, Gesundmachen heisst: Die Möglichkeit haben, im Ätherleib die Gegenwirkungen zu bilden für die krankmachenden Wirkungen, die vom Astralleib ausgehen.
Rudolf Steiner 1921 (GA 313)

Aber immer muss die Gesundung vom Ätherleib ausgehen. ... Der physische Leib hat eben die Krankheitsursache in sich, die Ursache zur Heilung muss immer vom Ätherleib kommen.
Rudolf Steiner 1924 (GA 316)

Steiner erklärt die gemeinsame Evolution von Erde (Makrokosmos) und Mensch (Mikrokosmos) (Abb. 4.1). Durch diese gemeinsamen Entwicklungsschritte kann sich der Mensch der Heilmittel aus der Natur (Heilmittelschatz) bedienen und sie durch entsprechende arzneiliche Verarbeitung (z. B. durch Potenzieren) für den Heilungsprozess erschließen.

» *Das Wesen einer durch Geisteswissenschaft erweiterten Heilkunst besteht darin, für den in der Diagnose festgestellten Krankheitsprozess den entsprechenden Naturprozess in der Mineral-, Pflanzen- oder Tierwelt aufzufinden, d. h. die in der Homöopathie gegebene Gegenüberstellung von Arzneibild und Symptombild wird einerseits erweitert auf die äußere Natur und andererseits auch auf die inneren, (physiologischen und pathologischen) Vorgänge im Menschen. Man kommt damit zu einer Korrespondenz von makrokosmischen und mikrokosmischen Vorgängen. ...*

Die 3. Säule der Homöopathie neben dem Arzneibild und dem Symptombild, nämlich das Potenzierungs-(Dynamisierungs-)Verfahren, die rhythmische Verdünnung der Arznei (Rh-Methode) als spezifisches Herstellungsverfahren sei hier auch noch kurz beleuchtet ... (121) ««

1. Erscheinungsbild der Parodontopathie – *hysterischer Konstitutionstypus mit parodontalem Biotypus H*: Hier stehen mehr die überschießenden, produktiv entzündlichen Blutprozesse (sulfurische-überwuchernde Prozesse mit ungestaltetem Aufbau, dadurch: eher Horizontalatrophie) im Vordergrund (überschießend Ätherisches bei Schwäche des eigentlich ordnenden abbauend tätigen Astralleibes).
2. Ausprägungsform der Parodontopathie – *neurasthenischer Konstitutionstypus mit parodontalem Biotypus N*: Hier überwiegen die sklerosierenden Nervprozesse (Sal- oder abbauende Bewusstseinsprozesse mit ihren degenerativen Gewebszerstörungen) durch Dystrophie, dadurch: eher Vertikalatrophie (unbeherrscht Astralisches mit Schwäche des eigentlich aufbauend tätigen Ätherleibes).

Heilmittel zum Ausgleich der polaren Konstitutionen werden in Kapitel 15 besprochen.

Parenterale Zufuhr, üblicherweise durch s. m. Injektionen ins Vestibulum in die Nähe des betreffenden Odontons, wirkt gezielt ausgleichend merkuriell auf den mittleren rhythmischen Menschen (Merkur-Prozess).
Orale Gaben beziehen sich direkt auf die Stoffwechseltätigkeit (Sulfur-Prozess im Stoffwechsel-Gliedmaßen-Bereich des unteren Menschen).
Anwendungen über die äußere Haut (z. B. Einreibungen oder Bäder) regen das Nerven-Sinnes-System im oberen Menschen direkt an (Sal-Prozess am Kopfpol).

Dies entspricht auch der dreigliedrigen Betrachtung der menschlichen Wesenheit in der alten Trinität von Körper/Seele/Geist (Abb. 4.2 u. 4.3) (102, 104, 106, 182).

Therapeutisch sollten auch vom Heilmittel her Substanzdefekte durch gestaltungsfördernde Maßnahmen ausgeglichen werden.

In der Heilmittelfindung ist es wichtig, auf diese polaren Formen merkuriell ausgleichend zu wirken. Somit ist es nicht verwunderlich, dass potenziertes Hg (Merkurmetall: Quecksilber) Mercurius vivus nat. D 12 in der Homöopathie bei Gingivitiden verabreicht wird (vgl. Abschnitt 8.3 u. 8.4).

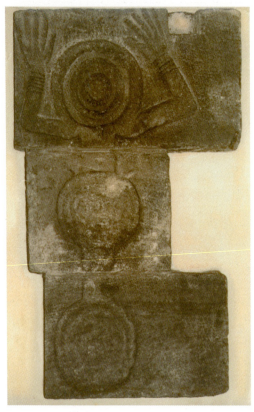

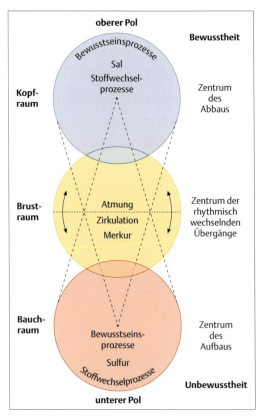

Abb. 4.**2** Dreigliederung als Urerfahrung des Menschen: Montage von trinitarischen romanischen Grundsteinen an der Jakobuskirche zu Tübingen – Foto: Sammlung Dr. H.-M. Striebel, Schwäbisch Hall.

Abb. 4.**3** Schema der Dreigliederung im menschlichen Organismus. Bedeutung des Mittleren im ausgleichenden Rhythmus. Übungsskizze zur Dynamik in der Dreigliederung (nach Lauffer [66]) (vgl. Abb. 4.**8 d**).

Vergleiche hierzu auch das alte asklepische (Geheim-)Symbol der aufgerichteten Schlange(n) im griechischen Tempelheiligtum zu Kos (s. Vignette: *Äskulapstab* in Abb. 2.**2** u. 2.**4**).

Ein Gleichgewicht der übersinnlichen, okkulten (nicht unmittelbar sichtbaren) 3 höheren Wesensglieder (Ätherleib, Astralleib und Ich-Organisation) drückt sich dann klinisch und physisch sichtbar durch eine Immunsystemstärkung aus.

Das Bild des individuellen menschlichen Ich wird symbolhaft im 6-zackigen *Davidstern* dargestellt. Es konstituiert sich im Irdischen aus den 4 Wesensgliedern, denen die Elementarzustände zugrunde liegen. Während das Vererbte größeren Einfluss auf das Physische hat, leitet sich die Charakteristik der Gesamtpersönlichkeit und des Immunsystems aus geistig-kosmischen Bezügen ab (vgl. Abb. 2.**3**).

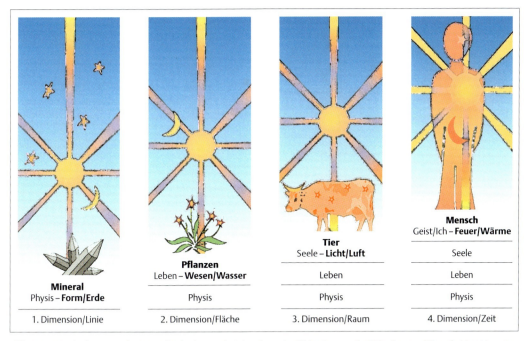

Abb. 4.**4** Viergliederung in der Natur (Makrokosmos). Spiegelung des Makrokosmos im Mikrokosmos Mensch: Vom Ursprung der Heilmittel und ihrer Wirksamkeit in Richtung auf den physischen Leib (vom Tierischen), den Ätherleib (vom Pflanzlichen), den Astralleib (vom Mineralischen) und die Ich-Organisation (vom Metallischen) (vgl. Abb. 2.**3**) (nach Graf 1989 [174 b]).

4.3 Heilmittelgewinnung, -anwendung und Wirkungsweise (Ratio der Organpräparate)

Heilmittel können gewonnen werden aus:
- ➤ **Tieren** mit direkter Wirkung auf den physischen Leib; z. B. Apis, Conchae, Corallium rubrum, Hirudo, Vespa
- ➤ **(Heil-)Pflanzen** mit direkter Wirkung auf den Ätherleib; z. B. Arnica, Belladonna, Calendula, Echinacea, Equisetum
- ➤ **Mineralien** mit direkter Wirkung auf den Astralleib; z. B. Fluorit, Kieserit, Marmor, Quarz
- ➤ **Metallen** mit direkter Wirkung auf die Ich-Organisation (vgl. Abb. 2.3 u. 2.4), z. B.:
  - Argentum (Reproduktionsorgane, Gehirn)
  - Mercurius (Lungenmetall)
  - Kupfer (Nierenmetall)
  - Stibium (fasst die aufbauende und organisierende Wirksamkeit der untersonnigen Planeten Mond, Merkur und Venus zusammen)
  - Aurum (Herzmetall)
  - Ferrum (Gallenmetall)
  - Stannum (Lebermetall)
  - Plumbum (Milzmetall).

Im Speziellen Teil wird oft mit Argentum gearbeitet. Aber auch Stibium und Stannum spielen in der Verordnung eine herausragende Rolle (Abb. 4.**4**; vgl. Abschnitt 12.2).

Bei dieser letztgenannten Zugehörigkeit von Planeten zu Organen handelt es sich um ein fast vergessenes Mysterienwissen, das noch in vielen mittelalterlichen Bildern zur Darstellung kommt (Paracelsus). Durch die moderne Geistesforschung in der Nachfolge Steiners ist es möglich, diesen Zusammenhang exakt zu studieren und auch auf die einem Organ bzw. Planeten zugehörigen Metalle zu erweitern. Dies wiederum wird für die

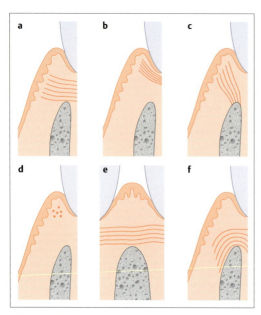

Abb. 4.5 a–f   Dentogingivales Fasernetzwerk im Bereich der Zone des bindegewebigen Attachments.
a, b   Dentogingivale Fasern.
c   Alveologingivale Fasern.
d   Zirkuläre Fasern.
e   Transseptale Fasern.
f   Dentoperiostale Fasern.

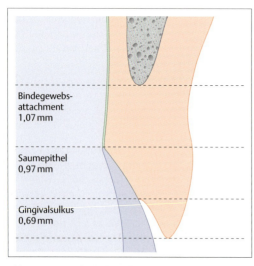

Bindegewebs-
attachment
1,07 mm

Saumepithel
0,97 mm

Gingivalsulkus
0,69 mm

Abb. 4.6   Maße der biologischen Breite in den unterschiedlichen Attachmentbereichen an Oberkieferzahn (nach Chiche u. Pinault 1994 [162], Orban et al. 1961 [209]).

Therapie in der anthroposophisch orientierten Medizin nutzbar gemacht.

Diese Heilmittel können jeweils mit Organpräparaten kombiniert werden.

Der anthroposophische Arzt und Biochemiker O. Wolff ist der von Steiner angegebenen Ratio für die »vegetabilisierten Mineralien und Metalle« nachgegangen und hat sie praktisch arzneilich umsetzen lassen: z. B. Equisetum/Silicea (= Quarz) cultum oder Equisetum/Stannum (= Zinn) (182, 244): Das Metall (Zinn) oder Mineral (Quarz) dient hierbei als Leitschiene (»Vehikel«) zum Organ hin (z. B. Periodontium/Stannum comp. und Periodontium/Silicea comp.).

Die Regeneration des bindegewebigen Attachments wird günstig beeinflusst (Abb. 4.5–4.7).

Als Grundregel für die **Anwendung von Organpräparaten** gilt (vgl. Abschnitt 15.4 u. 15.5):

➤ Hohe Potenzen (Gl D 30) reduzieren den anabolischen Zellstoffwechsel bei akuten Entzündungen.
➤ Tiefe Potenzen (Gl D 5) erhöhen den katabolischen Zellstoffwechsel bei Organdegenerationen.
➤ Mittlere (Gl D 10 bis D 15) Potenzen wirken zwischen diesen Polaritäten ausgleichend und können am Ende einer Spritzenkur gegeben werden (Gl steht für potenzierter Glyzerinauszug, zur Dezimalpotenz D angegeben).

Dies ist hier gerade umgekehrt wie bei den **Präparaten aus Metallen, Mineralien, Pflanzen und Tieren:**

➤ Tiefe Potenzen greifen stoffwechselmäßig überwiegend vom unteren Pol aus bei Akutstadien sulfurisch ein(D 2 bis D 6).
➤ Mittlere Potenzen sind rhythmisch ausgleichend vom mittleren Menschen ausgehend merkuriell tätig (D 12 bis D 15).
➤ Höhere Potenzen wirken vom oberen Nerven-Sinnes-Sal-Pol aus auf chronische Prozesse des Bewusstseins (D 20 bis D 30) (vgl. Abschnitt 15.5).

Diese Betrachtung fußt auf dem dreigliedrigen Menschenbild (vgl. Abb. 4.3).

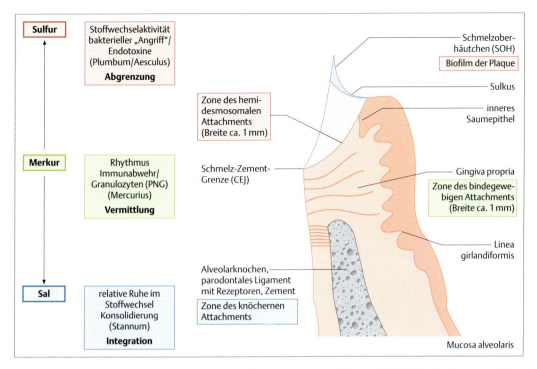

Sulfur	Stoffwechselaktivität bakterieller „Angriff"/ Endotoxine (Plumbum/Aesculus) **Abgrenzung**	
Merkur	Rhythmus Immunabwehr/ Granulozyten (PNG) (Mercurius) **Vermittlung**	
Sal	relative Ruhe im Stoffwechsel Konsolidierung (Stannum) **Integration**	

Schmelzober-häutchen (SOH)

Biofilm der Plaque

Sulkus

inneres Saumepithel

Zone des hemi-desmosomalen Attachments (Breite ca. 1 mm)

Schmelz-Zement-Grenze (CEJ)

Gingiva propria

Zone des bindegewe-bigen Attachments (Breite ca. 1 mm)

Linea girlandiformis

Alveolarknochen, parodontales Ligament mit Rezeptoren, Zement

Zone des knöchernen Attachments

Mucosa alveolaris

Abb. 4.7   Die dreigliedrige biologische Breite am Limbus alveolaris: Sal/Merkur/Sulfur und Polarität oben/unten dargestellt am Transversalschnitt durch das Parodontium (Gingiva/Parodontalspalt/Knochen) (26, 209, 222) (vgl. Abb. 2.**1**, 2.**2** u. 2.4) (für Begriffserklärungen s. Abschnitt 2.2 u. 4.2).

4.4 Heilmittelfindung

Man kann natürlich in der Natur nur Heilungspro-zesse beobachten in normaler Weise, wenn Krankheitsprozesse in der Natur normal vorhan-den sind.
Rudolf Steiner 1920 (233)

Erkrankungen können *rationell* so angegangen werden, dass der Mikrokosmos »menschlicher Or-ganismus« durch diese evolutionäre Verwandt-schaft mit dem Makrokosmos »natürliche Um-welt« so ergänzt und angeregt wird. Er wird so die Abweichung ins Pathologische wieder eigen-aktiviert selbst korrigieren:

Aus dem entsprechenden makrokosmischen Na-tur(vor)bild leitet sich das mikrokosmisch wirk-

same Arzneibild (Heilmittelbild) ab. Dafür bei-spielhaft stehen:

➤ aus der mineralischen/metallischen Welt der Grauspießglanz (Stibiumsulfid), ein Salz des Metalls Antimon (65)
➤ aus der Pflanzenwelt die rote Ratanhia-Wur-zel, Krameria triandra, Radix (vgl. Abb. 23.**1**) (104)
➤ und aus der Tierwelt die rote Koralle, Coralli-um rubrum.

Eine Besonderheit der anthroposophisch-medizi-nischen Betrachtungsweise von Heilmitteln aus der Natur ist: Die dreigliedrige Pflanze mit ihren Bestandteilen wird auf den Menschen übertragen als um 180° umgekehrt wirksam angesehen. Die Wirkstoffe aus dem unteren Wurzelbereich sind als Heilmittel für den Menschen im oberen Be-reich des Hauptes tätig (Abb. 4.**8**; vgl. Abb. 23.**1**).

33

Diese Heilmittel sind allesamt mikrokosmisch im Menschen als Hämostyptikum wirksam. Dies ist makrokosmisch schon an der roten Farbe (Blüten, Wurzel) bzw. an der Mineralstruktur (Schichtung, Nadeligkeit) ablesbar:

➤ beim Metall (primäre Wirksamkeit über die Ich-Organisation) an der nadlig-spießigen Struktur
➤ beim Heilmittel aus der Pflanzenwelt (primärer Ansatz am Ätherleib)
➤ beim Heilmittel aus der Tierwelt (primäre Wirksamkeit über den physischen Leib).

Das ist allerdings ein anderer Weg als der, den die klassische Homöopathie beschreitet, die das Arzneimittelbild vom Symptombild ableitet (vgl. Abb. 4.1). Beide Wege sollten jedoch konsequenterweise zum selben therapeutischen Erfolg führen!

Zur Homöopathie aus ärztlich-anthroposophischer Sicht und der Unterschiedlichkeit der beiden anerkannten besonderen Therapierichtungen Homöopathie und anthroposophische Medizin liegt eine erhellende Ausarbeitung vor (133).

Grundsätzliche Ausführungen zur Homöopathie in Bezug auf praktische Anwendungen in der ganzheitlichen Zahnheilkunde sind vorhanden (185) (vgl. Abschnitt 25.2.1).

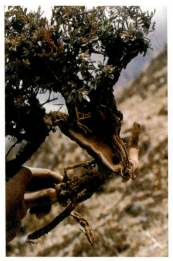
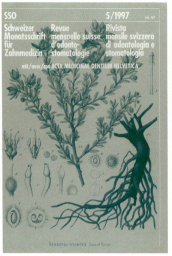
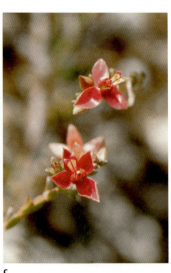

a   b   c

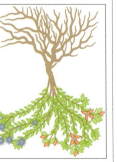

d

Abb. 4.8 a–d Ratanhia (Krameria triandra Ruiz et Pavon).

a Die Pflanze wächst als kleiner, 4-blättriger Strauch in den höchsten Höhenlagen der Anden und wurde vom Botaniker Kramer erst um 1800 für Europa entdeckt. Nur der Wurzelstock wird arzneilich verarbeitet.

b Ratanhia als Titelblatt (!) der *Schweizer Monatsschrift für Zahnmedizin*, Heft 5/1997 (vgl. Abb. 23.**1**).

c Charakteristische 4-blättrige, violettrote Blüten (vgl. Abschnitt 5.2). Makrokosmisch deutlich erkennbare »kristalline« Blütenblattform.

d Schema des umgekehrten Dreigliederungsprinzips Pflanze/Mensch:

Blüte – Stoffwechsel/Gliedmaßensystem/Verdauungspol: Sulfur

Blatt – rhythmisches System/Herz-Lunge-Kreislauf/Atmung in der Mitte: Merkur

Wurzel – Nerven-Sinnes-System/Kopfpol: Sal.

Spezieller Teil

5 Initialtherapie und Parodontitisprävention

> Alle Wiesen und Hügel, alle Berge und Matten
> sind die große Apotheke der Welt.
> *Paracelsus (1493–1541)*

5.1 Vorbemerkung

Durch das Studium dieses Rezeptbuchs und nachfolgende *eigene* Erfahrungen (»Erfahrungsheilkunde«) ist die nötige Sicherheit im Umgang und beim *Erleben der Heilmittelwirksamkeit* zu gewinnen (100).

Die Änderung der *Denkweise* im echten Sinne des *hippokratischen Eides* wird sich in den postoperativen Heilungsverläufen und langzeitigen Behandlungsergebnissen positiv niederschlagen (vgl. Abschnitt 4.1 u. 19.3 (63–65)!

Anwendung und Umgang mit den Heilmitteln führen zu entsprechenden Erlebnissen. Es entsteht so ein Bewusstsein darüber, *warum* Wirksamkeiten vorliegen.

In den Signaturen am Ende der Rezepte werden ergänzende Angaben zur Verordnungspraxis in abgekürzter Form und nur zur Kenntnisnahme und Erläuterung für den verordnenden Zahnarzt wiedergegeben. Die Integration der angegebenen Vorgehensweisen kann in *jede* Zahnarztpraxis ohne Probleme erfolgen!

Die Sinnhaftigkeit des (zahn)ärztlichen Handelns ersetzt dann die bloß mechanistische Handhabung, die womöglich allein deswegen ausgeführt wird, weil der Patient »es« verlangt (z. B. Arnika bei Operationen)!

Hierzu bedarf es allerdings innerer Überzeugung und eines Wissens von der Realität einer nicht allein materiellen Seite der Wirklichkeit. Auch muss Heilermut heute erst wieder errungen werden (vgl. Kapitel 1).

Die im Folgenden dargestellten Heilmittel und Methoden und ihre praktische Verwendung kann deswegen für *jeden* Allgemeinzahnarzt und für alle parodontaltherapeutisch und auch implantologisch Tätigen eine wesentliche Bereicherung ihres Praxisalltags werden. Entscheidend ist der Wissenserwerb über die ein Gleichgewicht schaffende *rationale* Therapie bei pathologischen Zuständen! Dankbarkeit weicht dann aufgrund gemachter Erfahrungen einer allenthalben vorhandenen Oberflächlichkeit.

Der Ersatz und die Ergänzung allopathisch wirkender Medikamente durch abwehrstärkende und *gleichsinnig* wirksame roborierende Arzneien aus der Naturheilkunde wird nachfolgend beschrieben (vgl. Kapitel 19).

5.2 Heilmittelanwendung

>> *Es ist ein grundlegender Unterschied, ob eine Substanz auftritt im* **Blatt** *oder im Wurzelstock. Viel wichtiger, als zu wissen, ob sie Kohlenhydrate enthält, ist zu wissen, von welchem Teil der Pflanze sie stammt. Die* **Wurzelstöcke** *sind mehr der* **Hauptesorganisation** *des Menschen, die Blüten- und Blattorganisationen mehr dem* **unteren Menschen** *verbunden. Und eine wirklich gar nicht ausschlaggebende Rolle spielt eigentlich die chemische Beschaffenheit. Man muss aus ganz andern Dingen heraus die* **Beziehungen des Menschen zur Umwelt** *erkennen, wenn man das Gesundende und das Krankmachende, also den richtigen Krankheitsstoff und das Heilmittel auch wirklich beurteilen will.* <<

Rudolf Steiner 1924 (GA 316)
*(**Hervorhebungen** durch den Autor)*

Die Pflanzenwesenheit ist mit ihren Bestandteilen (Wurzel – Blatt – Blüte) im Menschen im umgekehrten Sinne wirksam (vgl. Abb. 4.8 d):

➤ Wurzelwirksamkeit im oberen Kopf-Sal-Bereich
➤ Blattwirksamkeit im mittleren rhythmischen Merkur-Bereich
➤ Blütenwirksamkeit im unteren Sulfur-Stoffwechsel-Gliedmaßen-Menschen.

Das ist auch ein Grund für die Tatsache, dass Kamillenblütenextrakte weniger im Kopfbereich wirksam sein können als z. B. die Ratanhia-Tinktur aus dem Wurzelstock oder die sich merkuriell auswirkende (d. h. die gestauten Entzündungsprozesse ausgleichende) Calendula-Essenz aus der ganzen Pflanze (»pflanzliches Quecksilber«, Rp. Nr. 53 u. 54).

Im Anschluss an jede professionelle Zahnreinigung (PZR) mit Scaling und Wurzelglättung (SRP) kann die Gingiva mit *Ratanhia*-comp.-Tinktur (Rp. Nr. 2, vgl. Abb. 23.1) (Krameria triandra Ruiz et Pavon) oder *Mundbalsam*-Solutio (Rp. Nr. 3) touchiert werden.

Interessanterweise sind hier 4 rote Blütenblättchen rechtwinklig angeordnet: eine makrokosmische Signatur für mögliche mikrokosmische Bezüge und Wirksamkeiten (Wirkung im Materiellsten im Menschen, dem Zahnbereich) (vgl. Abb. 4.8 b):

Die *4-Zahl* (vgl. Fluoritkristall) steht als Signatur für das Materiellste, Irdischste.
Dagegen gilt die *6-Zahl* (vgl. Bergkristall, Bienenwabe) als Ausdruck des Kosmos. Sie symbolisiert das Geistigste und Ideellste.
Die *5-Zahl* liegt dazwischen für das menschliche Maß in der Mitte zwischen dem Kosmischen und Terrestrischen (vgl. Abb. 2.3).

Mundbalsam (*Antimonit/Ol. Rosae* comp., Solutio, OP Wala) beinhaltet Rosenöl, dem eine einzigartige, umfassende antiphlogistische und antibakterielle Wirksamkeit zukommt. Rosenöl ist auch ein kostbares Desinfektionsmittel.

Der darin enthaltene Auszug aus *Echinacea* (Sonnenhut) verstärkt die Widerstandskraft der Gewebe durch Immunstimulation. Der Anteil des Antimonit ist ausgesprochen hämostyptisch wirksam (vgl. Abschnitt 6.2, 12.2.2 u. Abb. 7.1).

Für die Anwendung der Solution werden nach erfolgter Depuration und Mundspülung ca. 5–10 Tropfen aus der Pipette direkt auf die Zungenspitze gegeben. Sie werden vom Erkrankten über die gesamte Mundschleimhaut gleichmäßig verteilt. Es sollte nicht nachgespült werden. So kann mehrmals täglich verfahren werden (vgl. Abschnitt 3.3 u. Kapitel 14).
Als Träger für die Lösungen eignen sich auch Zellstoffläppchen (z. B. Pur-Zellin, Fa. Hartmann) die für 5–10 min in passende flexible oder starre Abformlöffel gelegt werden.
Ebenso kann mit *Zahnfleischbalsam* verfahren werden (*Salvia comp.*, Gel; vgl. Abb. 23.2). Dieses wird zur häuslichen Anwendung rezeptiert. Die Interdentalräume werden damit aufgefüllt (Fingerkuppenauftrag). Die Beschwerden nach PZR (Wundschmerz) klingen so sehr schnell ab.

Nach der Vorbehandlungsphase gibt es manchmal besonders therapieresistente Situationen am marginalen Parodontium (hyperplastische Gingivitis bei Biotypus H, vgl. Abschnitt 6.6 und 13.1). Hier kann es sich sehr empfehlen, gemäß den Angaben von Dörsch zu verfahren (15 b). Eine weich bleibende Heilmittel-Trägerfolie wird über Modelle tiefgezogen und vom Patienten zu Hause mit Zahnfleischbalsam (Weleda) oder Mundbalsam (Wala) beschickt. Diese Schienen werden nachts über einen Zeitraum von bis zu 4 Wochen getragen (s. Abschnitt 6.2.2, 7.2 und 12.1, vgl. Abb. 7.1).

Zahnfleischbalsam *Salvia comp.* (Gel OP Weleda; Rp. Nr. 4) kann auch auf eventuell parodontalhygienisch ungünstig gestaltete Stellen eines vorhandenen Zahnersatzes aufgetragen werden.

Verbliebene tiefere Resttaschen können aus Glaszylinderampullen mittels stumpfer, dicker, aufschraubbarer Einmalkanüle (Gr. 1) an der Karpulenspritze durch die anästhetisch wirksame **Campher-Menthol-Propolis-(CMP-)Paste** aufgefüllt werden (vgl. Abb. 23.**3**). Diese enthält unter anderem:

➤ Propolis = immunabwehrstimulierendes Wachs der Bienenkönigin
➤ Hypericum = »Arnika der Nerven« (vgl. Abschnitt 12.2.1)

Darüber wird für 1 Tag mit klassischem *Parodontalverband* abgedeckt. Statt eines solchen Verbandes (z. B. Peripac nach Mühlemann, Fa. DeTrey) kann auch aufgetragen werden:

➤ regenerationsförderndes Thymianwachs (Rp. Nr. 6) über der CMP-Paste: Thymian (vgl. Abb. 23.**4**); modifizierte Vorgehensweise nach Schwertfeger (154 a) (s. Abb. 11.**2 e**).

Rp. (1)
Wundpaste (**CMP**), Karpulen Nr. 5
OP Weleda
S. pro statione (aus Karpulenspritze m. aufgesteckter Einmalkanüle Gr. 1 dir. am Marginalsaum applizieren)
Camphora   0,7 g
Cera flava   2,5 g
Hypericum, Flos 50% Ol.   3,2 g
Menthol   0,7 g
Ol. Aethereum Caryophylli   1,3 g (vgl. Abb. 23.**5**)
Propolisextrakt   1,4 g
Aethanol 95 %   0,2 g

Die *Tinctura Ratanhiae comp.* (OP Weleda) besteht unter anderem aus den gelösten Harzbestandteilen der Myrrhe (vgl. Abb. 23.**6**) sowie aus den potenzierten Auszügen der gerbstoffhaltigen roten Ratanhia-Wurzel (Abb. 4.**8 a–c**, 23.**1** u. 23.**3**; Rp. Nr. 2). Sie ist durch die ätherischen Öle der Myrrhe nicht nur desinfizierend, sondern auch regenerierend auf das Gewebe wirksam. Die Gerbstoffe der Ratanhia adstringieren. Die Tinktur wird bei akuten entzündlichen Parodontopathien und postoperativ eingesetzt, besonders wenn das Gewebe stark ödematös ist (Blutungsindex 3 und 4).

Haben sich nach einer solcherart gestalteten *Initialtherapie* (Mundhygienetraining, professionelle Zahnreinigung mit SRP) die klinischen Entzündungszeichen (Ödem mit Pseudotaschenbildung, Sulkusblutung bei aktiven Taschen) zurückgebildet, kann vorläufig auf eine weitergehende systematische lokale operative Parodontaltherapie verzichtet werden (vgl. Kapitel 12).

Eine weiter bestehende starke *Blutungsneigung* kann nicht nur entzündlich, sondern auch anatomisch-morphologisch bedingt sein. Die Gingiva hier ist meist dünn auslaufend und Blutgefäße liegen oft sehr oberflächlich. Außerdem kann die Zone der Gingiva propria schmal sein.

Hier soll der Patient insbesondere abends nach gründlicher Zahnreinigung und Mundspülung Mundbalsam unter anderem wegen seines hämostyptisch wirksamen Bestandteils *Antimonit* (Stibiumsulfid) anwenden (vgl. Abschnitt 6.1) (63, 65): Durch mehrmaliges Einatmen bei offenem Mund ist die Mundschleimhaut dabei möglichst auszutrocknen, bevor das Gel auf dem Gingivalsaum mit der Fingerkuppe unter Sicht verteilt wird.

Rp. (2)
Ratanhia comp.; Tinct., 20,0, 50,0 od. 100,0 (äußerl.)
(Myrrha, **Extr. Ratanhiae**, **Aesculus** Cortex, Argentum nitr. D 14, Fluorit D 9, Kieserit D 19)
OP Weleda
S. verdünnt f. Mundbäder n. jeder Mahlzeit üb. 7 Tage

Rp. (3)
Mundbalsam flüssig (Antimonit/Ol Rosae comp.); Solutio, 50,0 (**Antimonit** D 8, Quarz D 20, Atropa Bellad. Ex herba D 13, **Argent.** nitric. D 19, **Echinacea** e pl. Tota D 3, Ol. Rosae)
OP Wala
S. lokal aus Pipette auftragen mehrmals tgl. n. Mahlzeiten üb. 7 Tage

Rp. (4)
Zahnfleischbalsam (Salvia comp.); Gelatum, 30,0 (**Myrrha**, Symphytum, Radix, Extr. Ratanhiae, **Salvia** officinalis, **Aesculus**, Cortex D 19, Argentum nitricum D 14, Fluorit D 9, Kieserit D 19)
OP Weleda
S. Gel lokal auftragen mehrmals tgl. n. Mahlzeiten üb. 7 Tage

Vor allem bei festsitzendem Brückenersatz kann die Munddusche für den häuslichen Gebrauch als zusätzliches Hilfsmittel nur zur Entfernung von Speiseresten und Materia alba empfohlen werden.

Disstress, Nikotinabusus und Vitaminmangel können zu einem dem Skorbut der alten Seefahrer früher zugeordneten Krankheitsbild führen (8, 9, 14). Kennzeichnend ist die Ausbildung einer umgekehrten Papille durch frühzeitige dystrophisch bedingte Schädigungen an den interdentalen Cols. Ein *DNA-Sondentest* mit ggf. nachfolgender Antibiose gegen A. a. ist heutzutage unerlässlich (113).

Aesculus, Cortex, wirkt dem Chemismus (nach Steiner), also der Plaquebildung im Biofilm (Ursache seiner bakteriostatischen Wirksamkeit), entgegen (s. unten und Abschnitt 15.2).

Rosskastanienrinde, *Aesculus* Cortex D 1; Dil. wird hier mit Mulltupfern und der zahnärztlichen Pinzette vorsichtig wischend aufgetragen, um die Plaque im *Biofilm* abzulösen (Rp. Nr. 14 u. 81–83). Es kann dabei auch verfahren werden wie bereits in Abschnitt 3.4 u. 3.5 beschrieben.

In den *Heilmittelangaben Steiners* (Dornach 1969) steht über Aesculus hippocastanum (Rosskastanie) Folgendes [**Hervorhebungen** und *(Ergänzungen)* durch den Autor]:

» *In dem Saft der* **Rosskastanienrinde** *liegt in der Tat etwas von dem, was unsere Zähne aufbaut. Immer ist etwas draussen im* **Makrokosmos** *zu finden, was innerlich irgendwie eine* **organisierende Bedeutung** *hat. Und das hängt damit zusammen, dass in dem Äskulin etwas liegt, was aus der Substanz, in der das Äskulin tätig ist (i. e.: Speichel) den Chemismus herauswirft … Es ist ja merkwürdig, dass, wenn man den Spektrumkegel durch eine Äskulinlösung gehen lässt, dann die* **chemischen Wirkungen** *(i. e.:* **bakterieller Stoffwechsel**) *aus dem Spektrum* **ausgetilgt** *werden. …Dann sieht man darinnen, dass dieses Überwinden des Chemismus, dieses Hinarbeiten auf das blosse* **Mineralisieren** *eigentlich dasselbe ist, wie der* **Zahnbildungsprozess** *im Organismus. …Chemischer Äther bewirkt sonst ein Aufleuchten der Materie,* **Fluoreszenz**, *die bei Zwischenschaltung der Äskulinlösung unterbleibt.* **«**

Das natürlich in *komplexer Form* vorkommende *Aesculus Cortex* hat also »antichemische« Eigenschaften. Es ist deswegen auch hervorragend dazu geeignet, Plaque aufzulösen. Dies wurde in Untersuchungen zu seiner Wirksamkeit gemäß den obigen Angaben von Steiner erst jüngst nachgewiesen: Es schnitt in der vergleichenden Arbeit besser ab als der nur extrahierte und damit isolierte Wirkstoff Äskulinum (40).

Es ist tatsächlich verblüffend und von jedem unbedingt nachzuprüfen, wie leicht Zahnbeläge sich durch mit Aesculus Cortex D 1 getränkte Tupfer auswischend entfernen lassen (Rp. Nr. 14). Ein Zusatz von mehreren Tropfen

➤ *Rosmarin*emulsion (Rp. Nr. 84) zur Mundspülflüssigkeit oder ins Wasserbad der häuslichen Munddusche deodoriert und ist adstringierend und antiphlogistisch.

Spezifisch auf die ulzerierenden Prozesse ist die ätherisch aufbauende
➤ *Calendula*-Essenz (alkohol. Auszug, 20%ig) wirksam (Rp. Nr. 62). Diese sollte mindestens 5 × tägl. mindestens 5 min lang angewendet werden.

Bei den beschriebenen Heilmitteln für Mundbäder ist die *Dauer* der Anwendung neben der *Häufigkeit* entscheidend, weil es sich nicht um Bakteriostatika der herkömmlichen Art handelt (Bsp. CHX). Diese Heilmittel haben Wirksamkeiten, die umfassender sind als nur die bloßen Wirkungen der üblichen synthetischen Chemotherapeutika. Das muss also bei ihrer Verwendung und Anwendung bedacht werden (s. Abschnitt 12.3.4: Merkblatt 1 b für Patienten).

Zum Abschluss der Akutbehandlung erfolgt die relative Trockenlegung und das Auffüllen der Taschen mit der *CMP*-Paste in der beschriebenen Weise. Ist eine Lokalanästhesie vorgenommen worden, kann:
➤ *Ratanhia*-Wachs auf einem Zementspatel über der Flamme erhitzt werden und zur Abdeckung der Wundheilpaste als Ersatz des üblichen Verbandes dienen, Vorgehensweise nach Schwertfeger (vgl. Abb. 6.**2 b**, 11.**4 a, e**, 11.**5 d** u. 12.**7 b**) (154 a).
Alternativ hierzu kann zur Regeneration der Defekte in nachfolgenden Sitzungen
➤ *Thymian*paste in die offenliegenden Interdentalräume eingebracht werden (Rp. Nr. 6).
Unterstützend wirken auch hier die submukösen Injektionen von:
➤ *Apis/Belladonna* cum Mercurio (Rp. Nr. 22, vgl. Abb. 23.**7**, zu Mercurius vgl. Abschnitt 8.3 u. 8.4) und
➤ *Argentum/Echinacea* (Rp. Nr. 43): Die Silberpflanze Echinacea (vgl. Abb. 23.**8**) ist bei entsprechend gleicher Anwendung wie in Fällen von Dentitio difficilis oder anderen Formen von *akuten* Entzündungsprozessen am Parodontium indiziert (zu parodontalen Abszessen vgl. Kapitel 8).

Das Silber ist als Planetenmetall auch dem Mond zugeordnet. Es enthält in entsprechender arzneilicher Aufarbeitung dann dessen sowohl erneuernden als auch gestaltbildenden, antientzündlichen Kräfte (vgl. Abschnitt 11.2.2).

Eine *Silberwirksamkeit* (Argentum) pflanzlicher Art offenbart die sog. »Goethe-Pflanze« *Bryophyllum* (Keimzumpe): An den Blatträndern keimen typischerweise laufend im Physischen neue Pflänzchen aus. Diese Produktionskraft ist auch ins funktionelle Psychische übertragbar.

Bryophyllum zeigt ein makrokosmisches Bild der Regeneration. Sie wird zur *Konstitutionsbehandlung* bei *funktioneller* Neurasthenie und Hysterie in *mittleren* Potenzen, zusammen mit Silber als vegetabilisiertem Metall eingesetzt.

Bryophyllum Argento cultum OP Weleda (150, 182): Beim neurasthenischen und eher männlichen Funktionstypus des Parodontalpatienten (N) und auch bei der hysterischen und eher weiblichen Form (H) werden zum Ausgleich der Polaritäten Potenzen zwischen D 10 und D 15 gewählt (vgl. Abb. 2.2; vgl. Abschnitt 15.6).

Rp. (5)
Mundbalsam, 30,0 (Antimonit D 4, Quarz D 20, **Atropa Bellad.** ex herba D 13, **Argent.** nitric. D 19, **Echinacea** e pl. Tota D 4, Ol. Rosae)
OP Wala
S. Gel z. Auftragen n. jeder Mahlzeit üb. 7 Tage

Rp. (6)
Pasta Thymi
S. pro statione. Nach der Verbandentfernung u. jeder Mundduschenapplikation auftragen

Alle Apotheken liefern:
Camphora 5,0 g
Eucalyptusöl 1,0 g
Thymianöl 3,0 g
Cera flava 6,0 g
Cetaceum 4,0 g
Erdnussöl 1,0 g

Bezugsadressen s. Abschnitt 23.1.

5.3 Zusammenfassung

Folgende Heilmittel können jeweils mit Organpräparaten kombiniert werden (vgl. Abb. 4.4):
➤ aus Tieren: z. B. Apis, Conchae, Corallium rubrum, Hirudo, Vespa (mit direkter Wirkung auf den physischen Leib)
➤ aus Pflanzen: z. B. Arnika, Belladonna, Calendula, Echinacea, Equisetum (mit direkter Wirkung auf den Ätherleib)
➤ aus Mineralien: z. B. Fluorit, Kieserit, Marmor, Quarz (mit direkter Wirkung auf den Astralleib)
➤ aus Metallen Heilmittel, z. B. Argentum, Mercurius, Plumbum, Stannum, Stibium (mit direkter Wirkung auf die Ich-Organisation).

Wenn sich nach einer solcherart gestalteten Initialtherapie die entsprechenden klinischen Entzündungszeichen:
➤ Functio laesa, Rubor – physischer Leib
➤ Tumor – Ätherleib
➤ Dolor – Astralleib
➤ Calor – Ich-Organisation

zurückgebildet haben (Hinweis auf parodontale Suffizienz), kann oft bei chronischer Parodontopathie *vorläufig* auf eine weitergehende, systematische parodontalchirurgische Behandlung verzichtet werden. Dies gilt *nicht* für die Nachsorge (vgl. Kapitel 16, Abb. 2.3 u. 2.4).

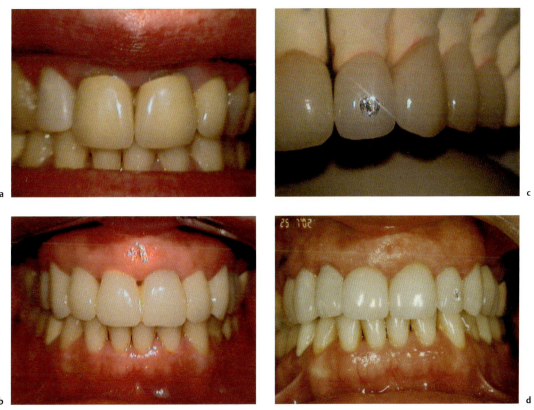

Abb. 5.**1a–d**   Ästhetikverbesserung bei Klasse-I-Patientin (Nr. 1, 46 Jahre, langjährige Raucherin), die keine Kronenverlänge-rung wünscht.

a   Insuffiziente Farbe und Struktur der vorhandenen Kronen auf avitalen Zähnen, freiliegende Kronenränder, Mittel-linienverschiebung.

b   Langzeitprovisorien in situ. Breite Zone dickschichtiger fibröser Gingiva propria. Austestung der Ästhetik mit Langzeit-provisorien auf 8 Kronen von Zahn 15 bis 24.

c   In Zahn 22 wird ein Brillant integriert.

d   Fertigstellung in situ. Innerhalb von 8 Wochen bis zum definitiven Zementieren der Brücke von 13–11 und 21–23 ist das kleine »black triangle« zwischen den Zähnen 11 und 21 verschwunden (128). Mittellinienverschiebung weitestgehend kor-rigiert.

6 Gingivale Erkrankungen und akute lokale Parodontopathien – Klasse I (auch V, VI, VII)

6.1 Vorbemerkung

Während der Pubertät tritt naturgemäß häufig eine starke Zunahme der Blutungsneigung auf. Dies ist besonders bei Mädchen der Fall. Die Prävalenz der *Gingivitis* nach der IDZ-Studie von 1989 beträgt für diese Altersgruppe fast 55% (206 a)! Die große Folgestudie DMS III von 1997 (veröffentlicht 1999) kam zu dem Ergebnis, dass bei über 36% der Jugendlichen deutliche gingivale Entzündungen vorliegen (PBI Grad 3 und 4) (206 b).

Zusammenfassende weltweite epidemiologische Studien bei Heranwachsenden bilanzierten, dass sogar bei 2/3 der Untersuchten Sondierungstiefen zwischen 4 und 5 mm gemessen werden konnten (207, S. 42).

Eine weitere Verschlimmerung kann sich beim erschwerten Durchtritt der Weisheitszähne ergeben (Dentitio difficilis).

Chronische Parodontitisformen sollen einer neuesten Angabe H.-P. Müllers zufolge bei nicht mehr als 3% der Jugendlichen auftreten (85 a).

Eine *aggressive* Parodontitisform soll nach der o. g. Repräsentativstudie hier immerhin schon mit einem Anteil von über 12% in der Altersklasse der 13- bis 14-Jährigen vorkommen (vgl. Abb. 6.1 a–d u. 6.2 a, b) (183, 206). Allerdings stellt sich hier die Frage, ob es sich bei diesen Prävalenzangaben nur um plaqueinduzierte Pubertätsgingivitiden mit Pseudotaschenbildungen der Klasse I handelt. Problematisch ist dabei die Definition als beginnende lokalisierte oder generalisierte aggressive Parodontitiden (PP) der Klasse III.

In hoch zivilisierten Populationen wird die Häufigkeit von aggressiven Parodontopathien bei Jugendlichen dagegen nur mit 0,1 bis knapp über 2% angegeben (207, S. 42 ff.).

Zur Ungenauigkeit des bei den o. g. epidemiologischen Untersuchungen angewandten CPITN-Index vgl. Abschnitt 3.1 (206 b, S. 291).

Näheres zu juvenilen Parodontalerkrankungen findet sich bei Kinane und Mobelli et al. (81, 186).

6.2 Pubertätsgingivitis (pubertäre Parodontitis, PP)

6.2.1 Heilmittel

» *Wenn* **Antimon** *eine besondere Empfindung hat für den menschlichen Ätherleib und Sie bringen Antimon als Medikament in den menschlichen Organismus, so müssen Sie erkennen, welche Beziehung es schon* **ausser dem Menschen** *(i. e.:* **Makrokosmos***) hat, wenn Sie erkennen wollen, was durch* **Antimon im menschlichen Ätherleib** *angeregt wird. Sie müssen durchaus eingehen auf die* **feinen Prozesse in der Natur***, wenn Sie verstehen wollen, was irgendein Heilmittel* **im** *Menschen (i. e.:* **Mikrokosmos***) sein soll.* **«**

Rudolf Steiner 1924 (GA 316)
Hervorhebungen und (Ergänzungen) durch den Autor

Antimon/Stibium (Sb) kommt als Antimonit (Schwefel-Antimon, Grauspießglanz) natürlich in der Mineralwelt vor. Es hat mikroskosmisch die Fähigkeit, die Bluteiweißgerinnung zu organisieren (63, 65). Dies lässt sich schon vom makrokosmischen Bild des Kristalls her ableiten (»spießige«, nadelige Struktur!).

Das gespiegelte metallische Stibium (Metallspiegelerzeugung als pharmazeutischer Dynamisierungsprozess) wirkt stärker auf die Betätigung der Ich-Organisation, während das Mineral mehr im Astralleib ordnend tätig ist (vgl. Abschnitt 5.3 u. Abb. 4.4).

Im Kompositionspräparat *Tormentilla* comp. (»Blutwurz« – nomen est omen; Rp. Nr. 57) ist es gleichfalls verarbeitet (vgl. Abb. 23.9 sowie Abschnitt 9.5 u. 12.2.2).

Antimon/Stibium wirkt also mikrokosmisch den albuminisierenden Kräften entgegen, die das Blutweiweiß nicht gerinnen lassen wollen. Makrokosmisch sind diese nadelig strahlenden und zentrierenden gestaltenden Kräfte am Mineral Grauspießglanz anschaubar (vgl. Abschnitt 4.4).

Bei der Pubertätsgingivitis kann eine Normalisierung auch mit s. m. Injektionen von Berberis (Sauerdornwurzelrinde D 2)/Urtica (Brennessel D 3) erreicht werden. Wiederholung der Injektionen nach Pause von 1 Woche!

Rp. (7)
Berberis D 2/Urtica urens, Herba D 3 aa; Amp. (Berberis, Cortex radicis, Decoctum/Urtica urens, Herba D 3)
OP Weleda
S. a. m. m. (4 Tage in Folge 1 Amp. s. m. in Vestibulum d. bes. betr. Odontonbereichs)

oder

Rp. (8)
Berberis/Urtica urens; Amp. (Berberis vulgaris e radice ferm D 1, Urtica urens ex herba ferm D 2)
OP Wala
S. a. m. m. (4 Tage in Folge 1 Amp. s. m. in Vestibulum d. bes. betr. Odontonbereichs)

Rp. (9)
Berberis/Quarz; Amp. (Berberis vulgaris e fructibus ferm D 2, Quarz D 19)
OP Wala
S. a. m. m. (4 Tage in Folge 1 Amp. s. m. in Vestibulum d. bes. betr. Odontonbereichs

Rp. (10)
Berberis e fructibus comp.; Amp. (Berberis vulgaris e fructibus ferm D 1, Urtica dioica e planta tota ferm D 2)
OP Wala
S. a. m. m. (4 Tage in Folge 1 Amp. s. m. in Vestibulum d. bes. betr. Odontonbereichs)

Zusätzlich *hämostyptisch* wirksam ist (63, 65):

Rp. (11)
Stibium met. praep. D 6; Trit., 20,0 od. 50,0
S. 3 × tgl. 1 Msp. üb. 7 Tage (danach 1 Woche Pause dann wieder Einnahme wie vor)

oder

Rp. (12)
Tormentilla comp.; Amp. (Cochlearia officinalis ex herba D 2, Potentilla tormentilla e radice D 2, **Stibium** metallicum D 5)
OP Wala
S. a. m. m. (4 Tage 1 Amp. s. m. ins Vestibulum d. bes. betr. Odontonbereichs)

Zusätzliche s. m. Injektionen mit den Organpräparaten Gingiva Gl D 15 oder Gl D 20 sind besonders dann indiziert, wenn interne Befunde lokale Ursachen zusätzlich aggravieren (z. B. hormonelle Umstellungen) (vgl. Kapitel 13 u. 15).

Bei *Pubertätsgingivitis* oder auch bei den bislang eher noch selten auftretenden aggressiven *juvenilen Parodontititiden* (vgl. Abb. 6.1 a–d u. 6.2 a, b) und/oder ANUG- bzw. ANUP-Erkrankungen ist mit folgenden Organpräparaten zu helfen (vgl. Abschnitt 15.4):

Rp. (13)
Gingiva Gl D 15 (Gl D 20); Amp.
OP Wala
S. a. m. m. (1 × bis max. 2 × wöchentl. 1 s. m. Inj. i. Vestibulum d. betr. Odontonbereichs)

Ferner hier ggf. lokal *statt* Chlorhexidindigluconat:

Rp. (14)
Aesculus, Cortex D 1; Dil., 20,0 od. 50,0
OP Weleda
S. a. m. m. (f. Touchierungen i. Praxis auf Mulltupfer)

und

S. häusl. f. Mundbäder 10 Tr. auf ein Viertelglas Wasser 1 Wo. n. Mahlzeiten

sowie

Rp. (15)
Oleum aethereum Rosmarini; Emulsio 100,0 (Rosmarin-Bademilch)
OP Weleda
S. ca. 5 Tr. als Zusatz z. Spülflüssigkeit od. i. Wasserbad d. Munddusche 1 Wo. n. Mahlzeiten

Dies wirkt nicht nur deodorierend, sondern auch antiphlogistisch. Wärmeprozesse werden angeregt (Ich-Organisation) (vgl. Abb. 2.3).

6.2.2 Heimbehandlung mit Mundbalsam

Der Erkrankte bekommt neben den allgemeinen Informationen die Aufgabe, an den folgenden Tagen *nach* der instruierten richtigen Mundpflege

➤ kräftige *warme Spülungen* mit *Ratanhia* comp. Tinct. (Rp. Nr. 2) zu machen.

➤ Außerdem sind *Massagen* mit Zahnfleischbalsam (*Salvia* comp.; Gel., 30,0 OP Weleda (Rp. Nr. 4 (vgl. Abschnitt 5.2) durchzuführen, um dadurch den postoperativen Wundschmerz nach PZR abzumildern.

➤ Bei *starker* Blutungsneigung, die nicht nur entzündlich, sondern auch anatomisch bedingt auftreten kann (oberflächlich verlaufende Kapillaren bei schmaler Zone der Gingiva propria und dünnem Gewebe), soll der Patient, insbesondere *vor* dem Schlafengehen, nach gründlicher Zahnreinigung und Mundspülung *Mundbalsam* anwenden.

Durch mehrmaliges Einatmen mit offenem Mund sind die Schleimhäute möglichst zu trocknen und das Gelée ist auf dem Marginalsaum zu verteilen (s. auch Abschnitt 5.2).

Rp. (16)
Mundbalsam (Antimonit D 4, Quarz D 20, Atropa Bellad. Ex herba D 13, Argent. Nitric. D 19, Echinacea e pl. Tota D 4, **Ol. Rosae**)
OP Wala
S. z. Auftragen n. Zähneputzen u. Mahlzeiten mehrmals tgl. 7 Tage lang

Im Mundbalsam ist das belebend und fein desinfizierend wirksame Rosenöl mit der regenerierenden, die Widerstandskraft der Gewebe erhöhenden Wirkung der Echinacea-Pflanze vereint. Durch die übrigen Bestandteile wie Antimonit und Silicea comp. wird sowohl der Entzündung als auch der Zerstörung des Gewebes entgegengewirkt. Dabei kommt auch dem Rosenöl eine entzündungshemmende und antibakterielle Wirkung zu.

6.2.3 Praktische Hinweise

Mundbalsam ist ein lokal anzuwendendes wirksames Heilmittel bei allen katarrhalischen und ulzerösen Stomatitiden und Gingivitiden (Stomatitis catarrhalis, Aphthen, Parodontitis, Gingivitis acuta) auf der Grundlage von Ernährungsstörungen, reduziertem Kräftezustand, Gravidität.

Darüber hinaus leistet Mundbalsam wertvolle Dienste bei der symptomatischen Behandlung spezifischer Entzündungen der Mundschleimhaut und des Zahnfleischs. Auch bei Stomatitis ulceromembranacea (Mundfäule), Stomatitis aphthosa und Soor kann es wertvolle Dienste tun.

Das Präparat ist ferner angezeigt bei *Hyperästhesie* der Zähne und Zahnhälse (vgl. Abschnitt 3.3) sowie bei Dauerreizung durch Zahnprothesen.

6.2.4 Zusammenfassung

Schmerzhaftes, zum Bluten neigendes Zahnfleisch, Überempfindlichkeit der Zähne und Zahnhälse, Entzündungen und Geschwürbildung der Mundschleimhaut (Aphthen) treten vor allem auch im Kindesalter auf. Sie sind ein häufiges Anzeichen für *Ernährungsstörungen* und einen geschwächten Kräftezustand.

Darüber hinaus treten Entzündungen im Bereich der Mundhöhle im Zusammenhang mit *Infektionskrankheiten* auf (z. B. bei Masern oder Windpocken). Dies ist mehr oder weniger ein selbstständiges Krankheitsbild mit und ohne infektiösen Charakter.

In den genannten Fällen ist die tägliche Anwendung von Mundbalsam eine große Hilfe. Schon nach kurzer Einwirkungszeit tritt Linderung ein. Entzündungen, Blutungs- und Geschwürneigung der Mundschleimhaut und des Zahnfleischs lassen rasch nach. Die Überempfindlichkeit der Zahnhälse gegen Kälte und Wärme, wie auch gegen Zucker und Säuren verschwindet (vgl. Abschnitt 3.3).

Mundbalsam hat keinerlei schädliche Nebenwirkung und kann daher auch bei Kleinkindern verwendet werden.

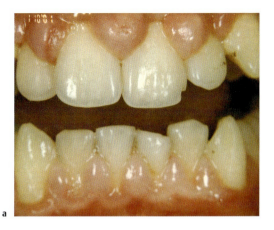

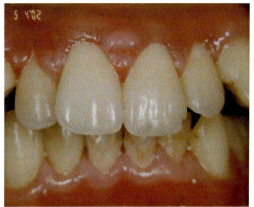

a

c

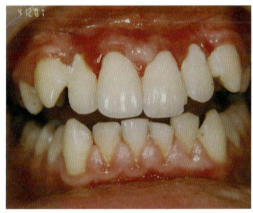

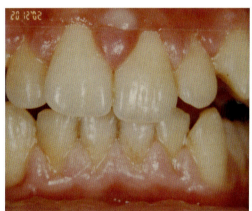

b

d

Abb. 6.**1 a–d**   Hyperplastische Gingivitis. Lokalisierte PP (CPITN = 3), Klasse-I-Patient (Nr. 2, 13 Jahre).

a   Hyperplastische Papillen mit Pseudotaschen und Plaqueretentionen. A. a. nicht nachweisbar.

b   Zustand 42 Tage nach Gingivektomie im Oberkiefer.

c   Abheilungszustand nach Gingivektomien auch im Unterkiefer.

d   Nach 8 Monaten Rezidiv bei fraglicher dysfunktioneller Überlastung (Dysgnathie) mit Mundatmung.

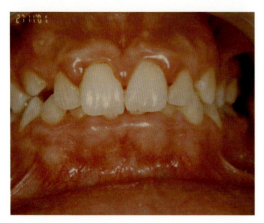 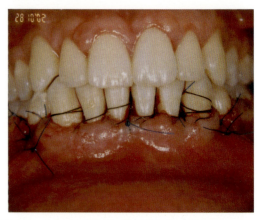

Abb. 6.2 a, b Seltene Pubertätsparodontitis, generalisierte PP (CPITN = 3). Klasse-I-Patient (Nr. 3, 14 Jahre). A. a.-positiv!
a Generalisierte (prä)pubertäre Parodontitis (PP). Dysgnathie (tiefer Überbiss) vor Behandlung mit Amoxicillin.
b Zustand der Abheilung im Oberkiefer nach schonender offener Kürettage mit Osteoplastiken, »excisional new attachment procedure« (ENAP, vgl. Abschnitt 10.2) (207). Nahtversorgung nach Lamb (55, 60). Wundbehandlung nach Schwertfeger mit Pasten (CMP, Thymi) und Wachs (Ratanhia) (154 a). Im UK postoperativer Zustand nach apikaler Verschiebelappenplastik mit Periostschlitzung in der Front zur Kronenverlängerung. Modifizierte fortlaufende Papillennahttechnik nach Lamb (60) mit Ethilon 5/0 (Fa. Johnson & Johnson) und Sicherungsnähte mit Prolene 5/0 (Fa. Johnson & Johnson). Vor Verbandapplikation in der Methode nach Schwertfeger (154 a). Avisierte Liegedauer des Peripac-Verbandes (Fa. DeTrey): 1 Tag.

6.3 Gingivitis gravidarum

Das im unteren Menschen sich neu bildende Embryonale und Fetale entwickelt eine ätherische Kraft, die in den Kopfbereich überschießen kann (vgl. auch manche Symptome bei Migräneanfällen (vgl. Abb. 2.4), (182, 187): Vor allem im 1. Trimenon der Schwangerschaft können so *Hyperplasien* entstehen:

> Es wird so viel an Bildekraft im unteren Menschen gefordert, dass es zu einem vorübergehenden Lösung des ätherisch-astralisch ordnenden Gefüges im Kopfbereich kommen kann (vgl. Abschnitt 4.2, Abb. 2.4 und 4.3).

Es gilt auch hier das in Abschnitt 6.2 Angeführte.
  Die Therapie entspricht in groben Zügen der bei allen *akuten* Gingivitiden und *juvenilen* Formen (vgl. Abschnitt 6.1 u. Kapitel 7).
  Bei sich manchmal in der Gravidität bemerkbar machenden *hypersensiblen* Zähnen kann Fluorit (= natürlich vorkommendes Calciumfluorit – Flussspat – D 15 oder D 20) hilfreich sein (vgl. Abschnitt 3.5.1).

Rp. (17)
Fluorit (D 15/D 20); Trit., 20,0 (nat. Ca-Fluorit)
OP Weleda
S. tgl. 1 Msp. a. c. 7 Tage lang (danach 1 Wo. Pause – dann wie vor)

> Außerdem sollten ggf. eventuell freiliegende Zahnhälse mit Resina Laricis/Solutio Myrrhea Balsamica (RLSMB) mittels eines Wattepellets touchiert werden.

Rp. (18)
Resina Laricis 1 Teil/Solutio Myrrhae balsamica 2 Teile;
Sol., 20,0 (Ol. aethereum Cajeputi, Ol. aethereum Caryophylli, Ol. aethereum Lavandulae, Ol. aethereum Rosmarini, Resina Laricis)
OP Weleda
S. pro statione (Auftrag kann bis Aufhören der Symptomatik mehrmals in 2-tägigem Abstand erfolgen)
Seit 2004 ist dieses Rp. leider nur noch als Sonderanfertigung (Sdf.; Weleda) erhältlich:

Rp. (18 a)
Resina Laricis 6,66 g, Solutio Myrrhae balsamica (Weleda) ad 20 g
S. Tinktur zum äußerl. Gebrauch, 20 ml

Gingivitiden und Parodontitiden, die sich auch nach Lokalbehandlung nicht zurückbilden, können zusätzlich mittels einer intraoral sublingual verabreichten Komposition von
➤ Periodontium Gl D 5 und Gl D 10 sowie mit
➤ Conchae comp. – Organpräparaten (Rp. Nr. 95) behandelt werden.
Beide stabilisieren die labile Situation im Zahnhalteapparat.
Hierzu werden die 3 Ampullen zusammen in eine Einmalspritze aufgezogen und der Erkrankte angeleitet, 3 Tage lang morgens und abends je 0,5 ml in 6 Portionen kontrolliert aus der kanülenlosen Spritze unter die Zunge zu geben.

Mit den zweierlei Potenzstärken wird die dynamische Wirksamkeit des Organpräparats im Stoffwechselbereich (Sulfur) – niedrige Potenz – und im mittleren, rhythmischen Bereich (Merkur) – mittlere Potenz –, betont (93) (vgl. Abb. 2.**2**, 4.**3** und 4.**7**).

Rp. (19)
Periodontium Gl D 5 u. Gl D 10; Amp.
OP Wala
S. a. m. m. (4 Gaben an aufeinander folgenden Tagen, ggf. n. 7-tägiger Pause Wiederholung)

Rp. (20)
Conchae comp.; Amp. (auch als Trinkampullen) – Zusammensetzung s. unter 15.5, Rp. Nr. 95
OP Wala
S. a. m. m. (alle 8 Amp. jeden 2. Tag sublingual einnehmen lassen bzw. alle 2 Tage 1 Amp. s. m. ins Vestibulum)

6.4 Aphthen

Es gilt das in Abschnitt 6.2 Beschriebene.

Hier hat sich neben den beschriebenen lokalen Maßnahmen Folgendes bewährt: Auftragen von
➤ Zahnfleischbalsam, *Salvia* Gelatum (Rp. Nr. 4) und Lösungen in Form einer konzentrierten Tinktur aus potenzierten Bestandteilen *Ratanhia* comp.; Tinct. (Rp. Nr. 2) lokal mit Wattestäbchen auf das Ulkus mehrfach täglich einwirken lassen und
➤ *Thuja*-Tropfen innerlich.

Der Lebensbaum (nomen est omen) erhöht mit seiner pflanzlichen belebenden Silberwirksamkeit die vitale Abwehrkraft im Gingivaepithel. Die viralinfektiöse Anfälligkeit wird vermindert.

Dies erfolgt über einen längeren Zeitraum von mehreren Wochen hin.

Zur Reduktion der Schmerzen ist daneben mehrmals täglich die Einnahme mehrerer *Apis/Belladonna cum Mercurio*-Globuli über 1 Woche lang vor dem Essen angezeigt.

Rp. (21)
Thuja occidentalis Argento culta Rh D 3; Dil., 20,0
OP Weleda
S. 3 × tgl. ca. 10 Tr. üb. mind. 4 Wo. m. Zunge i. Mund auf Mukosa verteilen, (ggf. n. 1-monatiger Pause wiederholen)

Bei starken Schmerzen und *untypischeren* schlitzförmigen Aphthen ist sehr hilfreich:

Rp. (22)
Apis/Belladonna cum Mercurio; Glob., 20,0 (Apis mellifica ex animale toto D 4, Atropa belladonna e fructibus D 3, Mercurius solubilis Hahnemanni D 14)
OP Wala
S. 3 × tgl. od. öfter a. c. 10 Küg. üb. 1 Wo.

und

Rp. (23)
Thuja-Essenz, 100,0
OP Wala
S. 1 EL pro Glas Wasser f. Mundbäder 7 Tage lang

Für die Lokalbehandlung über typische ovaläre Ulzera und Bläschen sind zur schnell wirksamen Symptomlinderung die bereits erwähnten Ratanhia-Präparate sehr gut geeignet.

Rp. (24)
Ratanhia comp.; Tinct., 20,0 od. 50,0 (Zusammensetzung s. o.)
OP Weleda
S. konz. m. Wattestäbchen auftragen (n. jedem Zähneputzen bzw. jeder Mahlzeit)

oder

Rp. (25)
Zahnfleischbalsam; Gelatum, 30,0 Tube, Zusammensetzung vgl. Abschnitt 5.2, Rp. Nr. 4
OP Weleda
S. lokal auftragen (n. jeder Mahlzeit bzw. jedem Zähneputzen)

6.5 Rhagaden

Es gilt für Rhagaden das in Abschnitt 6.2 Beschriebene. Darüber hinaus empfiehlt sich das wiederholte häusliche Auftragen des kosmetisch nicht störenden Combudoron-Gelées sehr (keine weiße Creme!).

Rp. (26)
Combudoron Gel, 25,0 od. 70,0 (Arnica montana, Planta tota, Urtica urens, Herba D 1)
OP Weleda
S. z. äußerl. Auftragen (mehrmals tgl. üb. 3 Tage)

Zur Vermeidung von Affektionen in den Mundwinkelbereichen nach längeren operativen Eingriffen eignet sich bestens z. B. die Weleda-*(Mercurialis)-Heilsalbe*. Diese zieht sehr schnell in die Haut ein, was natürlich wegen der enthaltenen Heilmittel viel hilfreicher ist als das bloße Auftragen von Vaseline.

Rp. (27)
Weleda Heilsalbe, 25,0 od. 70,0 (Calendula officinals, Herba D 1, Mercurialis perennis, Planta tota D 1, Balsamum peruvianum, Resina Laricis, Stibium metallicum praeparatum)
S. z. äußerl. Auftragen (mehrmals tgl. üb. 3 Tage)

oder

Rp. (28)
Mercurialis Salbe, 30,0 od. 100,0 (Allium cepa ferm, Calendula officinalis ex herba ferm, Mercurialis ex herba ferm – gewonnen jeweils aus *Urtinktur*, d. h. Pflanzenauszug in 10%iger Verdünnung = D 1; vgl. Abschnitt 17.2)
OP Wala
S. z. äußerl. Auftragen (mehrmals tgl. üb. 3 Tage)

6.6 Sonderformen gingivaler Erkrankungen

Das gleiche Vorgehen ist auch bei verschiedenen Sonderformen von gingivalen Parodontalerkrankungen angezeigt, z. B. bei:
➤ Gingivitis/Parodontitis desquamativa, sehr selten
➤ Gingivitis/Parodontitis gravidarum hyperplastica, passager, *häufiger* bei Hypertonie, Epilepsie, Transplantationspatienten, und *seltener* idiopathisch auftretend (vgl. Abschnitt 13.1).

Bei letztgenannten selteneren endogenen gingivalen *Schleimhauthypertrophien* und häufiger bei jugendlichen Patienten ist immer auch an die mögliche intestinale Hauptursache des *Morbus Crohn* zu denken. Besonders wenn die *Hyperplasien* im Frontbereich nach Gingivektomien trotz guter Oralhygiene rezidivieren (vgl. Kapitel 14 u. Abschnitt 19.2) (79, 212, 225).

Es ist das therapeutische Ziel, ein Gleichgewicht zwischen astralischer (empfindungsmäßiger) und ätherischer (stoffwechselmäßiger) Organisation im aufbauenden Stoffwechsel des jugendlichen Organismus zu schaffen (vgl. Abb. 2.**3**, 2.**4** u. 4.**3**).

Es können:
➤ *Berberis Planta tota/Urtica urens* Tbl. Nr. 40 od. 200 (OP Weleda) zur Harmonisierung von Form- und Regenerationsprozessen sowie
➤ *Berberis/Prunus* (BP; OP Weleda) in Tropfenform innerlich als D 2 (50,0) und
➤ *Berberis/Quarz* (OP Wala) Globuli (20,0) über 4 Wochen gegeben werden.
Nach einer ebenso langen Pause kann erneut gleichermaßen dosiert werden.

Das sind Verordnungen, welche die dispositionell und konstitutionell bedingten adenoiden Wucherungen ursächlich-regulativer beseitigen, als dies bloße lokale parodontalchirurgische Interventionen auf lange Frist leisten können.

Vgl. Abb. 5.**1 a–d**, Rp. Nr. 7–16, Abschnitt 13.1 u. Kapitel 14.

7 Nekrotisierende Parodontalerkrankungen – Klasse V

7.1 Vorbemerkung

Diese Formen sind in den letzten Jahren kaum mehr aufgetreten. Entsprechende Patienten sind auch bei Allgemeinpraktikern selten geworden, die schwerpunktmäßig parodontale Erkrankungen behandeln. Ursache kann das zunehmende Hygienebewusstsein der Bevölkerung sein und die Tatsache, dass das massive Zigarettenrauchen zunehmend sozial geächtet wird. Außerdem kommen extreme Vitaminmangelerscheinungen in Mitteleuropa so gut wie nicht mehr vor. Zudem kann massiver und anhaltender familärer und beruflicher Disstress in Verbindung mit der Besiedlung durch entsprechende parodontopathogene Bakterien und Pilze zu Nekrosen an den Papillenspitzen der interdentalen Cols führen.

In den Vordergrund getreten sind die ulzerierenden und nekrotisierenden Erscheinungen bei Patienten mit schweren immunologischen Defiziten oder häufiger nach entsprechenden lebensbedrohlichen viralen Infektionen.

> Bezüglich der Heilmittelanwendung und der sinnvollen Lokaltherapie ist zu minimal invasiver Instrumentierung in der akuten Phase zu raten (19). Anfangs ist es sicher auch sinnvoll, übliche chemische Substanzen zur Desinfektion und Entzündungshemmung einzusetzen.

7.2 Heilmittelhinweis

In der Langzeitbetreuung ist neben der Hygienisierung die salutogenetische Anwendung der in den Abschnitten 5.2 u. 6.1 beschriebenen natürlichen Heilmittel das Mittel der Wahl.

> Dies erfolgt in Form der bereits beschriebenen Mundbäder, Applikation von Heilpasten und Heilwachsen sowie Medikamententrägerschienen (Abb. 7.1) (15 b) (vgl. Abschnitt 5.2 und 6.2.2).

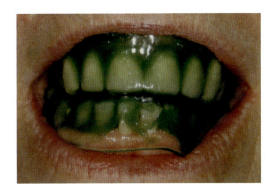

Abb. 7.**1** Weich bleibende Medikamententrägerschienen nach Dörsch (15 b) werden mit Mundbalsam (OP Wala) oder Zahnfleischbalsam (OP Weleda) beschickt und über Nacht bei Bedarf und bis zum Abklingen der akuten marginalen Entzündungen getragen.

8 Abszesse des Parodonts und Fistelbehandlung – Klasse VI

8.1 Vorbemerkung

Die Klassifikation unterscheidet (164):
- Gingivaabszess – nur im Bereich des epithelialen Attachments
- Parodontalabszess – häufiger, auch interradikulär (vgl. Abb. 8.1 a–d)
- Perikoronarabszess – Dentitio difficilis.

8.2 Heilsame Umschläge

Die Schwellung und Abszessbildung infolge Sekretstaus nach akuter lokaler Exazerbation eines chronisch-degenerativ-destruktiven Prozesses lässt sich durch folgende Heilmittel therapeutisch begleiten:
- das antiphlogistisch und antipyretisch wirksame **Eucalyptus** – »Fieberbaum« (Abb. 23.10) und
- das analgetisch und antiödematös wirksame Belladonna

Ein Leinenlappen wird mit einem Teil des im Wasserbad erwärmten Tubeninhalts bestrichen und für eine halbe Stunde wiederholt in mehrstündigen Abständen auf die Gesichtshaut aufgebracht.

Rp. (29)
Eucalyptus comp.; Pasta, 100,0 (Belladonna Planta tota, Apis mellifica, Ol. aethereum **Eucalypti**)
OP Weleda
S. Tubeninhalt n. Erwärmen i. Wasserbad auftr.
(alle 1/2 Stunde wechseln 3–4×)

8.3 Ergänzende Heilmittel

Rp. (30)
Argentum comp.; Amp. (Argentum metallicum praeparatum D 30, Belladonna e pl. tota Rh D 3, Vespa Crabro D 3)
OP Weleda
S. a. m. m. (1–2 Inj. i. Akutphase s. m. i. Entfernung vom Ödem od. i. Unterarm ders. Seite s. c.)

und/oder:

Rp. (31)
Periodontium/Silicea comp.; Amp. (Maxilla – feti – Gl D 15, Mandibula – feti – Gl D 15, Gingiva Gl D 15, Silicea – Quarz – D 22, Argentum nitricum D 21, Atr. Belladonna ex herba D 15)
OP Wala
S. a. m. m. (1–2 Inj. i. Akutphase i. tgl. Abstand)

8.4 Weitere abschwellende Maßnahmen

Rp. (32)
Mercurius vivus nat. D 6; Tbl., Nr. 80 (od. 180)
OP Weleda
S. 5 × tgl. 1 Tbl. a. c. üb. 1 Wo. (ggf. n. 1-wöchiger Pause nochmals üb. 7 Tage)

8.5 Amalgamausleitung und Leberentgiftung

》 Das rührt daher, dass die Leber dasjenige Organ ist, das eigentlich durch seine ganze Konstitution eine Enklave in der menschlichen Organisation ist. ... Der Mensch wird Aussenwelt, er hat im Inneren ein Stück Aussenwelt. 《

Rudolf **Steiner** *1924 (GA 316)*

Oft ist es von Vorteil, bei PAR-Sanierungen zuerst insuffiziente Amalgamfüllungen (Quecksilberbelastung) unter Ausleitungstherapie zu entfernen. Die operativen Kautelen sind dabei natürlich nach Möglichkeit zu berücksichtigen:

➤ unter Kofferdam
➤ Nase des Patienten mit Mundschutz abdecken
➤ optimale Kühlung mit zusätzlichem Spray
➤ wenige Amalgamfüllungen pro Sitzung in möglichst großen Teilen entfernen (197, 219).

> Zur wichtigen Leberentgiftung hat sich besonders bewährt (vgl. Abschnitt 15.6) (149, 240):
> ➤ Zinkorotat
> ➤ homöopathisiertes (!) Selen (Sulfur selenosum D 6 OP Weleda od. Selenium D 4 OP DHU)
> ➤ ein Präparat aus der *Mariendistel* (*Carduus Marianus*-Kapseln OP Weleda u. a.).

Ein Nahrungsergänzungsmittel, das neben Vitamin C und anderen Antioxidanzien Zink und gleichfalls in Spuren Selen enthält, ist Ortho expert nutri-basic-Kapseln, Nr. 60 (OP Weber & Weber), die 2× täglich in der ca. 4-wöchigen Ausleitungsphase einzunehmen sind. Solche Substanzen sollten nur über einen befristeten Zeitraum (ca. 4 Wochen) in substituierender Weise zur Anwendung kommen. Nach Rekonvaleszenz von chronisch belasteten Organismen sind sie bei der angestrebten, entsprechend vollwertigen, die Eigenregulation fördernden Ernährungssituation verzichtbar (s. Abschnitt 17.3–17.6, 17.8 und insbesondere 19.2).

> Die Quecksilberwirksamkeit ist dem Planeten Merkur zugeordnet und entfaltet in spezieller arzneilicher Zubereitung seine Heilkräfte durch Flüssigkeitsausgleich (Wirkung auf den Ätherleib) (vgl. Abb. 2.**2**, 2.**4**, 4.**3** u. 4.**7**).

Zugleich zur bedeutsamen *Entgiftung* (Leber!) über 1 Woche mit:

Rp. (33)
Hepar Sulfuris D 6; Trit., 20,0 od. 50,0
OP Weleda
S. 5 × tgl. 1 Msp. a. c. üb. 1 Wo.
(ggf. n. 1-wöchiger Pause nochm. üb. 7 Tage)

oder als Komplexmittel ggf. Odonton-*Echtroplex*; Dil., 100,0 (OP Weber & Weber) (vgl. Abschnitt 13.2, Rp. Nr. 77 a).

Rp. (34 a)
Carduus marianus; Kaps. Nr. 100
OP Weleda
S. 3 × tgl. 2–3 Kaps. a. c. üb. längeren Zeitraum von 4–6 Wo.

oder

Rp. (34 b)
Carduus marianus e fructibus D 3; Glob. 20,0
OP Wala
S. 3 × tgl. 10 Glob. a. c.

oder

Rp. (35)
Carduus comp; Amp. (Atropa belladonna ex herba ferm D 3, Hepar sulfuris D 7, Lachesis D 11, Mercurialis ex herba ferm D 5)
OP Wala
S. a. m. m. (tgl. Trinkamp. sublingual einn. lassen)

und ggf.

Rp. (36)
Carduus marianus/Oxalis; Glob., 20,0 (Oxalis acetosella e planta tota ferm D 2, Silybum marianum e fructibus ferm D 2)
OP Wala
S. 3 × tgl. 10 Küg. unt. Zunge a. c. (üb. 4 Wo.)

8.6 Fistelbehandlung

> Eine Exzision des Fistelmauls ist erst recht nicht nötig, wenn zur beschleunigenden Ausheilung gestaltbildender Kiesel (Bergkristall in tief potenzierter Form) gegeben wird (Abb. 8.**1 a–d**).

Rp. (37)
Quarz D 6; Trit., 20,0 od. 50,0
OP Weleda
S. 3 × tgl. 1 Msp. üb. 1 Wo. (a. c.)

Auch an die Verordnung von *Odonton-Echtroplex-Tropfen* (OP Weber & Weber, Rp. Nr. 77 a (vgl. Abschnitt 13.2) zur Heilungsförderung und Leberentgiftung sei an dieser Stelle hingewiesen.

> Bei *Rezidiven* (Sekretstau) in Bifurkationen oder Trifurkationen kann es auch einmal nötig sein, zusätzlich zu den dann über 1 Woche lang innerlich eingesetzten Heilmitteln *Hepar sulfuris* (Rp. Nr. 33), *Mercurius* (Rp. Nr. 32) und *Quarz* (Rp. s. o.) sowie je nach Ergebnis des DNA-Tests entweder *Elyzol* oder *Atridox* lokal in den Fistelgang oder den Furkationsbereich in Wochenabstand 2× zu instillieren.

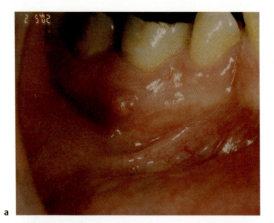

a

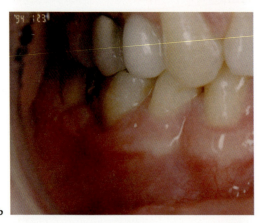

b

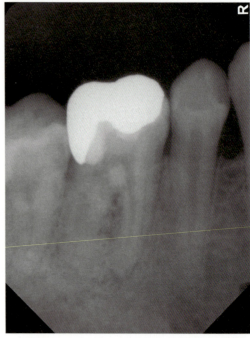

d

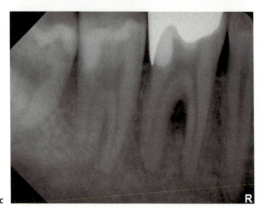

c

Abb. 8.**1 a–d**   GTR-Behandlung bei Klasse-VI-Patient (Nr. 4a, 32 Jahre) (141 a).

a   Fistelbildung aufgrund interradikulärer chronischer Parodontitis in der Bifurkation von Zahn 46 (Klasse-2-Defekt, operative Behandlung vgl. Abb. 12.**7 a–c**).

b   Völlig reizloser Abheilungszustand in der Okklusion. (Zahn 47 wurde inzwischen mit einer Teilkrone versorgt.)

c, d   Mundfilme von Zahn 46 vor und nach GTR.

9 Parodontitis im Zusammenhang mit endodontischen Läsionen – Klasse VII

9.1 Vorbemerkung

Es ist sicherlich bedeutungsvoller, *was* aus den infizierten Wurzelkanälen entfernt wird als *womit* das Kanalsystem abgefüllt wird (42, 176). Dennoch spielen auch hier die Heilmittel aus der Natur eine große Rolle. Sie haben sicher mehr heilsame Potenz, als dies bloße chemische Substanzen auf Dauer haben können.

> Es geht dabei aber nicht nur um Desinfektion und Neutralisation angesäuerten Gewebes, sondern vor allem um die vollkommene Ausheilung (»Ätherisierung«) der knöchernen Umgebung um avitale Zähne durch die Wirksamkeit der unten angegebenen Heilmittel mit ihren immunstimulierenden Effekten.

Wegen des inzwischen bekannten *Toxizitätsrisikos* gewisser synthetischer Stoffe (s. u.) ist es längst nicht mehr erforderlich, dass eine Wurzelkanalfüllpaste antimikrobielle Substanzen wie Paraformaldehyd oder auch antientzündliche Stoffe (Kortison) enthält.

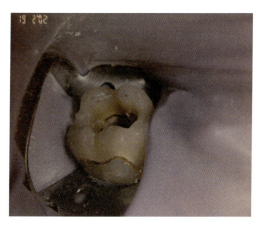

Abb. 9.**1** Molarenendodontologie bei vorhandenem Kronenersatz 47 als Kompromiss.

Die Aufbereitung obliterierter und gekrümmter Kanäle mit apikalen Ramifikationen oder akzessorischen Kanälen bleibt auch im Zeitalter mikrosopischer Endodontologie mit Unsicherheiten behaftet. Die modernen implantologischen Möglichkeiten vereinfachen es heute, sterile Fremdkörper zu integrieren (Implantatfixturen), anstatt unsterile Eiweißkörper (avitale Zähne) im Organismus zu belassen.

Außerdem ist die Langzeitprognose der Konservierung avitaler Zähne wegen ihrer naturgemäßen Sprödigkeit trotz diverser ausgefeilter Stift- und Schraubenaufbausysteme schlechter als diejenige von Kronenversorgungen auf Implantatwurzeln.

9.2 Heilmittel

> Generell wird ein spezieller biologischen Sealer für Wurzelkanalfüllungen verwendet:
> ➤ *RLSMB* (Resina Laricis/Sol. Myrrhae Bals. comp.; OP Weleda, bestehend aus Lärchen-/Myrrhenharz u. a.) (vgl. Rp-Nr. 18). Seit 2004 leider nur noch als Sonderanfertigung (Sdf.; Weleda) erhältlich (Rp.-Nr. 18 a; Abschnitt 6.3).
>
> Auch für Einlagen werden je nach Indikation Heilmittelkombinationen angegeben: Gangrän ja/nein? Ggf. zunächst Vitalisierung (s. o.) danach ein paar Tage später Desinfektion.
> ➤ *Berberis/Prunus* (BP) für Ersteinlage nach Gangrän – zu Prunus (Schlehe) vgl. Abschnitt 13.1 u. 15.3
> ➤ *Spiritus Balsamicus* (SB) für nachfolgende Einlagen
> ➤ *Sol. Myrrhae balsamica* für Wurzelkanalversiegelung vor Wurzelfüllung, alle OP Weleda.
>
> Diese haben sich röntgenkontrolliert über Jahrzehnte auch bei größeren knöchernen apikalen Rarefizierungen bestens bewährt. Dies ist Folge ihrer ätherisierenden und immunstimulierenden Wirksamkeit:

➤ Sauerdorn (Berberitze)

➤ Schlehdorn (Prunus spinosa) – Summitates (Triebspitzen)

➤ Lavendel

➤ Rosmarin usw. (vgl. Abschnitt 13.1).

Eventuell überstopftes Material wird leicht und schnell resorbiert. Die hier angegebenen beispielhaften Fälle von gelungenen Behandlungen schwerer apikaler Parodontitiden auf *nichtchirurgischem* Wege mit den eben genannten Heilmittelkombinationen könnten in zahlreicher Weise ergänzt werden.

Als Beweis für die Abheilung einer sogar apikal sklerosierenden Parodontitis (»Verschattung«) aufgrund eines sowohl chronischen als auch akuten gangränösen Insults seien nachfolgend exemplarisch Mundfilmpositive vor und nach konservativer endodontologischer Behandlung vorgestellt:

9.3 Therapiebeispiele für apikale Parodontitiden

Patientin (19 Jahre): 07/1987 Revision bei Zahn 45: Trepanation, Wurzelkanalaufbereitung, Medikation (BP, SB) bei chronischer apikaler Parodontitis (typische »Verschattung«); 02/1988 Wurzelkanalfüllung (RLSMB/ZnO); 08/1999 Röntgenkontrolle o. B. (Abb. 9.2 a–c).

Männl. Patient (29 Jahre): konservative endodontologische Behandlung einer umfangreichen akuten apikalen Parodontitis (typische »Aufhellung«) bei Zahn 42. Anfangsbefund: 08/1989; letzte Röntgenkontrolle 09/1995 o. B. (Abb. 9.3 a, b).

Patientin (32 Jahre): konservative endodontologische Behandlung zweier umfangreicher chronischer apikaler Parodontitiden bei den Zähnen 12 und 22 (typische zystische Transluzenzen); Ausgangsbefund: 02/2002; Kontrollaufnahme 02/2003 (Abb. 9.4 a, b).

Jeweils Einlagen nach Gangrän mit BP, Zwischeneinlagen mit SB und definitive Wurzelfüllungen mit RLSMB.

Über parodontologisch-endodontologische Probleme im lateralen und apikalen Desomodontalspalt finden sich in der Literatur Angaben (41, 86). Sie sprengen den Rahmen dieser Darstellung. Es wird auf das neue *Heilmittelkompendium* der Fachgruppe Zahnärzte in der Gesellschaft Anthroposo-

phischer Ärzte Deutschlands verwiesen (154 b). Dort werden auch Heilmittel besprochen, die im Zusammenhang mit (apikal-)chirurgischen, konservierenden, prothetischen und kieferorthopädischen Maßnahmen empfohlen werden.

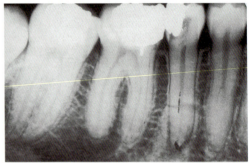

a

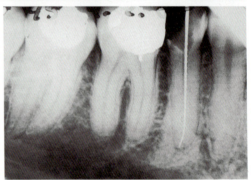

b

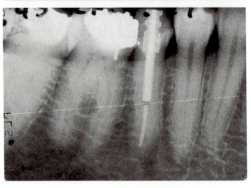

c

Abb. 9.2 a–c   Klasse-VII-Patientin (Nr. 5, 19 Jahre).
a Revision insuffizienter Wurzelbehandlung von Zahn 45 (chronische sklerosierende apikale Parodontitis, typische »Verschattung«).
b Messaufnahme des röntgenologischen Apex.
c Ankeraufbau, Füllung am physiologischen Apex.

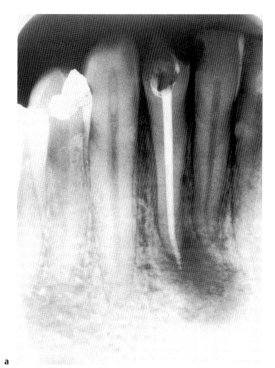 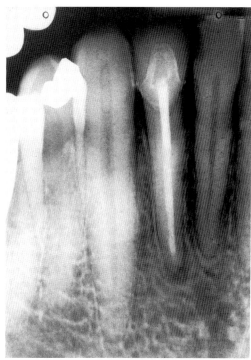

a   b

Abb. 9.**3 a, b**   Klasse-VII-Patient (Nr. 6, 29 Jahre).
a Akute rarefizierende apikale Parodontitis an Zahn 42 (typische Aufhellung).
b Kontrolle nach Überkronung. Apikal ohne Befund. Überstopftes Material ist resorbiert worden.

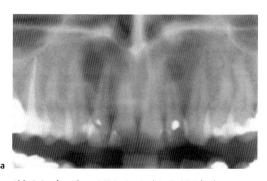 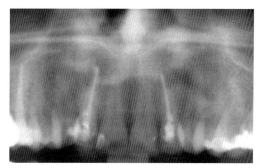

a   b

Abb 9.**4 a, b**   Klasse-VII-Patientin (Nr. 7, 32 Jahre).
a Pathologische Röntgenbefunde an den Apices der Zähne 12 und 22.
b Röntgenbefunde nach erfolgreicher konservierender Behandlung apikaler Parodontitiden mit den angegebenen Naturheilmitteln.

9.4 Herdsanierung bei Fokalerkrankung

Bei Austestungen auf bioenergetischer Basis wurde herausgefunden, dass solcherart abgefüllte Wurzelkanäle sicher weniger Herdwirkung entfalten (94, 219). Das liegt daran, dass das umgebende Gewebe von den wirksamen Heilmitteln ätherisierend durchzogen wird (s. Abschnitt 9.1):

Der avitale Zahn wird dadurch maskiert und sogar regelrecht mumifiziert. Er erscheint deswegen weniger fokaltoxisch. Das Immunsystem wird entlastet und mancher Kompromiss des Zahnerhalts wird erträglicher (Exodontismus differenziert betrachten!) (7, 56, 188, 197, 205, 219).

9.5 Begleitbehandlung

Im Umfeld avitaler Zähne, besonders nach Gangrän, kommt es nach Extraktionen dieser Zähne oft zu Wundheilungsstörungen (Dolor post extractionem). Die Blutgerinnungsabläufe laufen aufgrund der ätherischen Schwäche gestört ab. Das Bluteiweiß kann sich nicht organisieren. Die Bildung eines stabilen Blutkoagulums bleibt aus.

Vor Entfernung solcher Zähne kann man diesen Komplikationen begegnen mit:
➤ *Argentum*-Präparaten (Rp. Nr. 30, 42–46)
➤ *Echinacea* (Rp. Nr. 42–47) und
➤ *Stibium* (Rp. Nr. 11 u. 12 (vgl. Abschnitt 6.2).

Letzteres vereint in einem metallischen Heilmittel die aufbauenden Ätherkräfte der untersonnigen Planetenmetalle Silber, Quecksilber und Kupfer. Es wird dadurch der Ätherleib gegenüber dem Astralleib gestärkt, was den Beginn einer jeden Heilung bedeutet (vgl. Abb. 2.**2** u. 2.**3**).

Dies hat schon, oder besser noch, der geniale Arzt Paracelsus gewusst, der vom Archäus sprach (112). Steiner erst hat übrigens Stibium mitsamt seiner Ratio als Heilmittel für die neuzeitliche Medizin wiederentdeckt (63, 65, 234)!

Bei *Perkussionsempfindlichkeit* nach endodontologischen Maßnahmen sind ca. 15-minütige Wärme-Licht-Bestrahlungen mit der Heilsonne (Fa. Unisol) empfehlenswert: Dabei wird in die Umschlagfalte am betreffenden Zahn ein Zellstoffläppchen (z. B. *Pur-Zellin*) eingelegt, das vorher getränkt worden ist mit (vgl. Abschnitt 3.2.2 u. Abb. 23.**11**):
➤ *Berberis/Prunus* (BP) oder
➤ *TÄLMA*-Emulsion (Torf-Äskulin-Lavendel-Malvenschleim/Moorpackung).

Sämtliche wirksamen Bestandteile bauen dabei im Physischen zerstörte Strukturen ätherisierend über den Ätherleib und gestaltend-ordnend über den Astralleib auf (vgl. Abb. 2.**2** u. 2.**3**).

Neuralgiforme und trigeminusneuralgieartige Beschwerden können auch von bakteriellen Endotoxinen avitaler Zähne ausgelöst werden.

Hier können mit Samen aus der südamerikanischen Pflanze *Cedron* z. B. in D 6 als Trit. oder als Injektion (OP DHU) die austrahlenden Schmerzen zum Abklingen gebracht werden, bevor die kausale Behandlung in Form der Entfernung solcher Zähne erfolgen kann.

10 Etablierte Parodontopathien und Übersicht über konventionelle Therapiemöglichkeiten – Klassen II und III

10.1 Vorbemerkung

Im Verlauf des 20. Jahrhunderts haben sich die Behandlungskonzepte und die Interessensschwerpunkte bei der Fokusierung auf die PAR-Therapie mehrfach gewandelt (22, 133, 134, 155).

Ganz interessant für heutige Parodontologen ist die Agenda der ARPA-Tagung (Arbeitsgemeinschaft für Paradentosen-Forschung – Vorgängerin der Deutschen Gesellschaft für Parodontologie, DGP) aus dem Jahre 1929 in Bad Tölz): O. Loos hielt damals den Einleitungsvortrag *Die Paradentose als medizinisches Problem*. Themen weiterer Hauptvorträge waren:

➤ Hormonale Eigenschaften des Blutes und ihre therapeutische Verwertbarkeit bei Epithelkörper- und Schilddrüsenstörungen
➤ Beziehungen des Endokrinums zur Zahnheilkunde
➤ Störungen des Vegetativums
➤ Endokrinologie
➤ Organtherapie, insbesondere bei Paradentose
➤ Balneologische und klimatologische Beeinflussung des Stoffwechsels mit besonderer Berücksichtigung der Paradentose.

Auf einem DGP-Workshop im heutigen postindustriellen Zeitalter der elektronischen medialen Kommunikation hört sich die Behandlung ähnlicher Themen in einer Auswahl wie folgt an (14a):

➤ Risikofaktoren von Parodontalerkrankungen
➤ Molekulare und zelluläre Grundlagen neuroimmuner Interaktionen
➤ Die Bedeutung des neuroimmunoendokrinen Netzwerkes im Rahmen entzündlicher Erkrankungen
➤ Stressinduzierte Modulation parodontitisrelevanter Immunparameter.

10.2 Aktueller Stand der Lokaltherapie

Die aktuelle Philosophie bei Klasse-II-Parodontopathien beruht auf der Betonung von Initialtherapie (vgl. Kapitel 5) und Nachsorge (vgl. Abschnitt 3.3.5 u. Kapitel 16) und weniger von lokaler resektiver Therapie (vgl. die Patienten Nr. 3, 4b, 9 u. 10):

➤ **ENAP-Verfahren** (excisional new attachment procedure, modifizierter Widman-Lappen der Michigan-Schule nach Caffesse und Ramfjord) im Sinne einer offenen subgingivalen Kürettage bei Klasse-III-Parodontopathien (vgl. Abschnitt 15.8) (207)
  – »acces flap design« (geschlossene subgingivale Kürettage) (19)
  – ab 1996 von Hürzeler und Wachtel erfolgreich weiterverfolgt und perfektioniert als mikrochirurgische Akzessprozedur (MAP) unter Vermeidung von Vertikalinzisionen (138a, 142) (vgl. die Patienten Nr. 3, 4b, 9 u. 10).
➤ Einbeziehung regenerativer oder zumindest reparativer Techniken der geführten Gewebeneubildung (guided tissue regeneration, **GTR**) mit (möglichst) resorbierbaren Membranen von unterschiedlicher Resorptionsdauer von 8 Wochen bis 6 Monaten (z. B. Resolut XT, Osseoquest, Fa. Gore) (40, 48, 52, 89–91, 128–131, 141a) (vgl. die Patienten Nr. 13–15, 17 u. 18).
➤ **Membranen** werden heute jedoch besser eher weniger und gezielter als früher im Rahmen einer »cause-related indication« für residuale vertikale Knochendefekte nach vorangegangener systematischer PAR-Therapie eingesetzt. Dies wurde neuerdings von Wachtel angegeben (138a).
➤ **Schmelz-Matrix-Proteine** (enamel matrix proteins, EMP) Division Biologics Emdogain, Fa. Straumann (11, 53, 90, 119, 144) (vgl. Patient Nr. 16 [13e]) haben einen messbaren,

ergebnisstabilisierenden Beitrag bei allen lokaltherapeutischen Maßnahmen: Gewinn an Attachment (CAL) und Verringerung der Taschentiefe (PPD) wird in neuesten Untersuchungen nachgewiesen (138 a).

> Vergleichende evidenzbasierte Untersuchungen zum Effekt weiterer adjuvanter regenerationsfördernder Heilmittelanwendungen sollten aufgrund der eigenen positiven Erfahrungen unbedingt einmal angestellt werden (97) (vgl. Abschnitt 19.3)!

➤ Zunehmende Beachtung von Ästhetik und Funktion (3, 23, 33, 38, 39, 43, 126, 153, 162, 177 a, 208): Tarnow hat wegweisende Angaben zur Prognose bei der plastischen Deckung triangulärer Papillendefekte gemacht (vgl. Abschnitt 18.2) (128) (vgl. die Patienten Nr. 1, 4, 8–11, 19, 22–24, 26, 28 u. 30).

➤ **Autogene und allogene** – z. B. Biogran, Fa. 3 i – **Transplantate** (2, 23, 153). Die heterologen (allogenen) Materialien stellen im Gegensatz zu den heute für die GTR- und GBR-Maßnahmen einfach zu gewinnenden homologen Knochenspäne von der osteogenen Potenz her keinen Goldstandard per se mehr dar (vgl. die Patienten Nr. 4, 11, 15, 17–19, 27, 28 u. 30).

➤ **Anwendung verfeinerter Lappentechniken**, z. B. doppelschichtige Lappen zur sichereren Deckung bei Membrantechniken in der Parodontologie und Implantologie bei entsprechender Indikation (44, 48, 128, 138 a) (vgl. die Patienten Nr. 4, 8, 11, 19, 30 u. Abb. 18.1 f).

➤ **Augmentationen**, »guided bone regeneration« (**GBR**) (10, 160), auch mit resorbierbaren Nägeln (Pins zur Membranfixierung, z. B. Biotack, Fa. Lorenz Surgical) (vgl. die Patienten Nr. 4, 13–15, 17– 19, 27 u. 28).

➤ **Knochenblocktransplantationen**, auch mittels neuer Zugschraubensysteme, die man übrigens auch für die Fixierung von Implantatschablonen zum gezielten, prothetisch orientierten Inserieren von Fixturen im zahnlosen Kiefer bestens verwenden kann (CorticoFix, Fa. Altatec) (vgl. Patient Nr. 23).

➤ Osteotome für **interne Sinuslifts** (Replace, Fa. Nobel Biocare) (vgl. Patient Nr. 23).

➤ Provisorische oder definitive festsitzende **Sofortversorgungen**, z. B. Immediat-Provisorisches-Implantat (IPI), Fa. Nobel Biocare (34, 48) (vgl. die Patienten Nr. 20–22, 28–30).

➤ Für die Zukunft ist zu erwarten, dass es eine Kombination der GTR-Technik mit **membran-**integrierten Differenzierungs- und Wachstumsfaktoren** für die echte regenerative Parodontitistherapie geben wird (21, 53).

➤ Erst seit Sommer 2003 ist die ähnlich den Kollagenmembranen leicht adaptierbare aber rein synthetische und damit risikolose **Gore Resolut Adapt LT-Membran** (Fa. Gore) auf dem Markt, die eine *Barrierefunktion* zwischen 3 und 6 Monaten gewährleisten soll.

➤ Als Ersatz für andere diffizil verarbeitbare allogene Membranmaterialien, und hier insbesondere in der Therapie von Rezessionen, kann auch mit **Atrisorb** Direct (Fa. Curasan) eine Barriere geschaffen werden, die der Morphologie der Wurzeloberfläche angepasst werden kann (52, 53). Bei A. a.-Infektion gibt es hiervon auch eine Variante »D«, die Doxycyclin enthält.

➤ Zum Auffüllen von Knochendefekten in der Parodontologie (GTR) und Implantologie (GBR) können seit kurzem mit schonenden Entnahmetechniken (Safescraper, Fa. Metahosp, Italien) **autogene kortikale Knochenspäne** eingebracht werden (89–91, 160, 237). Sie enthalten mehr Knochen generierende Faktoren, als dies bei spongiösen Anteilen der Fall ist (139) (vgl. die Patienten Nr. 15 u. 18).

➤ Auch bei den **Titanoberflächen** und im **marginalen Implantatdesign** gibt es neuere Entwicklungen, wie z. B. die einzigartige anodisierte Oberfläche TiUnite (Fa. Nobel Biocare) (80) oder das neueste marginal »scalopped« (kragenförmig geschwungene) Nobel Perfect-Implantat (Fa. Nobel Biocare), das Wöhrle 2003 auf der Europerio 4 in Berlin erstmals in Europa vorstellte (vgl. Abb. 19.2, Abschnitt 18.2, Patienten Nr. 27–30). Dessen innovatives Design soll dazu beitragen, den am sog. »micro gap« manchmal sich entwickelnden Knochentrichter zu vermeiden (45 a).

➤ Das periimplantär innovative NobelDirect One-Piece nach Dragoo ist erst seit 2004 in 4 verschiedenen Breiten von 3,0–5,0 mm erhältlich und stellt das derzeit erzielbare Maximum an bindegewebigem Attachment am Marginalsaum der Fixtur dar (vgl. Abschnitt 18.2) (19 a).

➤ Aufgrund der bislang vorhandenen Daten werden weltweit *konventionelle* Ultraschall-Scaler-Techniken wie Slimline (Fa. Dentsply/Cavitron) oder andere Wurzelglättungsverfahren **neueren Entwicklungen** (**Vector**, Fa. Dürr

Dental) noch vorgezogen (16–19): Problematik des Scalings und Root-Planings von schwer zugänglichen drittgradigen Furkationsdefekten (12, 48, 122 a)!

Selbst der Slimline-Inaugurator konzediert, dass noch nie eine mechanische Arbeitsspitze den Fundus *tieferer* Taschen habe erreichen können (12): »Dragoo reported (1992), that only rarely did any of the instruments approach the most apical depth of the pocket.« Warum sollte deswegen unnötigerweise apparativ noch komplizierter instrumentiert werden, wenn bewährte, besonders lange schlanke Ultraschallinstrumente den Anforderungen genügen und Weiterentwicklungen allenfalls gleich gut abschneiden (45, 59, 96 a)?

Dasselbe scheint gleichfalls für den apparativ aufwändigen **Lasereinsatz** zu gelten, den auch die DGP in letzter Stellungnahme (2003) – wie lange (?) noch – sehr zurückhaltend bewertet (13 c, 48, 59). Als *Nachteile* werden immer noch angegeben: Koagulationsnekrosen in Alveolarknochen (Osteomyelitis), Wurzelzement und Dentin, laserinduzierte Pulpitiden, Gingivanekrosen, Wundheilungsverzögerungen, zu hoher Erwartungsdruck seitens des Patienten, zu hohe Kosten, keine gezielte und sensibel kontrollierte Entfernung von Konkrementen möglich, Rauigkeit der Oberflächen erfordert manuelle Nacharbeit, Gefahr für Retina (Schutzbrillen), zu wenig wissenschaftlich gesicherte Indikationen (13 c).

Auch in der leider immer noch und wohl in schweren Fällen weiterhin notwendigen lokalen chirurgischen PAR-Therapie wird zukünftig besonders anstelle des Kaufs und Gebrauchs eines Lasergeräts und anderer teurer Hightech-Sophistizismen auf den in den folgenden Kapiteln 11 u. 12 angegebenen natürlichen Heilmitteln und sehr bewährten Methoden ihrer Anwendung das Hauptaugenmerk gelegt werden müssen. Schonende Chirurgie und Wundheilungsstimulation ergänzen sich hier auf geradezu ideale Weise (154 b)!

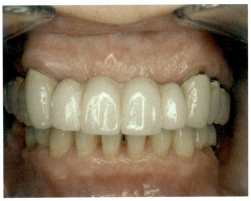

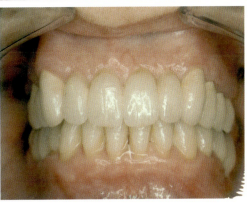

Abb 10.**1 a, b** 48-jährige Patientin mit Klasse-II-Parodontitis. Zustand nach Scaling und Wurzelglättung vor brückenprothetischer Neuversorgung (**a**). Danach deutliche Verbesserung der Ästhetik. Interessant ist, dass sich die Gingiva wegen die veränderten intraoralen Druck- und Strömungsverhältnisse durch die Formveränderungen interproximal an das Emergenzprofil der UK-Schneidezähne besser angepasst hat (**b**) (vgl. Abschnitt 11.2.4).

10.3 Zusammenfassung

Bei Parodontitiden haben wir es im Gegensatz zu Gingivitiden mit etablierten Läsionen im Zahnhalteapparat und mehr oder weniger chronifizierten Zuständen zu tun.

> Obwohl marginale Parodontopathien *keine* klassischen Infektionskrankheiten sind, kann es angezeigt sein, exogen übertragene und potenziell hoch virulente A. a.-Mikroorganismen über mehrere Jahre durch eine *einmalige* gezielte, meist systemische (Amoxicillin) und/oder lokale Antibiose (Tetrazyklin, Actisite, leider inzwischen vom Markt genommen), ggf. auch zusätzlich mit Metronidazol-Gel, zu eliminieren (59, 81–84, 122 b, 230–232).

Der Actisite-Tetrazyklinfaden hatte eine bessere Depotwirkung als das Metronidazol-Gel. Besser als Letzteres schneidet bezüglich Eradikation, Keimelimination und Non-Rekolonisation nach neueren kontrollierten Multicenterstudien unter der Federführung Wennströms das Doxyzyklin-Präparat Atridox ab (Fa. Curasan) (vgl. Abschnitt 18.3) (145, 147).

Bei zu häufiger Anwendung (z. B. Elyzol, Fa. Colgate Oral Pharmaceuticals) gegen die ubiquitär vorkommende potenziell parodontopathogene Flora (P. g., P. i., B. f., T. d. u. a.) besteht allerdings die Gefahr der *Resistenzentwicklung* (30).

Eine *DNA-Keimanalyse* ist außer bei diagnostizierter *aggressiver* Parodontitis profunda der Klasse III (EOP und RPP) besonders wichtig bei rekurrenten therapierefraktären Verläufen und Implantatplanungen (113): Es wurde festgestellt, dass das Vorliegen einer RPP für Implantatpatienten kaum ein erhöhtes Risiko für Implantatverlust birgt, wenn eine Initialbehandlung mit SRP sowie die adäquate Nachsorge und ggf. antimikrobielle Prätherapie bei Vorliegen von A. a. beachtet wird (vgl. Abschnitt 18.3) (72–75).

Dies trifft bei RPP in 50 % der Fälle zu (vgl. Abschnitt 2.3) (57–59).

> »Bei A. a.-Infektionen sollten (wenn ästhetisch möglich) durch die Chirurgie vor allem die Resttaschen beseitigt werden, um die Wiederbesiedlung mit A. a. möglichst lange zu verzögern. Mit Debridement und Antibiotika wird A. a. zunächst auch eliminiert (pharmakomechanische Infektionskontrolle, PMIK). Aber: Je tiefer die Resttasche, desto schneller die Reinfektion mit A. a. und begleitendem Rezidiv!« (Vgl. Abschnitt 2.3, 3.1, 10.3, 15.8, 17.4 u. 18.3.) (59)

Bei diesen Problemfällen (oft Nikotinabusus) ist auch immer der kurzfristige Einsatz von Chlorhexidindigluconat in Lösungs- oder Gelform als erwiesenermaßen wirkungsvollstem Plaquehemmer empfehlenswert.

> Allerdings wird dadurch die Fibroblastenausreifung gehemmt (vgl. Abschnitt 11.2.4) (61). Deswegen sollte besonders in der mukogingivalen Parodontologie und Implantologie auf die im Folgenden empfohlenen schonenderen und als Bakteriostatikum wirksamen Natursubstanzen ausgewichen werden (Aesculus, Cortex; Gelée, Rp. Nr. 83)!

Genetische Tests (Zytokininmehrproduktion durch Interleukine bei Polymorphismus) sind in der Praxis schwer vermittelbar und auch diagnostisch wenig hilfreich (59, 75). Sie könnten allenfalls für die Motivation der schwerer Erkrankten dienen (Genotypus).

Seit Ende der 1990er-Jahre stagniert die Innovation auf dem Gebiet der Parodontaltherapie. Allenfalls von Knochen generierenden Proteinen könnte neue Schubkraft bezüglich einer weiteren Therapieoption ausgelöst werden (53, 59).

Eine aktuelle Übersicht zur konservativen PAR-Therapie findet sich bei Cobb (12).

11 Chronische Parodontitis (früher: Parodontitis superficialis) – Klassen II und VIII

Mukogingival- und plastische Parodontalchirurgie, ästhetische Parodontologie

11.1 Vorbemerkung

Bei chronischer Parodontitis liegt bereits eine degenerative Erkrankung des Desmodonts vor, in deren Verlauf sich sekundär entzündlich:

➤ entweder eine unphysiologische und dem Patientenalter inadäquate generelle *Horizontal*atrophie oder

➤ eine eher lokalisierte *vertikale* Knochenresorption

eingestellt hat, beide ggf. verbunden mit fühlbaren Zahnlockerungen (1. Grades).

Einen kompletten PAR-Status lohnt sich nur zu erstellen, wenn der absolute Wille zu weitergehender Mitarbeit besteht (Compliance)!

Die operative Taschenbehandlung kann je nach anatomisch-morphologischem Befund mit oder ohne papillenschonenden Lappenbildungen sowie mit oder ohne gingivo- und osteoplastizierende Maßnahmen einhergehen:

➤ Bei geringeren Tiefen noch aktiver Taschen nach Initialtherapie *bis 4 mm* ist die geschlossene subgingivale Kürettage mit Wurzelglättung weitergehenden Methoden ebenbürtig, auch im langfristigen Vergleich der Behandlungsergebnisse bezüglich der Taschenreduktion.

➤ Bei mitteltiefen Taschen *bis 6 mm* und für Kronenverlängerungsoperationen kann jedoch die modifizierte offene Gingivakürettage (ENAP) angebrachter sein (vgl. Abb. 4.5–4.7) (207).

11.2 Heilmittel

In der Regel wird bei der chirurgischen Parodontalbehandlung *mitteltiefer* und *tiefer* Taschen von mehr als 6 mm post operationem *Arnika* D 12 (vgl. Abb. 23.**12**) s. m. injiziert. Es trägt dazu bei, die unterschiedlichen *postoperativen subjektiven Beschwerden* zu mildern (vgl. Abschnitt 12.3.4: Merkblätter 1 a u. b für Patienten). Dies ist auch von Vorteil für den weiteren Heilungsverlauf, besonders wenn in einer Sitzung 2 Kieferquadranten saniert werden sollen.

Keinesfalls darf die Kieselpflanze Arnika mit ihrer analgetischen und antiödematösen Wirksamkeit sofort postoperativ in tieferer Potenz als D 12 eingesetzt werden: Durch Blutungsprovokation würde das Heilmittelbild der Pflanze (»Bergwohlverleih«, nomen est omen) im Sinne einer Erstreaktion voll zum Tragen kommen (vgl. Abschnitt 11.2)!

Uns ist dagegen hier vor allem der Quarzprozess (Kieselprozess) in der ganzen Pflanze wichtig (äußerlich sichtbar an dem feinen Kieselhaarflaum, der die Pflanze umgibt und einhüllt).

Der Quarzkristall ist makrokosmisch in seiner Gestalt bereits ein Bild für die in ihm innewohnenden ordnenden immunstimulierenden Wirksamkeiten (Ich-Organisation!), wenn er entsprechend arzneilich verarbeitet und damit mikrokosmisch wirksam ist (vgl. Abb. 2.**3** u. 4.**4**).

Rp. (38)
Arnica e pl. tota D 12; Amp.
OP Wala
S. a. m. m. (1 Amp. *postop.* s. m. vestibulär i. Nähe d. OP-Gebiets). Keinesfalls schon präoperativ einsetzen (Trauma muss gesetzt sein!)

oder

Rp. (39)
Arnica, Planta tota, Rh D 12; Amp.
OP Weleda
S. a. m. m. (Anwendung s. o.)

Eine Wiederholung der Arnikainjektion *kann* an den beiden folgenden postoperativen Tagen aufgrund einer entsprechenden Symptomatik angezeigt sein.

Nach *Frenektomien* und anderen *mukogingivalchirurgischen und plastisch-parodontalchirurgischen Eingriffe* (Vestibulumplastiken, Verschiebelappen, Weichteilaugmentationen mit freien oder gestielten Schleimhaut- und Bindegewebstransplantaten) ist Arnikaessenz wegen der postoperativen Heilungsanregung das Heilmittel der Wahl (vgl. Abb. 11.**1**, 18.**1 j, k, m**, 18.**3**).

> Arnika-Essenz wird konzentriert mittels Mulllage lokal auf das OP-Gebiet für mindestens 3 min *fest* aufgedrückt! Dies setzt der Patient am selben Tag zu Hause mehrfach fort. Insbesondere die 50-ml-Packung kann dem Operierten für die *häusliche* Anwendung rezeptiert werden.

Rp. (40)
Arnika-Essenz, 50,0 (100,0 od. 500,0)
OP Weleda
S. pro statione (postop. getränkter Tupfer auf Vestibulum d. OP-Gebiets aufdrücken)

oder

Rp. (40 a)
Arnika-Essenz, 100,0
OP Wala
S. pro statione (Anwendung s. o.)

Eventuell sich bei Veranlagung entwickelnde *Narbenkeloide* können mit dem Narben Gel (OP Wala) vom Patienten selbst behandelt werden (vgl. Abschnitt 13.2).

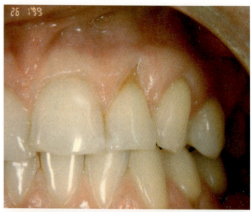

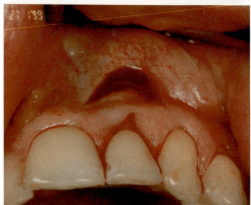

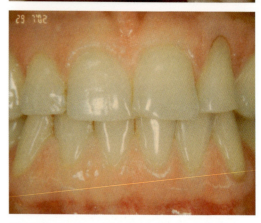

Abb. 11.**1 a–c**   Klasse-VIII-Patientin (Nr. 8, 33 Jahre).
a   Stillman-Spalte an Zahn 22, prognostisch günstigste Miller-Klasse I (2).
b   Rezessionsdeckung durch schonenden Semilunarlappen nach Tarnow (128). Schnittführung für Brückenlappen bei ausreichender Breite von Gingiva propria.
c   Zustand 2 ½ Jahre postoperativ. Zähne wurden wegen vermutetem okklusalen Trauma ästhetisch und funktionell eingeschliffen (vgl. Abschnitt 3.2).

11.2.1 Prämedikation und Kreislaufstabilisierung

Lässt der Allgemeinzustand des Patienten auf eine weitergehende Abwehrschwäche schließen oder werden anlässlich der Taschenbehandlung noch operative Zahnentfernungen (Weisheitszähne, avitale Zähne) vorgenommen, ist zu Arnika eine zusätzliche Injektion sinnvoll.

> ➤ *Echinacea/Argentum* (Rp. Nr. 42 u. 43) s. m. in die entsprechende Umschlagfalte.
> ➤ In diesen Fällen kann auch am besten 1 Tag prae operationem *Quarz* D 20 (Kiesel) in das Vestibulum des avisierten OP-Gebietes s. m. instilliert werden.
> ➤ Spätestens hierbei sollte unbedingt nach der Einnahme antikoagulierender Medikamente gefragt und dann ggf. die Blutgerinnungswerte sicher mit *Stibium*-Präparaten ad hoc normalisiert werden.

Der Kiesel (Silicea) regt vorbeugend die Gestaltungskräfte an und ist immunstimulierend (ordnende Kräfte der Ich-Organisation werden wachgerufen) (vgl. Abb. 2.**3** u. 4.**4**).

Rp. (41)
Quarz D 20 (D 30); Amp.
OP Wala od. Weleda
S. a. m. m. (1 Tag *präop.* i. Vestibulum d. entsprechenden Odontons s. m. injizieren)

Konstitutionell kreislauflabile Patienten sollten mehrere Tage vor einem größeren operativen Eingriff und danach über einen längeren Zeitraum:
> ➤ *Cordiodoron*-Tabletten Nr. 100 od. 250 (OP Weleda) 3 × 2 Tbl. a. c. immer wieder mit Pausen einnehmen (regulativer, in kybernetisch-informativem Sinne steuernder Charakter der Verordnung einer typischen Heilmittelkomposition der anthroposophischen Medizin) (vgl. Abschnitt 15.7).
> ➤ In *akuteren* Fällen kann auch *Cardiodoron* 5% (OP Weleda) in Form von Ampullen s. c. in den Unterarm gespritzt werden. Dessen wirksame Inhaltsstoffe sind: Onopordum acanthium, Flos rec., Hyoscyamus niger, Herba rec., Primula veris

Bei *vagovasaler Synkope* (Ohnmacht) während des zahnärztlichen Eingriffs hat sich *Veratrum* D 3; Dil. (OP Weleda) bewährt (mehrere Tr. sublingual geben) (154 b).
In ähnlichem Sinne kreislaufstabilisierend wirksam sind auch die auch akut sublingual einzunehmenden
> ➤ *Gold-Tropfen* (OP DHU); S. 10–20 Tr., die folgende Inhaltsstoffe besitzen: Crataegus Urtinct., Aurum chloratum D 4, Convallaria majalis D 1, Ignatia 4, Arnica Urtinct.

11.2.2 Heilungsanregung intra- und unmittelbar postoperativ

» *So dass die Silberkräfte diejenigen Kräfte sind, welche das Schwammige in das Gestaltende hineinbringen.* **«**
Rudolf Steiner 1924 (GA 316)

In therapieresistenten Fällen hat sich eine einmalige Injektion s. c. von Argentum nitricum comp. in den Unterarm aufgrund der den Ätherleib aufbauenden und gestaltbildenden Silberwirksamkeit bewährt (Silber als Planetenmetall des Mondes) (vgl. Abschnitt 5.2 u. 11.2.2).

Rp. (42)
Echinacea/**Argentum**; Amp. (Echinacea pallida e rad. ferm D 2, Argentum D 29)
OP Wala
S. a. m. m. (i. Vestibulum d. entsprechenden Odontons s. m. *post*op. injizieren)

oder

Rp. (43)
Argentum D 30/Echinacea D 6 aa; Amp. (Argentum metallicum praeparatum D 30, Echinacea angustifolia, Planta tota, Rh Presssaft D 6)
OP Weleda
S. a .m. m. (Anwendung s. o.)

oder

Rp. (44)
Argentum/Quarz; Amp. (Argentum met. D 19, Quarz D 29)
OP Wala
S. a. m. m. (Anwendung s. o.)

oder

Rp. (45)
Argentum nitricum comp.; Amp. (**Eucalyptus** e fol. 5 %,
Chlorophyceae D 3, Echinacea e pl. tota D 3, Argentum
nitricum D 20)
OP Wala
S. a. m. m. (für s. c.-Injektion i. kollateralen Unterarm)

Bei s. m. Injektionen in die Mundschleimhaut oder
in den Unterarm kann es wegen des hoch konzentrierten *Eukalyptus*-(»Fieberbaum«-)Anteils lokal
oft eine *Erstreaktion* (»Erstverschlimmerung«) geben (vgl. Abschnitt 12.2.3). Das Gewebe reagiert
mit Rötung: Das ist kein Alarmsignal, sondern eher
Zeichen dafür, dass das Immunsystem und damit
der Wärmeorganismus über den ordnenden Astralleib (Rubor, Calor) und deren Träger Ich-Organisation auf die Arzneigabe anspricht (vgl. Abb. 2.3).

> Bei Hautzreizungen hilft das Auftragen von
> Combudoron Gelée (Rp. Nr. 26).

》 *Nach Hahnemanns Auffassung erfolgt Heilung
einer natürlichen Krankheit durch die Reaktion der
Lebenskraft auf die Aktion der umstimmenden
Arznei. Die Arznei induziert die heilende Nachwir-
kung durch Anregung der Lebenskraft. ... Diese kleine homöopathische Verschlimmerung ist ein gutes
Zeichen bei akuten Krankheiten. Sie zeigt, dass die
Arzneiwahl richtig war. Tritt sie zu stark auf, war
die Potenz oder die Dosis nicht angemessen. ... Diese reizbaren und feinfühlenden Kranken versorgt
man aufgrund dieser Erfahrung bei Wiederholung
der Arznei mit der mildesten Form der Arzneiberei-
tungen, am besten mt LM-Potenzen.* **《**

G. Köhler
(aus dem Homöopathie-Lehrbuch von 1981, 2003)

Oder

Rp. (46)
Argentum nitricum D 30; Amp.
OP Weleda
S. a. m. m. (postoperativ i. Vestibulum des entsprechen-
den Odontons s. m. injizieren)

oder

Rp. (47)
Echinacea (Planta tota) D 3; Amp.
OP Wala od. Weleda
S. a. m. m. (Anwendung s. o.)

Zur weiteren spezifischen Heilungsanregung des
Knochens bei schlecht heilenden Extraktions-
wunden, häufig nach Entfernung avitaler und apikal periodontitischer Zähne (z. B. bei Dolor post
extractionem), auch besonders bei Verfahren der
GTR und GBR sowie bei Implantationen in Knochen schlechter Qualität und Menge, wird zusätzlich *Symphytum* aufgezogen:

> *Symphytum* (Beinwell) – nomen est omen – ist
> wegen seines hohen Allantoingehalts (Harnstoff-
> wechselderivat) »ein vorzügliches Wundheilmit-
> tel!« (244, S. 276)

Rp. (48)
Symphytum comp.; Amp. (N1), (Allium cepa ferm D 3,
Arnica montana e planta tota ferm D 5, Stannum
metallicum D 14, **Symphytum** officinale e radice
ferm D 2)
OP Wala
S. a. m. m. (postoperativ ggf. zus. m. Arnica D 12
aufziehen und s. m. ins Vestibulum d. betr. Odontons
injizieren)

und/oder

Rp. (48 a)
Symphytum comp.; Dil., 50,0 (Arnica, Planta tota D 3,
Bellis perennis D 3, Calendula D 2, Cepa D 3, Hamamelis
D 2, Ruta graveolens D 2, Symphytum D 2)
OP Weleda
S. 3 × tgl. 10 Tr. a. c. (üb. 7 Tage)

oder

Rp. (49)
Symphytum comp.;Glob., 20,0 (Allium cepa D 3, Arnica
montana e pl. tota D 3, Stannum met. D 9, Symphytum
off. e radice D 2)
OP Wala
S. 3 × tgl. 10 Küg. unt. Zunge a. c. (üb. 7 Tage)

oder gleichfalls als Komplexmittel ggf.

Rp. (49 a)
Odonton *Echtroplex*; Dil., 100,0 (Arnica montana D 4,
Calendula D 3, Delphinium staphisagria D 4, Echinacea
purpurea D 1, Hepar sulfuris D 8, Kalium bichromicum
D 8, Kalium sulfuricum D 8, **Symphytum** officinale D 6)
OP Weber & Weber
S. 3 × tgl. 20–40 Tr. a. c. während 1 Wo., anfangs üb.
2 Tage tagsüber stündl. 10 Tr.

Odonton-*Echtroplex* fördert die Ausheilung chronischer Entzündungen (bei Herdsanierung) und
die Regeneration der geschädigten Mukosa sowie
die Ausleitung von Bakterientoxinen (vgl. Abschnitt 8.4).

Oder

Rp. (50)
Symphytum D 6; Amp.,
OP Weleda
S. a. m. m. (ggf. zusammen m. Arnica D 12 *postop.* s. m. ins
Vestibulum d. entspr. Odontons)

oder

Rp. (51)
Symphytum e radice D 6; Amp.
OP Wala
S. a. m. m. (Anwendung s. o.)

Steht der Diagnostik zufolge ein umfangreicher
Eingriff (resektiver oder regenerativer Art) am Parodont bevor oder treten Wundheilungsstörungen
auf, sind die später unter Kapitel 12 aufgeführten
prä- und postoperativen Maßnahmen anzuraten
(vgl. Abschnitt 18.7).

> Zur Blutstillung und umfassenden Desinfektion
> werden Mulltupfer mit *Antimonit/Ol. Rosae*; Sol.
> (Rp. Nr. 3) getränkt und mehrere Minuten lang
> auf den Wundflächen per *Fingerdruck angepresst.*
> Dieses Vorgehen empfiehlt sich besonders auch
> in der das Vestibulum verbreiternden mukogingivalen Transplantatchirurgie: bei *freien Gingiva-*
> (FGG) und *Bindegewebstransplantaten* (CTG) (vgl.
> Abb. 11.**6 c, d** sowie Abschnitt 12.2.2).
> Anschließend wird auf das Gebiet des operierten
> Marginalsaums
> ➤ ggf. nach Applikation der *CMP*-Paste
>   (Rp. Nr. 1)
> ➤ ein Depot von *Ratanhia*-Wachs aufgebracht.
> Dieses Cerat (Wachs) wird nach Trockenlegung mit
> dem erhitzten Zementanrührspatel vorsichtig appliziert. Es fließt leicht in die Interdentalräume und
> versiegelt an den nahtversorgten Stellen Wundränder und Nahtenden (Knoten). Diese können im
> ggf. noch anzubringenden konventionellen PAR-
> Verband (z. B. *Peripac*, Fa. *DeTrey*) nicht verbacken,
> Vorgehensweise nach Schwertfeger (154 a) (vgl.
> Abb. 11.**2 d, e**, 11.**4 a**, 11.**5 d** u. 12.**7 f**).

Rp. (52)
Ceratum Ratanhiae comp.; (Paste), 10,0 (Myrrhe,
Ratanhia, Resina Laricis, Aesculus, Cortex D 19, Argentum
nitricum D 14, Fluorit D 9, Kieserit D 19)
OP Weleda
S. pro statione (v. heißem Zementspatel a. Wundränder
fließen lassen)

11.2.3 Mikrochirurgische Operationstechnik

Heute wird glücklicherweise überwiegend monofiles atraumatisches Rundnadelnahtmaterial der
Stärke 5/0 Ethilon DA-1 (Fa. Johnson & Johnson)
schwarz (3/8 Trokar) mit beim Vollbezahnten
möglichst fortlaufender Naht nach den Techniken
von Lamb (60) (vgl. Abb. 6.**2 b**, 11.**2 c**, 11.**4 a, c**) oder
von Dragoo verwendet (19) (Abb. 11.**3**, vgl.
Abb. 11.**5 c**).

Nach diffizilen *Rezessionsdeckungen* aus überwiegend ästhetischen Gründen (vgl. Abb. 11.**1 a–c**
u. 11.**6 a–h**) und *GTR-Maßnahmen* (Membranen,
autogene und allogene Füller, Schmelz-Matrix-
Proteine: Division Biologics Emdogain, Fa. Straumann; vgl. Abb. 12.**2**, 12.**4 b**–12.**7**, 12.**8**, 12.**9**), werden *keine* Druckverbände gelegt, damit die für die
Koagulumbildung geschaffenen Hohlräume nicht
kollabieren.

Neuerdings werden die Gerüste unter resorbierbaren Membranen mit stabilen resorbierbaren
Vicryl-Nähten (Fa. Ethicon) der Stärke 1/0 in der
Technik nach Tinti geschaffen (129–132).

> Die Prognose für eine sichere und lang anhaltende Deckung von Membranen bei regenerativen
> Maßnahmen (GTR, GBR) ist der Erfahrung nach
> deutlich besser, wenn das Wundgebiet durch
> Doppellappenplastik zweischichtig zugenäht wird
> (Abb. 12.**7**, 18.**1 g–j**; Abschnitt 10.2, 12.1 u. 12.2)
> (138 b).

Hier kommt auch zunehmend *resorbierbares
atraumatisches* Nahtmaterial der Stärke 6/0 DSM
11 (Dexon II, Fa. B/Braun) oder das noch schneller
resorbierte Safil Quick zum Einsatz. Für feine Papillennähte verwenden wir auch Premilene 6/0
DSM 11 monofil blau (Fa. B/Braun).

Bezugsadresse für exzellente mikrochirurgische Instrumente und feinstes atraumatisches
Nahtmaterial: vgl. Abschnitt 23.2.

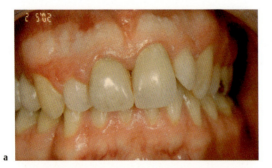

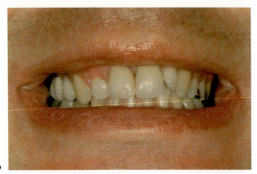

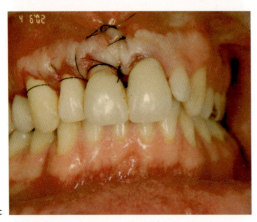

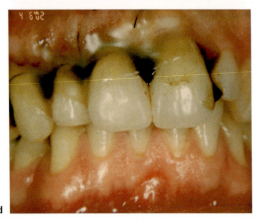

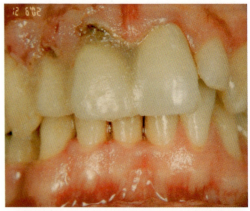

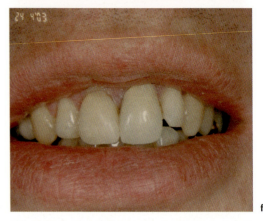

Abb. 11.**2 a–f** Klasse-II-Patient (Nr. 4b, 32 Jahre): ästhetisches Problem vor Gingivalifting im Bereich der Zähne 13–11 zur Symmetrieschaffung wegen störender Ästhetik (Rotweiß-Problematik).

a Asymmetrischer Gingivaverlauf.

b Störende rote Ästhetik im Bereich von Zahn 12.

c Zustand nach offener Kürettage im OK rechts zum schonenden Gingivalifting mit fortlaufender Papillennaht (Ethilon 5/0 DA-1 monofil, schwarz) nach Lamb (60), modifiziert nach Hürzeler (48, 139), von Zahn 11 bis 13 unter Erhalt der knöchernen Septen in der Vertikalen zur Papillenstützung. Gleichzeitige Frenektomie bei den Zähnen 11 und 21 mittels VY-Verschiebung nach Frenkel (31, 171, 172).

d CMP-Paste (OP Weleda) in Sulkus eingebracht und mit auf Zementspatel erhitztem Ceratum ratanhiae comp. (OP Weleda) abgedeckt. Vorgehensweise nach Schwertfeger (154 a).

e Nach Nahtentfernung Auftrag von Pasta Thymi zur weiteren Heilungsanregung.

f Ausheilungszustand. Noch ästhetischer Nachteil durch jetzt freiliegenden Rand der Krone 11 (Neuversorgung geplant).

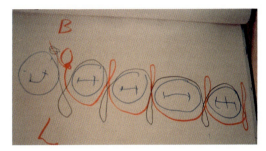

Abb. 11.**3** Fortlaufende Parodontalnaht nach der Technik von Dragoo (16–19, 166).

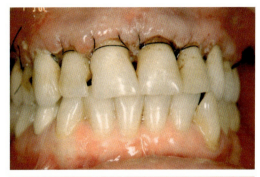

c

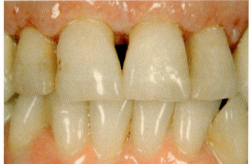

d

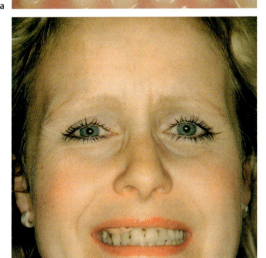

a

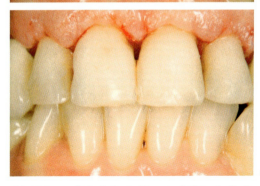

e

Abb. 11.**4 a–e** Ästhetische Probleme nach Therapie (Nachbehandlungsphase), Klasse-II-Patientin (Nr. 9; 45 Jahre).

a Zustand nach schonender offener Kürettage mit Osteoplastik bei sulkulärer und paramarginaler Schnittführung mit anschließender spezieller fortlaufender Papillennahttechnik (Ethilon, 5/0 DA-1 monofil schwarz) im ästhetischen Bereich nach Lamb (60). Zustand vor Verbandapplikation für 1 Tag nach Auftragen von Ceratum ratanhiae comp. (OP Weleda) über der zuvor sulkulär eingebrachten CMP-Paste (OP Weleda) zum medikamentösen Wundverschluss: Vorgehensweise nach Schwertfeger (154 a).

b 1. postoperativer Tag vor Verbandentfernung ohne Ödem und Dolor.

c Intraoral ohne Befund nach Verbandentfernung und Ratanhia-comp.-Tinktur-Mundbad vor Applikation von Pasta Thymi.

d Zustand 7 Tage nach Kürettage, ENAP (207).

e »Black triangle« in derselben Sitzung konservierend versorgt (Tetric, Fa. Ivoclar Vivadent) (128).

b

11.2.4 Wundtoilette

Wichtig ist, dass möglichst bis 42 Tage lang an den operierten Stellen *nicht* mechanisch gereinigt wird.

Die *Plaquekontrolle* erfolgt dort zunächst 7 Tage lang mit Chlorhexidinpräparaten (z. B. Chlorhexamed-dent Lösung, Fa. block drug company) und/oder Corsodyl-Gel (Fa. SmithKline Beecham), um auf der ganz sicheren Seite zu sein. Allerdings besteht hierbei die Nebenwirkung einer Störung der Fibroblastenausreifung (vgl. Abschnitt 10) (61).

Der Operierte *kann* aber auch dazu angeleitet werden, *später* die OP-Bereiche mit *Aesculus*-getränkten Mulltupfern zu reinigen, was die Plaque ebenfalls reduziert (Rp. Nr. 14, vgl. Abschnitt 6.1, und Rp. Nr. 81–83) (vgl. Abschnitt 15.2).

An schwer zugänglichen Stellen (Molaren!) ist es ratsam, einen entsprechend geformten *Ratanhia*-Wachskegel mit dem Zementspatel in situ zu bringen und mittels Fingerdruck in die Interdentalräume zu pressen.

Ist nach minimal invasiven parodontalchirurgischen Maßnahmen im Rahmen der lokalen Therapie einer chronischen Parodontitis superficialis der Klasse II beim Erwachsenen (cAP) die Gingivalwunde klein, kann auf die Vorgehensweise nach Schwertfeger (Wachsversiegelung, Verband) verzichtet werden (vgl. Abschnitt 11.2.2) (154 a). Der Patient wird über das Aufbringen von Gelées, z. B. *Zahnfleischbalsam*, 30,0 OP *Weleda* (Rp. Nr. 4) und deren vorsichtigem Einmassieren mit der Fingerkuppe unter Sicht instruiert.

Überraschenderweise können vestibuläre (Rezessionen) und interproximale (black triangles) Dehiszenzen auch nach konventioneller systematischer Lokaltherapie unter Einsatz der hier beschriebenen Heilmittel oft so gut ausheilen, dass sich weitere augmentative oder rekonstruktive Maßnahmen erübrigen (Abb. 5.1 d, 10.1, 11.5 i, 12.2 a u. 12.5 e).

Das liegt auch daran, dass ein hemidesmosomales »creeping attachment« im Bereich des Saumepithels durch die Strömungsverhältnisse in der Mundhöhle begünstigt wird. Die marginalen Strukturen (Abb. 4.5–4.7) adaptieren sich durch diese permanente Sogwirkung erfahrungsgemäß allmählich an das koronale Emergenzprofil von natürlichen Hartgeweben oder künstlichem Kronenersatz auf Zähnen oder Implantaten.

Die ästhetischen Aspekte in der Parodontologie werden in Sammelwerken bearbeitet von Allen (153) und Nowzari (208).

Abb. 11.5 a–f Klasse-II-Patientin (Nr. 10; 43 Jahre, langjährige Raucherin). Erste chirurgische Lokaltherapie (offene Kürettage) vor 11 Jahren. Gut 20 Jahre alte Frontzahnbrücke weist unbiologische palatinale Überkonturierungen auf. Unter anderem dadurch chronisches okklusales Trauma mit der Folge extremen multiplen vestibulären Knochenabbaus.

a Zustand nach geschlossener Kürettage mit Slimline nach Dragoo (16–19). Rezidivbehandlung.

b »Excisional new attachment procedure« (ENAP, offene Kürettage mit Scaling und Wurzelglättung) (207) durch Papillenerhaltungstechnik mittels Papillenheber nach Wachtel (137). Schonende Mobilisation der Papillen der Zähne 11–23 vor Scaling und Wurzelglättung.

c Nach Periostschlitzung zur besseren Mobilisation des koronalen Verschiebelappens mit resorbierbaren fortlaufenden Dexon-II-6/0-Nähten (Fa. B/Braun) in der speziellen Papillenadaptionstechnik nach Lamb (60) sicher in situ gebracht. Zusätzliche Umschlingungsnaht bei Zahn 11 zur sichereren Rezessionsdeckung. Funktionelles und ästhetisches Einschleifen des alten Frontzahnersatzes. Ästhetische Verbesserung im Rahmen der Lokaltherapie möglich.

d Kein typischer PAR-Verband, sondern nur sulkulär druckloses Auftragen von CMP-Paste (OP Weleda), die zusätzlich mit erhitztem Ceratum ratanhiae comp. (OP Weleda) versiegelt wird: Vorgehensweise nach Schwertfeger (154 a).

e Zustand wenige Tage post operationem. Kein neuer Ersatz nötig wegen genügend langer Oberlippe.

f Zustand nach kompletter Abheilung 6 Wochen postoperativ. Bei Zahn 11 später singuläre Rezessionsdeckung nötig. Vorgesehen ist hier GBR nach Tinti (128–131) und anschließend Neuversorgung zur Verbesserung der Ästhetik. 2 Jahre postoperativ ist durch ein »creeping attachment« die Rezession bei Zahn 11 zurückgegangen. Dies erleichtert die anfallende Rekonstruktion mit Kronenersatz.

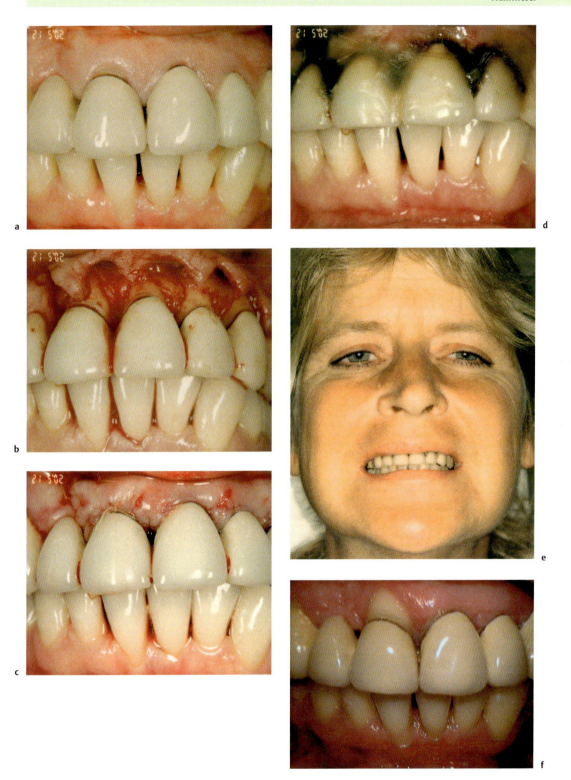

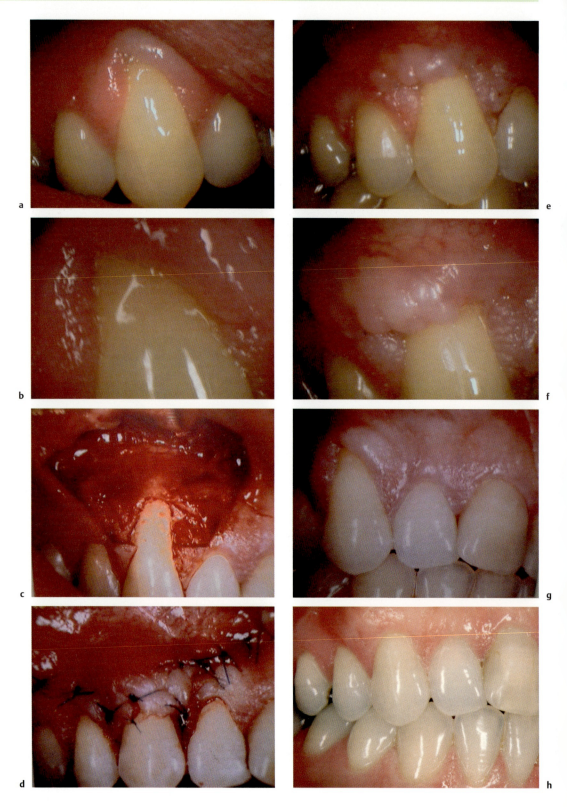

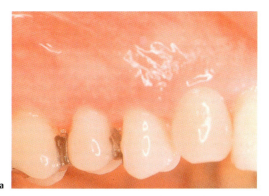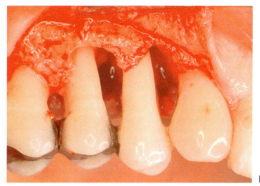

a · b

11.**7 a, b** Klinisch nicht sichtbares Ausmaß der Vertikalatrophie (**a**). Erst die Chirurgie bringt es an den Tag (**b**)! (Fotos mit freundlicher Erlaubnis von Dr. Marco J. Imoberdorf, Zürich; aus 50 a).

Abb. 11.**6 a–h** Rezessionsdeckung an Zahn 13 bei prognostisch günstigster Miller-Klasse I (2), Klasse-VIII-Patient (Nr. 11; 30 Jahre).

a Schmelzriss an Zahn 13 mit Rezession bis 3 mm. An Zahn 14 keilförmiger Defekt (Hyperfunktion, Putzläsion?).

b Stillman-Spalte wegen Dysfunktion (okklusales Trauma).

c Bildung eines Kombinationslappens (Spalt- und Volllappen) mit papillenschondender schräger (bevelled) Schnittführung in der Technik nach Nelson, zitiert von Hess (43, 44). Wahres Ausmaß (5 mm) der knöchernen Dehiszenz sichtbar.

d Koronaler Verschiebelappen mit monofilen blauen 5/0-Nähten (Prolene, Ethicon) in situ.

e Zustand 4 Wochen später vor endgültiger Ausreifung.

f Noch nicht umgebauter Gewebsüberschuss zur Überkompensation des Defekts.

g Zustand prae operationem.

h Postoperative Langzeitkontrolle mit 100 %iger Defektdeckung.

12 Aggressive Parodontitis (früher: Parodontitis profunda) und regenerative Verfahren – Klasse III

12.1 Vorbemerkung

Alles bislang Erwähnte kann nur noch ein wenig ergänzt werden:

RPP-Erkrankungen und alle früh beginnenden Parodontopathien im Sinne der EOP (Klasse III: aggressive Parodontitisformen) können protrahierte Verläufe präpubertärer (PP) und juveniler Erkrankungen (LJP, JP) sein (59).

Ein *DNA-Sondentest* mit ggf. nachfolgender Antibiose gegen A. a.-Mikroorganismen und ggf. auch gegen weitere parodontopathogene Mischflora (P. g., P. i., B. f., T. d. u. a.) ist besonders bei nachfolgender Implantattherapie zur Vermeidung von Periimplantitiden mit eventueller Non-Osseointegration gerade in diesen Fällen unerlässlich (113).

> Verbliebene mehrwandige Knochentaschen können hier mit CMP-Wundpaste aufgefüllt werden, um die Ausheilung und Remodellierung der resezierten knöchernen Anteile anzuregen. Zu Anwendung und Rp. Nr. 1 vgl. Abschnitt 5.2.

Alternativ sind reparative Techniken im Rahmen der GTR möglich, Patient Nr. 4a, 13–18 (vgl. Abb. 12.2–12.7).

> Die Wirkung der *Arnika* ist bei diesen Indikationen ggf. zu ergänzen und die Knochenheilung weiter zu fördern durch postoperative s. m. Injektionen von:
> ➤ *Symphytum* (Beinwell) und
> ➤ *Calendula* (Ringelblume),
> jeweils in der Stoffwechselpotenz D 6 (Rp. Nr. 48, 49, 53 und 68). Dies kann wöchentlich 1 × wiederholt werden über mindestens 4 Wochen.

Bei diesen eher A.a-assoziierten profunden Parodontitiden sind die in Abschnitt 2.2 u. 2.3 erwähnten Kautelen zu beachten (Eradikation, Keimelimination, Non-Rekolonisation; 57–59) (vgl. Abschnitt 18.1).

Manchmal hat es sich bei diesen Problempatienten bewährt, eine im Praxislabor *tiefgezogene Folie aus weich bleibendem Material* (2,0 mm stark, Fa. Erkodent) einzugliedern.

Diese dient als Heilmittelträger für diverse Gelées (*Aesculus* 5 %ig, OP Weleda, Mundbalsam, OP Wala u. a., Rp. Nr. 4, 5 u. 83), zur lokalen Depotwirkung nach Dörsch (vgl. Abb. 7.1 u. Abschnitt 5.2 u. 7.2) (15 b). Sie überdeckt den Gingivalsaum bis zur Linea girlandiformis.

Dies gilt im Besonderen, wenn vor den funktionstherapeutischen Einschleifmaßnahmen und der operativen Taschenbehandlung sichtbar gelockerte Zähne (II. Grades) vorlagen.

> Der schwerer Erkrankte bekommt zu den allgemeinen Informationen die Anweisung, nach der üblichen Mundpflege lauwarme Mundbäder mit *Ratanhia* comp. Tinktur zu machen. Beachte: *maximale Zeitdauer* der Anwendung wegen dadurch erst erreichter Heilmittelwirksamkeit!).
> Eines der beiden o. g. Gelées wird anschließend wahlweise aufgetragen (vgl. Merkblatt 1 a u. b in Abschnitt 12.3.4).

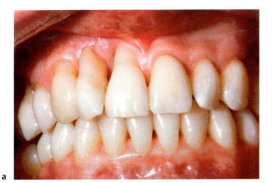

a

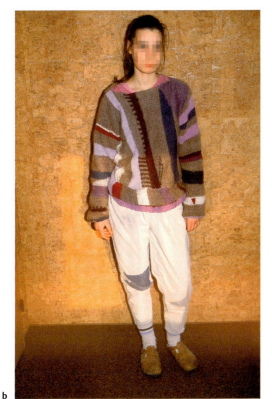

b

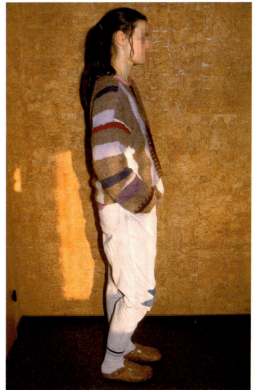

c

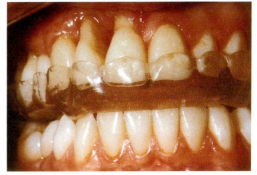

d

Abb. 12.**1 a–d** Äußerst seltene, typische lokalisierte juvenile Parodontitis (LJP) bei Klasse-III-Patientin (Nr. 12; 21 Jahre).

a Typischer, dramatischer Frühbefall der Zähne 1 (seltener 2) und 6 (seltener 5 u. 4). Gleithindernisse mit Hyperbalancen durch frühzeitigen Verlust der Zähne 36 und 46. Zahnwanderungen (Drehstand der Zähne 12 u. 22).

b, c Disponierte Persönlichkeit der Patientin mit ätherischer Schwäche (Biotypus N; vgl. Abschnitt 4.2): Frontal- und Seitenansicht der Körperhaltung.

d Funktionsschiene nach Kubein-Meesenburg et al. mit »contour curve former« (CCF, Fa. Whaledent) für gesicherte Frontzahnführung (vgl. Abschnitt 3.2) (32, 199).

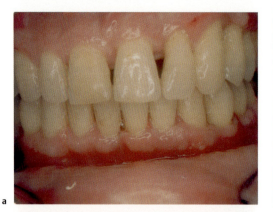

a

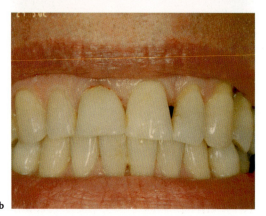

b

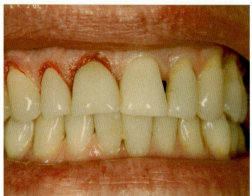

c

Abb. 12.**2 a–c** GTR-Behandlung bei Klasse-III-Patienten (141 a) (Nr. 13; 42 Jahre; RPP), A. a.-positiv!

a Ästhetisches Problem nach umfangreicher regenerativer PAR-Therapie 1996.

b Im Jahr 2002 deutlicher Attachmentgewinn bei Zahn 22! »Black triangles« durch »creeping attachment« fast völlig verschwunden (128). Postoperativ, wie so oft nach Therapien aggressiver Parodontopathien, deutliche Verbesserung des Allgemeinzustands (vgl. Abschnitt 13.1) (33).

c Ästhetische Nachkorrektur vor allem bei Krone 11 (Empress-Vollkeramik, Fa. Ivoclar Vivadent) aus dem Jahr 1999 (noch unterkorrigiert) nach Rezidivbehandlung (Scaling und Wurzelglättung) 1998 vor allem am Marginalsaum von Krone 11. Schon nach ein paar Tagen nur unter Zahnpflege mit Äskulus- und Ratanhia-haltigen Zahncremes klinisch fast ohne Befund.

12.2 Heilmittel

Bei osteoplastischen und regenerativen Techniken ist *Calendula*-Essenz als Zusatz zu den Mundbädern angezeigt, wegen ihrer umfassenden, den Ätherleib aufbauenden Heilkraft (»Merkurialität«).

Rp. (53)
Calendula-Essenz; 100,0
OP Wala od. Weleda
S. f. Mundbäder (üb. 7 Tage postop.)

Und ggf. innerlich als Komplexmittel:

Rp. (53 a)
Odonton-*Echtroplex*-Tropfen, 100,0 (Arnica montana D 4, **Calendula** D 3, Delphinium staphisagria D 4, Echinacea purpurea D 1, Hepar sulfuris D 8, Kalium bichromicum D 8, Kalium sulfuricum D 8, Symphytum officinale D 6)
OP Weber & Weber
S. alle 2 Stunden 10 Tr. üb. 2 Tage a. c.

Die heilende Wirksamkeit der *Ringelblume* kann stattdessen durch intraorales *lokales* und auch häusliches Aufbringen von *Calendula*-Gelée auf das OP-Gebiet ausgenützt werden (78).

Rp. (54)
Calendula; Gelat, 10 %, 25,0
OP Weleda
S. z. Auftragen mehrmals tgl. (7 Tage postop.)

Wegen Heilmittelanwendungen zur Wundbehandlung bei häufigen kieferchirurgischen Eingriffen (z. B. Osteotomien) und zur Extraktionswundenversorgung wird im Übrigen auf das allgemeine Heilmittelkompendium verwiesen (154 b).

12.2.1 Operative Methodik

> »Das Messer führen konnte der (Göttinger! Anm. d. Autors) Ordinarius nicht. ... Er hat nach eigenem Geständnis niemals gewagt, einen lebenden Menschen zu operieren.«
> *Walter Jens (1997, *1923) (184)*

Gemäß den Angaben von Liehr (Abb. 12.**3**) ist nach umfangreicheren parodontalchirurgischen Eingriffen (Osteoplastiken etc.) die übliche postoperative Kühlung mit Eisbeuteln möglichst zu vermeiden (68). Stattdessen sind zur Umgehung der nach Absetzen derselben auftretenden reaktiven Hyperämie mit verstärkter Ödembildung und Kieferklemme *zimmertemperierte Umschläge* zu bevorzugen:

Sie bestehen aus *roher* Schafwolle als Heilmittelträger, die mit verdünnter *Calendula-Essenz* postoperativ getränkt und mit einem Leinen-/Taschentuch (Kissen) umwickelt oder darin eingenäht wird. Diese Kissen sind in der Praxis vorrätig zu halten. Der Calendula-Umschlag wird mittels eines Mundschutzes, den Operierte über 1–2 Tage zu Hause weiterverwenden können, am Kopf fixiert (Abb. 12.**4 a**; vgl. Abb. 18.**2 a–c**).

Bei längeren operativen Eingriffen sind die *Lippen* vor Beginn und bei Bedarf auch im Verlauf der Operation mit *Weleda-Heilsalbe* einzucremen, die sehr schnell in die Haut einzieht (vgl. Abschnitt 6.4 (Rp. Nr. 27).

Bei Vorliegen von *Myoarthropathien* (CMD) ist es sinnvoll, in die Haut über den Kiefergelenken *Stannum metallicum praep. D 7; Salbe* (OP Weleda) einzureiben: Dies beugt eventuell auftretenden postoperativen Beschwerden vor (98).

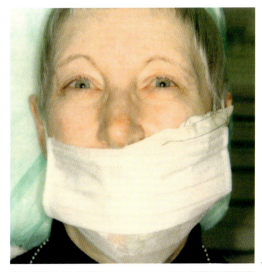

a

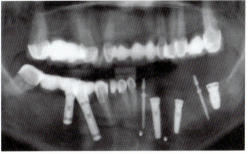

b

Abb. 12.**4 a**   Der Calendula-Umschlag wird mit Mundschutz in situ gehalten.
b   OPT derselben Patientin nach multipler Implantation (vgl. Abb. 18.**16**) UK rechts war alio loco bereits mit Zylinderimplantaten versorgt worden:
33 Sofortimplantat (Replace TiUnite 5,0 × 16 mm)
35 Spätimplantat (Replace HA 4,3 × 13 mm)
37 verzögertes Sofortimplantat (Replace HA 6,0 × 10 mm)
31, 36 provisorische Sofortimplantate (IPI, Fa. Nobel Biocare)

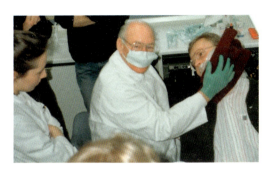

Abb. 12.**3**   ZA E. Liehr verabreicht einen Calendula-Umschlag nach Osteotomie im praktischen OP-Studentenkurs an der Universitätsklinik Witten/Herdecke (1991).

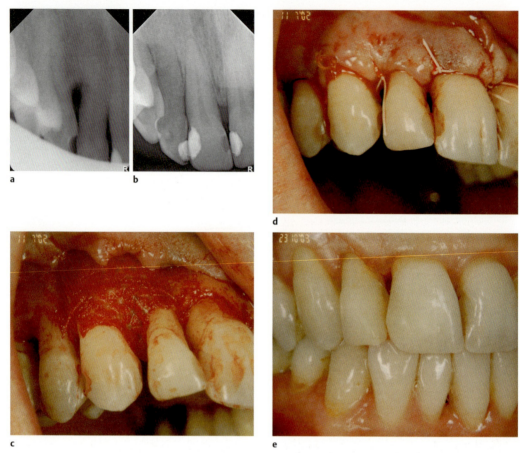

Abb. 12.5 a–e   Einsatz des GTR-Verfahrens (Gore-Resolut XTI 1) bei Zahn 12 distal, A. a.-positive Klasse-III-Patientin (Nr. 14, 37 Jahre) (141 a).

a   Zustand vor der Operation: Der Mundfilm zeigt eine breite 2-wandige Knochentasche.

b   Eineinhalb Jahre später ist die ehemalige Tasche röntgenologisch sichtbar ossifiziert.

c   Membran mit Gore-Resolut-4/0-Nähten fixiert nach schonender offener Kürettage mit Osteoplastiken. Diastemabildung durch Mesialwanderung von Zahn 12 (Lockerungsgrad II). Zustand vor Wundverschluss.

d   Goretex-5/0-Suturen sichern Lappen vollständig über dem resorbierbaren Membranmaterial. Zahn 12 allein durch Zug der Suturen und des Lappens bereits spontan leicht reponiert (128).

e   Ausheilungszustand.

Rp. (55)
Stannum met. praep. D 7; Salbe, 25,0
OP Weleda
S. z. äußerl. Auftrag üb. Kiefergelenken morgens u. abends (üb. 7 Tage)

Zur *postoperativen Analgesie und Heilungsförderung* werden mehrmals täglich Globuli in LM–VI Potenzen (d. h. homöopathische Verdünnung/Dynamisierung nicht in Zehnerschritten – Dezimalpotenzen –, sondern in 50 000er-Stufen) rezeptiert:
➤ *Arnika* (Wundheilungsanregung)
➤ *Hypericum* (»Arnika der Nerven«, vgl. Abschnitt 5.2) und
➤ *Staphisagria* (Stephanskraut), dieses wirkt direkt analgetisch,

Die ersten beiden postoperativen Tage alle 2 Stunden jeweils zusammen ca. 10 Küg. a. c., danach ca. 7 Tage lang 3 × 10 Küg. a. c.
Wichtig: Präparat erstmals erst nach mindestens 2 Stunden einnehmen lassen, sonst kann durch Arnika in tieferer Potenz Nachblutung provoziert werden (Heilmittelbild ist Blutungsanregung!) (vgl. Abschnitt 11.2).

Rp. (56)
Arnica LM VI; Glob.
Hypericum LM VI; Glob.
Staphisagria LM VI; Glob.
OP DHU
S. (s. o.)

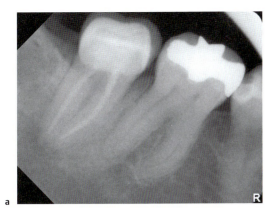

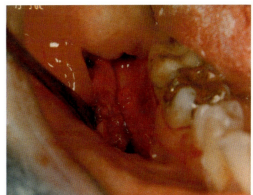

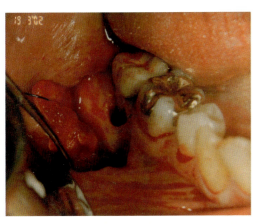

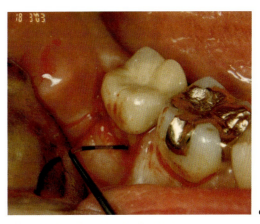

Abb. 12.6 a–d Tiefe bukkale Knochentasche an wurzelgefülltem Zahn 47. Klasse-II-Patient (Nr. 15, 45 Jahre).
a Präoperativer Mundfilm von Zahn 47. Bifurkationsbefall Grad 2.
b Vorbehandlung mittels Actisite-Faden.
c Schonend aus Umgebung am Alveolarfortsatz entnommene autogene Knochenspäne (Safescraper, Fa. Curasan) füllen Knochendefekt unter Resolut-XT-Membran, diese wird mit resorbierbaren BioTack-Nägelchen (Fa. Lorenz Surgical) fixiert (141 a).
d Reentry-OP. Darstellung der knöchernen Regeneration in der Bifurkation mittels kalibrierter Nabers-Sonde: Grad 0.

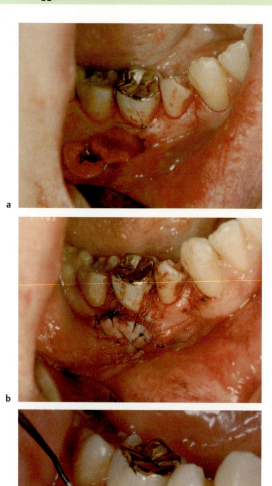

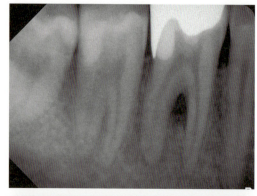

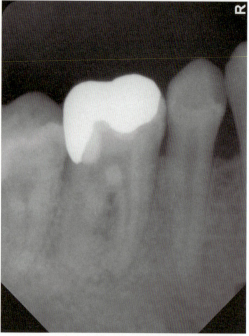

Abb. 12.**7 a–e**   Interradikuläre Parodontitis an Zahn 46 bei Furkationsbefall Grad 3; Klasse-II-Patient (Nr. 4c, 32 Jahre).

a   Schonende Doppellappentechnik nach Wachtel (138 a) zur sicheren Deckung nach GBR mit Biogran (Fa. 3 i) und Gore-Resolut XT; lokale Tetrazyklinapplikation in Defektbereich (zur Problematik allogener Materialien s. Abschnitt 10.2).

b   Mikrochirurgische Nahtfixierung der reponierten Lappen. Abdeckung der Wundränder mit CMP-Paste (OP Weleda) und anschließend darüber Versiegelung mit Ceratum Ratanhiae (OP Weleda) in der Vorgehensweise nach Schwertfeger (154 a). Präoperatives klinisches Bild: vgl. Abb. 8.**1 a**.

c   Reduktion des Furkationsgrades auf 2. Darstellung mit kalibrierter Nabers-Sonde. Zur weitergehenden Rezidivprophylaxe wird in Bifurkationseingang Elyzol (Fa. Dumex) lokal 2 x in Wochenabstand eingebracht (A. a.-negativ).

d, e   Prä- und postoperativer Mundfilm (Sidexis, Fa. Sirona).

12.2.2 Komplikationen

Bei *Nachblutungen* haben sich *Stibium*-Präparate unter anderem mit *Tormentilla* oder der roten Koralle (*Corallium rubrum*) bestens bewährt (vgl. Abschnitt 4.3 u. 6.2.1). Bei späteren postoperativen Nachblutungen aus dem Parodontium wird der Patient darüber aufgeklärt, ein Papiertaschentuch mit konzentrierter *Ratanhia*-comp.-Tinktur (Rp. Nr. 2) zu tränken und auf die blutende Stelle 5 min lang fest anzudrücken.

Zusätzlich kann *Phosphorus* D 200, eine ausnahmsweise eingesetzte echte Hochpotenz, s. m. injiziert werden, was prompt hämostyptisch wirkt. Ansonsten riet Steiner selbst übrigens von Hochpotenzen ab, weil ihre Wirksamkeit undurchschaubar sei.

Ist präoperativ eine *Blutungsneigung* anamnestisch in Erfahrung gebracht worden, kann am OP-Tag *Stibium* met. praep. D 6 s. m. verabreicht werden.

Das Stibiumsulfid (Grauspießglanz), schon makrokosmisch das Bild des mikrokosmisch im Parenchym und in den Kapillaren geronnenen Blutgerüstes (Koagulum) (vgl. Abschnitt 6.2.1).

Rp. (57)
Tormentilla comp.; Amp. (Cochlearia officinalis ex herba ferm D 2, Potentilla tormentilla D 2, **Stibium** metallicum D 5)
OP Wala
S. a. m. m. (einmalig s. m. ins Vestibulum d. entspr. Odontons injizieren)

oder

Rp. (58)
Corallium rubrum D 6/Stibium D 6 aa; Amp. (Corallium rubrum D 6, Stibium metallicum praep. D 6)
OP Weleda
S. a. m. m. (Anwendung s. o.)

oder

Rp. (59)
Phosporus D 200; Amp.
OP DHU
S. a. m. m. (Anwendung s. o.)

Die *Phosphorus*-Hochpotenz ist der direkte Appell an die Ich-Organisation zur Regulation (hier: spontane Blutgerinnung) (vgl. Abb. 2.3). Die D200-Potenz ist nur in der homöopathischen Verordnung gebräuchlich.

Und zur Blutungsprophylaxe:

Rp. (60)
Stibium metallicum praeparatum D 6; Amp.
OP Weleda
S. a. m. m. (Anwendung s. o., aber gleich *postoperativ*, ggf. zusammen m. Arnika D 12 u. Symphytum D 6 aufziehen)

Am 1. postoperativen Tag lassen wir Operierte zu Hause ausruhen (allenfalls telefonische Beratung) und kontrollieren erst am 2. postoperativen Tag (s. Merkblatt 1 a). Aufgrund der präoperativen (*Quarz*), intraoperativen (*Arnika*) und postoperativen (Calendula, Hypericum etc.) Begleitung mit Heilmitteln ist das meist ausreichend (vgl. Abschnitt 11.2).

Ein Drainagestreifen aus Kofferdam oder ein kleiner Gazestreifen mit CMP-Paste muss nicht unbedingt gelegt werden, wenn atraumatisch operiert (Kühlung) und genäht wurde.

Rp. (61)
Quarz D 20 (D 30); Amp.
OP Wala od. Weleda
S. a. m. m. (1 Tag *präoperativ* s. m. ins Vestibulum d. entspr. Odontons)

Rp. (62)
Calendula-Essenz (äußerl.), 100,0
OP Wala od. Weleda
S. etw. verd. f. Umschläge u. Mundbäder
(üb. 7 Tage 3 × tgl.), s. Merkblatt 1 a

Zur wichtigen *externen Kühlung* der chirurgischen Fräsen (diamantierte Lindemann-/Kugel-) (47) beim Osteoplastizieren setzen wir in 10-ml-Einmalspritzen mit abgestumpften und abgebogenen Einmalkanülen der Gr. 1 eine spezielle Lösung an:

---

1 TL Calendula-Essenz
OP Wala od. Weleda
20 Tr. Antimonit/Ol. Rosae; Sol. (= Mundbalsam flüssig)
OP Wala...
...in 100 ml isotonischer NaCl-Lösung

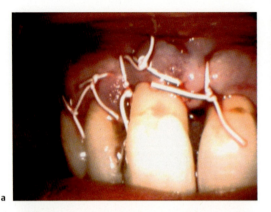

a

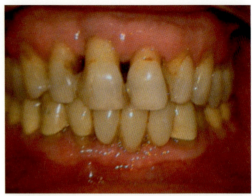

d

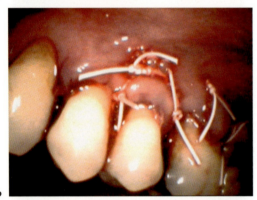

b

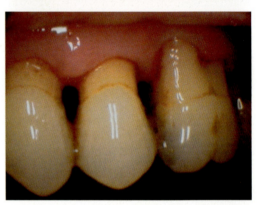

e

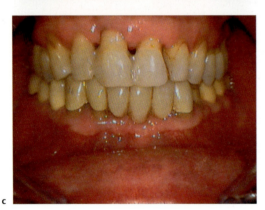

c

Abb. 12.8 a–f Klasse-III-Patient (Nr. 16, 48 Jahre, Nikotin-abusus).

a Goretex-5/0-Suturen fixieren Volllappen nach Periost-schlitzung bei Zahn 11, Applikation von Schmelzmatrixpro-teinen (Emdogain, Fa. Straumann).

b Jeweils mesial der Zähne 26 und 27 extrem schmale und tiefe einwandige Knochentaschen (über 7 mm); Lappen nach regenerativer Behandlung reponiert.

c Präoperativer Status nach temporärer Schienung des Zahns 11 an Nachbarzähnen.

d Postoperativer CAL-Gewinn (4 mm) nach regenerativem Reattachment deutlich messbar. Ehemals schmale und tiefe (über 7 mm) vertikale Knochenatrophie bei Zahn 11. Jetzt ist eine spätere Versorgung mit Kronen möglich.

e Postoperative Sondiertiefe (PPD) bei Zahn 26 mesial um 4 mm verringert. Deutliches klinisches Reattachment (CAL-Gewinn), auch an den Seitenzähnen.

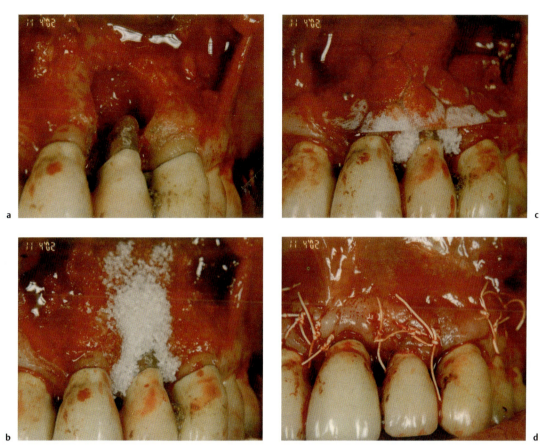

Abb. 12.**9 a–d**   GTR in der Parodontologie bei rarefizierender apikaler Parodontitis. Klasse-III-Patient (Nr. 17; 66 Jahre).

a   Knochenregeneration bei einer großen apikalen Zyste (chronische apikale Parodontitis) an avitalem Zahn 22 im Brücken-verband.

b   Biogran-Füller nach Zystektomie und lokaler Antibiose mit Tetrazyklinpulver (zur Problematik allogener Materialien s. Abschnitt 10.2).

c   Langsam resorbierbare Osseoquest-Membran (Fa. Gore) mit resorbierbaren Pins (BioTack) fixiert (vgl. Abb. 12.**6 c**) (141 a).

d   Lappen mit Umschlingungsnähten an Zahn 22 zusätzlich adaptiert.

12.2.3 Nachbehandlung

Nach der *Verbandentfernung*, etwa 2–3 Tage postoperativ, wird die *Thymian*-Paste *nach* dem Mundbad mit einer *Ratanhia*-haltigen deodorierenden Spüllösung, z. B. Ratanhia-comp.-Tinctur, 100,0 (Rp. Nr. 2) oder Dentaforce in der Praxis in die Zahnzwischenräume eingestrichen. Dasselbe geschieht gleich nach der *Nahtentfernung* ca. 8–10 Tage später.

Rp. (63)
Pasta Thymi (Zusammensetzung s. Abschnitt 5.3, Rp. Nr. 6)
S. pro statione (durch Apotheken anzufertigen, Bezugsadresse s. Abschnitt 23.1)

Rp. (64)
Dentaforce
Kräuter-Mundwasser, 100,0 (Frischpflanzenauszug aus Ratanhia, Pfefferminze u. Myrrhe)
OP Bioforce
S. pro statione f. Mundbäder i. Praxis m. Wasser auf 1:3 verd.

In der *Nachbehandlungsphase* hat sich auch der häusliche Einsatz des *Echinacea*-Mundsprays (Wala) bestens bewährt:

Rp. (65)
Echinacea Mundspray, 50,0 (Argentum nitricum D 13, Calendula officinalis, Flos, Echinacea pallida, Herba, Salvia officinalis, Folium, Eucalyptus globulus e foliis D 1, Gingiva bovis Gl D 4, Gingiva bovis Gl D 8, Tonsillae palatinae bovis Gl D 4, Tonsillae palatinae bovis Gl D 8)
OP Wala
S. z. Aussprühen m. anschl. Schlucken n. jeder Mahlzeit/Zähneputzen üb. 7 Tage

Manchmal werden anlässlich umfangreicherer parodontaler Eingriffe im Seitenzahngebiet retinierte und verlagerte Weisheitszähne gleich mit entfernt. Dies kann bei geschwächten Patienten und reduzierter Abwehrlage gelegentlich zu Komplikationen im Heilungsverlauf führen: stärkeres Ödem mit mittelschwerer Kieferklemme, Sekretion aus Wundrändern nach 2–3 Tagen und ggf. auch druckdolente entzündliche Indurationen im Wangenbereich. Hier hat es sich bewährt, vor weitergehenden Revisionen am 4. oder 5. postoperativen Tag neben der Verwendung des oben genannten Mundsprays (Rp. Nr. 65):

➤ Umschläge über die Haut mit *Eucalyptus-comp.-Paste*, OP Wala (Rp. Nr. 29,) machen zu lassen (mehrmals bis Tubeninhalt leer) für ca. 30 min, dann $1/2$ Stunde Pause, dann wiederholen.
➤ Innerlich werden *Mercurius vivus naturalis D 6* Tbl. OP Weleda sowie *Hepar sulfuris D 6* OP Weleda als Trit. verordnet (S. jew. 5× tgl. 1 Tbl. bzw. 1 Msp. a. c. über 1 Woche).

Zusätzlich sollte als »homöopathisches Antibiotikum« in die Nähe des OP-Gebiets s. m. langsam infiltriert werden:

➤ *Argentum nitricum comp.* (Argentum nitricum D 19, Chlorophyceae ferm D 2, Echinacea pallida e plata tota ferm D 2, Eucalyptus globulus e foliis ferm D 1, Thuja occidentalis e summitatibus D2), Amp OP Wala (Rp. Nr. 45) zusammen mit
➤ *Lachesis comp.* (Atropa belladonna ex herba ferm D 3, Hepar sulfuris D 7, Lachesis D 11, Mercurialis ex herba ferm D 5), Amp. OP Wala, ggf. am folgenden Tag dasselbe und zusätzlich dann bei weiterer Eiterbildung noch
➤ *Pyrogenium* D 12, Amp. OP DHU. Das ist wie das Schlangengift Lachesis (s. o.) eine Nosode (Giftstoff). Sie wird wie Lachesis bei drohenden septischen Prozessen eingesetzt.

Der Patient ist darauf aufmerksam zu machen, dass eine erwünschte Temperaturerhöhung (»Schwitzen«) erfolgen kann. Dies im Sinne einer *homöopathischen Erstreaktion* (vgl. Abschnitt 11.2.2).

Auf diese Weise kann es oft vermieden werden, ein die natürliche Darmflora störendes und damit die Abwehrkraft auf längere Zeit hinaus schwächendes Antibiotikum zu verordnen. Wenn allerdings febrile Temperaturen über 39,5°C gemessen werden, sollte vor der Verordnung eines solchen schließlich auch nicht zurückgeschreckt werden.

Bei eventuell auftretenden *Hypersensibilitäten* nach chirurgischen PAR-Eingriffen ist:

➤ äußerlich an den Zahnhälsen die Touchierung mit *Resina Laricis/Solutio Myrrhae* anzuraten, Rp. Nr. 18 (154 b).

➤ Es kann auch *Kieserit* D 6 (Wirksamkeit auf den Dentinstoffwechsel durch impulsierte Reizdentinanlagerung) im Wechsel mit *Kieserit* D 20 p. c. abends eingenommen werden (vgl. Abschnitt 3.3).

➤ Außerdem können die Patienten angehalten werden, abends ca. 10 Tropfen *Kieserit* D 20 (Wirksamkeit auf das *Nerven-Sinnes-System* im Sinne einer Desensibilisierung) vor der Nachtruhe über mehrere Wochen einzunehmen:

Rp. (66)
Kieserit D 6; Dil., 20,0 od. 50,0
OP Weleda
S. abends 10 Tr. p. c. (üb. 7 Tage) im Wechsel mit:

Rp. (67)
Kieserit D 20; Dil., 20,0 od. 50,0
OP Weleda
S. abends 10 Tr. p. c. (üb. 7 Tage)

Für das Wasserbad der Munddusche (z. B. Water Pik) im häuslichen Gebrauch wird in dieser postoperativen Nachbehandlungsphase dem Erkrankten empfohlen, folgende Lösung anzusetzen:

1 Becher Calendula-Essenz
OP Wala od. Weleda
S. auf ein 1 L Wasser

Oder für normale Mundbäder:

Rp. (68)
Calendula-Essenz; 100,0
OP Wala od. Weleda
S. 2 EL auf Glas Wasser (üb. 14 Tage)

im Wechsel mit:

Rp. (69)
Ratanhia comp.; Tinct., 50,0 od. 100,0
(Zusammensetzung s. o.)
OP Weleda
S. 1 EL auf Glas Wasser (üb. 14 Tage)

und ggf. stattdessen oder zusätzlich abwechselnd:

Rp. (69 a)
Echtrosept Mundspülung, pflanzl. Konzentrat; 50,0
(Myrrhe, *Commiphora myrrha*; Ratanhia, *Krameria triandra*; Pfefferminzöl, *Mentha piperita*)
OP Weber & Weber

Bei allen aggressiven Parodontopathien sollte spätestens $1/4$ Jahr nach Abschluss der Behandlung (Nachsorge) die unabdingbar notwendige Interdentalraumhygiene kontrolliert werden, um eine bakterielle Reinfektion zu verhindern (62, 118, 173).

Eine Zusammenfassung über Behandlungen aggressiver Parodontopathien und regenerative Techniken bieten Caffesse u. Quinones (161) sowie Tonetti u. Cortellini (237).

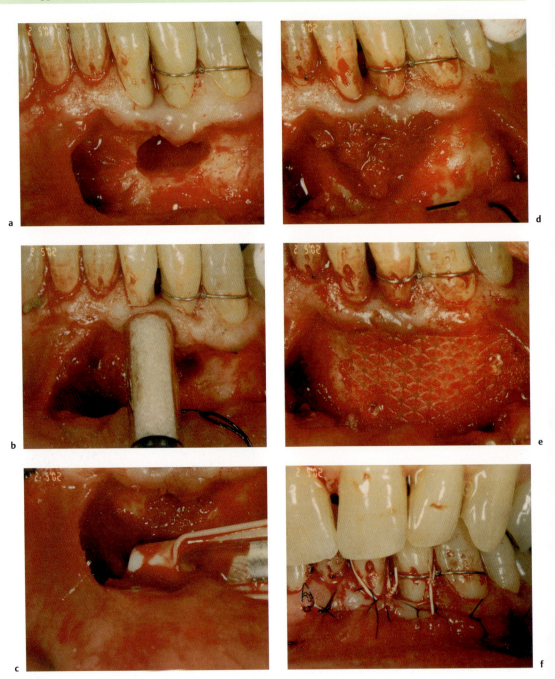

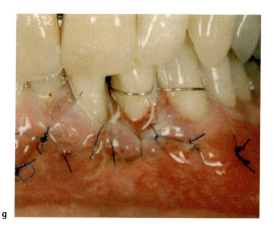

g

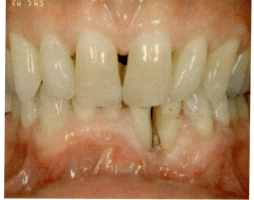

h

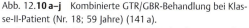

Abb. 12.**10 a–j** Kombinierte GTR/GBR-Behandlung bei Klasse-II-Patient (Nr. 18; 59 Jahre) (141 a).

a Temporäre Schienung von Zahn 32 (Lockerungsgrad II) mittels Achterligatur vor Exkochleation der konfluierenden radikulären Zyste und Wurzelspitzenresektionen. Vorläufige Vermeidung von Implantaten oder konventioneller Brückentechnik. Papillenschonende paramarginale Schnittführung.

b Der knöcherne Defekt wird mit Biogran zur Unterstützung der kollabierten Interdentalpapille angefüllt (128).

c Schonende Entnahme von Kompaktaspänen aus der Umgebung am Alveolarfortsatz mit dem Safescraper (Fa. Curasan).

d Auflagerung des autogenen Materials auf das bioaktive Glasgranulat.

e Die langsam resorbierbare Gore-Resolut-XT-Membran wird mit 2 BioTack-Pins fixiert.

f Wundverschluss mit Einzelknopf- und fortlaufender Nahttechnik (Prolene 5/0 Ethicon) sowie 2 Umschlingungssuturen bei den Zähnen 31 und 32 mit 5/0-Goretex-Nahtmaterial. Membrandehiszenz vorprogrammiert, da sicherere Doppellappenmethode nach Wachtel aus anatomischen Gründen hier operationstechnisch kaum durchführbar war.

g 1. postoperativer Tag: keinerlei Schmerz und Schwellung, wie so oft nach prä-, intra- und postoperativen Heilmittelapplikationen (vgl. Abschnitt 12.3 u. 18.7)! Intraoral vollkommen reizlos.

h Klinischer Befund 1 Jahr später nach Entfernung der Drahtligaturen. Die Zähne 32 und 31 sind aufgrund des vorliegenden Lockerungsgrades I bei kompromittiertem klinischen Befund doch längerfristig erhaltbar.

i Präoperatives digitales OPT.

j Röntgenkontrolle kurz vor Entfernung der Ligaturen 1 Jahr später mit unauffälligem Befund. Alio loco gemachte Wurzelfüllungen wurden nicht revidiert.

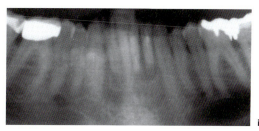

i

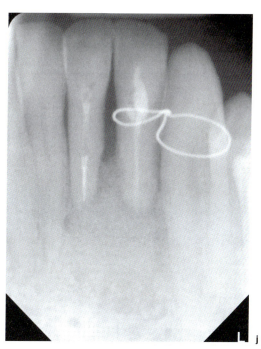

j

12.2.4 Patientenaufklärung Merkblatt 1 a und b

Merkblatt 1 a
Verhalten nach zahnmedizinischen Eingriffen

Bitte gut durchlesen und beachten!

Lieber Patient!

Die oft unvermeidbaren Beschwernisse nach allen Extraktionen und größeren operativen Eingriffen im Kieferbereich, wie Schwellung, Bluterguss, eingeschränkte Mundöffnung und Schluckbeschwerden, können Sie unter Beachtung nachfolgender Hinweise selbst abmildern:

Zur Bildung des die Knochenwunde verschließenden Blutpfropfes (Blutgerinnsel) als Vorstufe späterer Knochenneubildung ist mindestens 2 Stunden lang auf äußerste innerliche und äußerliche Ruhe zu achten! Vermeiden Sie Stress!

Legen Sie z. B. bitte keine Eisbeutel auf! Zimmertemperierte Umschläge bitte nur mit verdünnter heilungsfördernder Calendula (Ringelblumenessenz).

Bitte vermeiden Sie alles, was stark reizt und das Blut in Wallung bringen kann: Kaffee, Rauchen (Nikotin ist ein lokal wirkendes Zellgift und stört die Durchblutung direkt im Wundgebiet!), Schwarztee, Alkohol und Aufregung jeglicher Art. Dafür trinken Sie aber viel (Mineral-)Wasser!

Also nochmals: Nicht am Nervenkostüm zerren (lassen) durch TV, Bildschirmarbeit, angestrengtes körperliches Arbeiten! Besser entspannende Musik hören oder leicht verdauliche Lektüre!

Setzen Sie sich nicht der prallen Sonne aus!

Lesen und schlafen Sie möglichst nur, also Entspannung. Nicht schnell Autofahren (lassen), denn Erschütterungen und Stress bringen das wichtige Blutgerinnsel zum vorzeitigen Zerfall!

Am OP-Tag sollten Sie den Mund nicht stark spülen, abgesehen von den oben angeratenen Calendula-Mundbädern. Am folgenden Tag wieder mit einer weicheren Bürste normal die Zähne putzen, im OP-Gebiet aber etwas vorsichtiger sein! Am 1. Tag nach dem Eingriff nicht flach hinliegen, eher halb sitzend ruhen. Kopf nicht zu tief lagern wegen Nachblutungsgefahr! Falls es nachblutet: Bitte machen Sie einen Knoten ins Stofftaschentuch und beißen fest darauf!

Tritt beim Nachlassen der Betäubung ein sog. »Aufwachschmerz« an der Wunde auf, so hilft Ihnen eine vertiefte Atmung mit Betonung der Ausatmung.

Essen Sie bitte in der ersten Heilungsphase zur Darmentlastung und besseren Heilung kein Schweinefleisch und keine Wurstwaren und trinken Sie wegen der Schleimbildung mit dem Mundspeichel bitte keine Frischmilch!

Gute Besserung wünscht Ihnen

Ihr zahnärztliches Team

Postoperative Schluckbeschwerden nach Operationen (z. B. bei Behandlungen von Dentitio difficilis unterer Weisheitszähne) lassen sich gut abmildern durch Verordnung und Anwendung von
Echinacea-Mundspray (Rp. Nr. 65)
S. üb. 2–3 Tage (Zusammensetzung vgl. Abschnitt 12.2.3).

und/oder

Rp. (Zusammensetzung s. Rp. Nr. 22)
Apis/Belladonna cum Mercurio, Glob. 20,0
OP Wala
S. 3 × tgl. 10 Küg. a. c. üb. 2–3 Tage (154 b).

Merkblatt 1 b
Hinweise für Anwendung zusätzlicher Heilmittel nach Zahnfleischoperation (sog. Parodontosebehandlung)

»Wegen der riesigen Nebenwirkungen essen Sie die Packungsbeilage und schlagen Sie Ihren Arzt oder Apotheker« (59).

1. Bis zur Verbandentfernung am 1. bis spätestens 3. postoperativen Tag sind Mundbäder mit verdünnter Calendula-Essenz (OP Wala od. Weleda) von mindestens 5-minütiger Dauer zu machen, damit der heilsame Ringelblumen-Pflanzenauszug seine aufbauende und ordnende Wirksamkeit entfalten kann.

Wenn nicht am Knochen operiert worden ist, ist nur die unter 2. angegebene Tinktur einzusetzen.

2. Bitte nur Bäder machen ohne große Bewegungen und keine kräftigen Mundspülungen.
Wenn der Verband abgenommen ist oder sich von alleine gelöst hat, können heilsame Mundbäder in beschriebener Weise mit verdünnter Ratanhia-comp.-Tinktur (OP Weleda) gemacht werden. Auch hier ist die Zeitdauer der Anwendung entscheidend (besser 5 × 5 als 2 × 2 min täglich), weil es sich hierbei um ein kostbares Heilmittel und um kein bloßes Desinfektionsmittel handelt.
Bei Nachblutungen bitte diese Tinktur konzentriert auf ein Papiertaschentuch geben und fest andrücken.

3. Zusätzlich sollten Sie nach den Mundbädern und nach jedem Essen mit der Fingerkuppe auf die Wundgebiete Zahnfleischbalsam (OP Weleda) oder Mundbalsam (OP Wala) auftragen und in die Zahnzwischenräume drücken.
Zuvor ggf. mit Echinacea Mund- und Rachenspray (OP Wala) die Wundgebiete besprühen und das Heilmittel anschließend schlucken.
Zu einer noch besser verlaufenden Wundheilung führt die Einnahme von Odonton Echtroplex-Tropfen zur Heilungsanregung umfangreicher Operationsdefekte im Zahn- und Kieferbereich.

Rp. (Zusammensetzung u. Indikation vgl. Rp. Nr. 49 a, 53 a, 75 a u. 77 a)
Odonton-Echtroplex; Dil., 30,0
OP Weber & Weber
S. am 1. postop. Tag stdl. tagsüber 3 × 20–40 Tr., anschließend üb. weitere 3 Tage od. länger
3 × tgl. 20–40 Tr. a. c.

12.3 Zusammenfassung

Standardmedikation zur Ausheilung von Fisteln und parodontalen Abszessen ist Quarz D 6 Trituratio. Handelt es sich um einen subakuten Zustand, kommen zusätzlich Hepar sulfuris D 6 Trituratio, Mercurius vivus naturalis D 4 Tabletten oder Apis/Belladonna cum mercurio Globuli 3–5 × tägl. zur Anwendung. Bei stärkeren Schwellungen ist ferner Eucalyptus-comp.-Paste angezeigt (vgl. Kapitel 8).

Standardmäßig: Es wird bei Augmentationen in der GTR und GBR postoperativ zur Förderung der Knochenregeneration zusammen mit Arnika D 12 noch zusätzlich Symphytum D 6 in das Vestibulum s. m. appliziert (vgl. Kapitel 12).

Routinemäßig: 1 Tag vor Implantationen wird zur Immunstimulation und Heilungsanregung Quarz D 20 und dann intraoperativ Arnica D 12 zusammen mit Symphytum D 6 s. m. ins Vestibulum injiziert (vgl. Abschnitt 18.7).

Postoperativ: standardmäßige Abdeckung der Wundränder mit Ratanhia-Wachs. Ein Arnika-Mulltupfer wird für 2 Stunden ins Vestibulum gebracht (vgl. Kapitel 11).

Prämedikation vor umgangreicheren Eingriffen: am präoperativen Tag mit Quarz D 20, s. m. (vgl. Abschnitt 11).

Intraoperativ bei schwereren PAR-OPs und Implantationen: Arnika D 12 zusammen mit Symphytum D 6, s. m. (vgl. Kapitel 11).

Postoperativ/häuslich: Mundbäder und Kompressen mit Calendula-Essenz nach Operationen im knöchernen Bereich, bei Weichteilwunden nur mit Arnika-Essenz (vgl. Kapitel 11 u. 12).

Häusliche Einnahme: Arnika LM VI, Staphisagria LM VI und Hypericum LM VI-Globuli (OP DHU) (vgl. Kapitel 12).

Zahnfleischbalsam (OP Weleda) zum Auftragen auf Wundränder oder in Prothesenbasis als Wundheilpaste (vgl. Kapitel 11).

13 Allgemeinerkrankungen, betroffene Nachbarstrukturen und dentogene Sinusitis maxillaris, Vernarbungsfolgen

> Die Abbaukräfte müssen immer da sein. Unser Organismus wird nicht nur vorwärts gebildet, er wird auch rückgebildet, und in dieser Rückbildung hat die geistige Entwicklung Platz, die geht da hinein.
> *Rudolf Steiner 1924 (GA 316)*

13.1 Vorbemerkung

In den Kapiteln 13–15 finden sich aufgrund der Thematik *rekurrenter Parodontopathien* mehrere Querverweise. Diese Angaben beziehen sich wechselseitig aufeinander.

Therapieresistente *chronische* Erkrankungen des Parodontiums und immer wiederkehrende *akute* Exazerbationen erregen den Verdacht auf das Vorliegen einer diese verschlimmernden *Allgemeinerkrankung*. Sie kündigt sich häufig in der Mundhöhle mit Frühsymptomen an (4, 6, 7, 14 a, 33, 46, 50, 51, 56, 79, 95, 165 a, 168, 185, 188, 197, 205, 212, 219, 222 b, 225, 239):

➤ Hypo- oder Hyperazidität des Magensaftes bei Gastritis
➤ Diabetes
➤ Blutkrankheiten
➤ Ablagerungskrankheiten
➤ Darmleiden
➤ Fettstoffwechselstörungen
➤ hormonale Dysregulationen usw.

Es ist immer wieder zu beobachten, dass Patienten mit *aggressiven* Parodontopathien nach Abheilung der Defekte am Parodont sich auch allgemein deutlich besser befinden (33): ein Zeichen dafür, wie stark pathologische Befunde am Zahnbett sich häufig auf den Allgemeinzustand auswirken können (siehe z. B. Patient Nr. 13, Abb. 12.**1**).

Eine Entlastung der für alle 3 Stoffwechselwege (Zucker, Fett, Eiweiß) so wichtigen steuernden *Pankreasfunktion* bewirkt offenbar das Beseitigen von fortgeschrittenen etablierten parodontalen Läsionen. Das Pankreas fungiert als »Drüsengehirn im unteren Menschen« (zit. nach O. Wolff et al. [1991]; vgl. Kapitel 15 u. Abschnitt 19.2 [182, S. 202]).

Das Konsilium mit dem Hausarzt und/oder Internisten ist unerlässlich, besonders dann, wenn Implantate bei Vorliegen einer aggressiven Parodontitis in Erwägung gezogen werden.

Die *hyperplastische* Form der Gingivitis mit Pseudotaschenbildung kommt als Nebenwirkung bei Dauermedikation vor (Epileptiker, Hypertoniker, Nierentransplantierte) (vgl. Abschnitt 6.6). Hierbei ist die Plaquekontrolle erschwert (207) (Rp. Nr. 14 u. 81–83).

Retrahieren sich Gingiva und Alveolarknochen im gesamten Gebiss ohne klinische Anzeichen einer Entzündung und ohne Zahnlockerungen, so liegt das Bild einer *involutiven physiologischen Altersatrophie* vor: Diese kann bei entsprechender neurasthenischer Konstitution unphysiologisch, aber auch sehr verfrüht und schnell fortschreitend auftreten (vgl. Abb. 2.**1**). Es handelt sich dann um ein allgemeines, frühzeitiges Vorherrschen sklerotischer Prozesse entsprechend des Biotypus N (Abb. 12.**1**).

Hier kann die Verordnung von *Scleron*-Tabletten erfolgen, einer *typischen* Heilmittelkomposition der anthroposophischen Medizin. Diese sind mit immer wiederkehrenden Unterbrechungen (ca. 6-wöchige Gabe, dann ca. 6-wöchige Pause) *rhythmisch anstoßend* und dadurch *verstärkt anregend* einzunehmen.

In der anthroposophischen Heilmittelverordnung sind auch die *Pausen (Rhythmus)* wichtig! Entsprechend Abb. **4.7** kann alternativ auch versucht werden, mit der Kombination von *Blei* (Plumbum) und *Zinn* (Stannum) die Gewebe des Periodontiums zu befestigen (vgl. Abschnitt 15.4.2) (98, 101).

Das pharmakologisch verarbeitete Pb-Metall wirkt sulfurischen Stoffwechselprozessen am Marginalsaum in abgrenzender Weise entgegen.

Das Sn führt zu Konsolidierung und Integration am parodontalen Faserapparat zwischen Wurzelzement und Alveoleninnenkortikalis (vgl. Abb. 4.5–4.7).

Unterstützend *diätetisch* wirken *Birken-Elixier* und Birkenblättertee oder Nierentonikum (Wala). Dies ist ein Auszug aus Birke und *Wacholder* (Betula/Juniperus; Extract. saccharat.) zur Entgiftung und Stärkung.

Zur Einleitung dieser Behandlung, insbesondere als Anregung der Vitalität, werden 2–3 × wöchentlich s. c. Injektionen von *Prunus spinosa* D 6 (Schlehdorn) gemacht.

Die während der langen Ausreifungszeit sauer bleibende (Hinweis auf Ätherleibsbeziehung) Schlehenbeerenfrucht ist aufgrund ihrer besonderen Reifungsdauer fast über den ganzen Jahreslauf hinweg das denkbar Allervitalste. Besonders die Triebspitzen (Summitates) stehen für diese einzigartige Wirksamkeit. Dies wirkt natürlich stark roborierend und ätherisch aufbauend (vgl. Abschnitt 9.2 u. 15.3).

Rp. (70)
Scleron; Tbl., Nr. 70 od. 180 (Plumbum mellitum D 12: Blei m. Honig u. Rohrzucker i. bes. Zubereitung)
OP Weleda
S. 4 Wo. lang 1 Tbl. tgl. a. c. in 4-wöchigen Pausen

Rp. (70a)
Plumbum D 14 1 Teil/Stannum D 14 2 Teile; Trit., 50,0
OP Weleda
S. 3 × tgl. 1 Msp. a. c. in Pausen (s. o.)

Rp. (71)
Prunus spinosa, Summitates, Rh D 6; Amp.
OP Weleda
S. a. m. m. (4 Tage jew. 1 Amp. i. Vestibulum, danach 2. Serie n. 1-wöchiger Pause)

Rp. (72)
Equisetum arvense/Silicea cult. D 3, Rh Dil., 50,0
OP Weleda
S. 3 × tgl. 15 Tr. (üb. 4 Wo.)

Zur Wirksamkeitsverstärkung der Stoffwechselpotenz im mittleren rhythmischen System (hierfür sind Injektionen ein Stimulus) dient der mit Ackerschachtelhalm vegetabilisierte, gestaltbildende Kiesel (Quarz = Silicea): Das sog. Zinnkraut ist die Zinnpflanze schlechthin. Es kann als Ampulle ins Vestibulum injiziert werden (2 × wöchentlich) (vgl. Abschnitt 11.2.1).

Equisetum ist das von der Wirksamkeitsrichtung her gesehene »pflanzliche Zinn«, das Zinnkraut ist die Zinnpflanze schlechthin. *Äußerlich* betrachtet ist es sehr kieselreich (quarzhaltig). Aus letzterem Grund wird es auch mit Quarz vegetabilisiert (»Silicea cultum«, s. o.).

Stannum-Metall (organisierende Kraftwirkung des dem Planeten Jupiter zugeordneten Metalls Zinn) regt in entsprechender arzneilicher Zubereitung die Schaffung neuen bindegewebigen Attachments an: Deswegen ist es gegen Zahnlockerungen wirksam (Förderung des Reattachments) (Rp. Nr. 93; vgl. Abb. **2.4** u. **4.5–4.7**; vgl. Abschnitt 15.4.2) (101).

Rp. (73)
Equisetum/Stannum; Amp. od. Glob., 20,0
OP Wala
S. tgl. 1 Trinkamp. od. 3 × tgl. 10 Glob. (üb. 1 Wo.)

13.2 Beziehungen von Parodontien zu anatomischen Nachbarstrukturen im Oberkiefer: akute und chronische Sinusitis maxillaris und Vernarbungsfolgen nach Kieferoperationen

Periodontitische Aufbissschmerzen (früher: Desmodontitis genannt) bei mehr *akuten* Kieferhöhlenaffektionen von vorwiegend Oberkiefermolaren lassen sich beherrschen durch die *kurzfristige* Gabe von:

Rp. (74)
Agropyron comp.; Glob., 20,0 (Agropyron e radice D 3, *Kalium* carbonicum e cinere Fagi silvaticae D 9, Taraxacum officinale e planta tota D 4, Zinnober D 6)
OP Wala
S. akut 2-stdl. ca. 15 Küg. unter Zunge a. c. (üb. 14 Tage)

oder

Rp. (75)
Myristica sebifera comp.; Glob, 20,0 (Argentum nitr. D 19, *Kalium* bichromicum D 5, Myristica sebifera, succus e cortice D 3)
OP Wala
S. akut 3 × 10 Küg. unt. Zunge a. c. (üb. 14 Tage)

oder als weiteres Komplexmittel:

Rp. (75 a)
Odonton-*Echtroplex*; Dil, 100,0 (Arnica montana, D 4, Calendula D 3, Delphinium staphisagria D 4, Echinacea purpurea D 1, **Hepar sulfuris** D 8, **Kalium bichromicum** D 8, **Kalium sulfuricum** D 8, Symphytum officinale D 8)
OP Weber & Weber
S. *akut* tgl. u. stündl. 10 Tr.;
chron. 3 × tgl. 20–40 Tr. üb. 1 Wo.

Mit Kalium wird der Ätherleib aufgebaut (vgl. Abschnitt 15.6 u. 15.7; vgl. Abb. 2.3).

Bei *chronischen* Nebenhöhlenbeschwerden ist *längerfristig* und dabei weniger oft zu dosieren:

Rp. (76)
Hepar sulfuris comp.; Amp. (*Hepar sulfuris* D 5, Membrana sinuum paranasalium bovis Gl D 5)
OP Wala
S. a. m. m. (an 2 aufeinander folgenden Tagen 1 Amp. s. m. injizieren i. Vestibulum auf betroffener Kieferhöhlenseite)

Rp. (77)
Hepar Sulfuris D 6; Trit., 20,0 od. 50,0
OP Weleda
S. 3 × tgl. 1 Msp. a. c. üb. läng. Zeitraum (4 Wo.)

oder als Komplexmittel:

Rp. (77 a)
Odonton-*Echtroplex;* Dil., 100,0 (Arnica montana D 4, Calendula D 3, Delphinium staphisagria D 4, Echinacea purpurea D 1, Hepar sulfuris D 8, Kalium bichromicum D 8, Kalium sulfuricum D 8, Symphytum officinale D 6)
OP Weber & Weber
S. s. o. unter Rp. Nr. 75 a

Zur Ausheilung von eventuellen chronischen neuralgiformen Beschwerden bei herdsanierten Patienten hat sich obige Verordnung über 2–3 Wochen bewährt.

> *Periodontitische Beschwerden* unklarerer Genese lindern sich schnell nach einer ca. 15-minütigen Wärme-Licht-Bestrahlung (Heliosol, Fa. Unisol) des entsprechenden Bezirks unter Einlage eines mit TÄLMA-Lösung getränkten Pur-Zellin-Läppchens in das Vestibulum: Dies regt den aufbauend tätigen Ätherleib an (vgl. Abschnitt 9.5).

Gelegentlich kommt es vor, dass intra operationem bei Zahnextraktionen und operativen Zahnentfernungen der Sinus maxillaris perforiert worden ist. Die Irritation der Kieferhöhlenschleimhaut kann degenerative Veränderungen und Hyperplasien im Sinne einer äußerst zäh abheilenden *subakuten* Sinusitis maxillaris zur Folge haben. Hier sollte zur Beschleunigung einer Regeneration an die längerfristige perorale Gabe des folgenden Organpräparats gedacht werden:

> Membrana Sinus maxillaris Gl (OP Wala) via *Trinkampullen*: Unterschiedliche Potenzstärken enthält die Organpotenzreihe »D« (4 Amp. D 5, 4 Amp. D 6, 2 Amp. D 8) in einer Packung (N 1) mit 10 Ampullen.

Durch das in tiefen bis mittelhohen Potenzen immer wiederkehrend alle 2 Tage eingenommene Heilmittel kommt es zur beschleunigten Ausheilung chronisch-degenerativer Destruktionsprozesse im sensiblen Kieferhöhlenbereich. Dies trägt zur Regeneration der feinen Membranstrukturen bei (ggf. müssen mehrere OP verordnet werden).

In der Anfangsphase der aufgezeigten Begleittherapie der Sinusitis maxillaris kann das Präparat während 7 Tagen oder darüber hinaus 2 Wochen lang auch in die Umschlagfalte des entsprechenden Bereichs submukös instilliert werden.
Um chronischen Sinusitiden nach einem Trauma durch eventuell nötige interne *Sinusbodenelevation* während einer Implantation vorzubeugen, kann zur besseren Ausheilung der *Mund-Antrum-Verbindung* auch noch zusätzlich:
➤ *Hydrastis canadensis* (kanadische Gelbwurz) verordnet werden:
Hydrastis e radice D 4 OP, S. 2× wöchentl. 1 Amp. ins Vestibulum an Sinusboden einmalig und/ode
Globuli D 4, 20,0, beide OP Wala, S. 3× tgl. 10 Glob. a. c. üb. 1 Woche
bzw. Hydrastis canadensis D 4; ethanol. Decoctum, 20,0 OP Weleda, S. 3× tgl., 10 Tr. a. c. üb. 1 Woche

Bei dazu prädisponierten Personen können sich trotz der Anwendung mikrochirurgischer Nahttechniken selten ggf. Störfelder darstellende Narbenkeloide ausbilden. Dies kann besonders im Oberkiefer-Frontzahnbereich nach Frenektomien oder im Oberkiefer-Seitenzahngebiet nach kieferchirurgischen Revisionen des Sinus maxillaris der Fall sein.

Davon betroffene Patienten werden dazu angehalten, je nach Volumen des Gewebsüberschusses das unten genannte Gel 1–2× tägl. *massierend* aufzutragen:

Rp. (78)
Narben Gel (Allium cepa ferm D 1, Barium citricum D 10, Cutis feti bovis Gl D 4, Hirudo ex animale D 2, Mesenchym bovis Gl D 4, Polygonatum odoratum e radice ferm D 2, Rosmarini aetheroleum, Thuja occidentalis e summitatibus D 6, Vespa crabro ex animale Gl D 3)
OP Wala
S. 1–2× tgl. lokal auftragen (14 Tage lang n. d. Zahnpflege)

Weitere *Rezepturangaben* zur Heimbehandlung von Neuralgien im Kieferbereich vgl. Abschnitt 3.3 u. 9.5.

14 Rekurrente (therapierefraktäre) Parodontopathien und Rezidivprophylaxe – Klasse III

Auch bei diesen Formen ist unbedingt an einen *DNA-Sondentest* zum Ausschluss einer A. a.-Infektion zu denken. Ein positiver Befund hat Konsequenzen (113).

Zur Vorbeugung von Rezidiven werden zur *Festigung* und *Belebung* der Stützgewebe s. m. Injektionen durchgeführt mit:
➤ *Argentum nitricum* D 30 (Silbernitrat) und
➤ *Marmor* D 6 (natürliches Calciumcarbonat).
Ätherisierend-aufbauende *Silberwirksamkeit* (vgl. Abschnitt 5.2 u. 11.2.2). Die Injektionen erfolgen in das Vestibulum beider Kiefer jeweils im Wechsel von links und rechts:

Rp. (79)
Argentum nitr. D 30; Amp.
OP Weleda
S. a. m. m.

und

Rp. (80)
Marmor D 6; Amp.
OP Weleda
S. a. m. m.

Folgendes Vorgehen wird empfohlen:
1. Woche:
Mo: Argentum-Injektion Oberkiefer rechts
Di: Marmor-Injektion Oberkiefer links
Do: Argentum-Injektion Unterkiefer links
Fr: Marmor-Injektion Unterkiefer rechts
2. Woche:
Mo: Argentum-Injektion Oberkiefer links
Di: Marmor-Injektion Oberkiefer rechts
Do: Argentum-Injektion Unterkiefer rechts
Fr: Marmor-Injektion Unterkiefer links

Bei stärker akutem Geschehen während einer Rezidivs kann auch anstelle von Marmor *Conchae comp.* (OP Wala) appliziert werden (Rp. Nr. 95) (154 b).

Für die zusätzlich infrage kommende Anwendung von *Mundbalsam flüssig* (OP *Wala*, Rp. Nr. 3) werden nach erfolgter Zahnreinigung und Mundspülung ca. 10 Tropfen aus der Pipette des Fläschchens direkt auf die Zungenspitze gegeben und gleichmäßig vom Erkrankten über die ganze Gingiva verteilt. Es soll dann nicht mehr nachgespült werden. Diese Anwendung kann zu Hause mehrmals täglich erfolgen (3–5 × p. c.).

Rp. und Erläuterung der Heilmittelkombination des Mundbalsams: Rp. Nr. 14 (vgl. Abschnitt 5.2 u. 6.2.2).

Dasselbe Vorgehen ist auch bei verschiedenen Sonderformen von gingivalen Parodontalerkrankungen angezeigt, z. B.:
➤ Gingivitis/Parodontitis *desquamativa*, sehr selten
➤ Gingivitis/Parodontitis *gravidarum*, passager) (vgl. Abschnitt 6.3)
➤ Gingivitis/Parodontitis *hyperplastica* (häufiger bei Hypertonie, Epilepsie, Transplantationspatienten und seltener idiopathisch auftretend).

Bei letztgenannten selteneren endogenen gingivalen Schleimhauthypertrophien und häufiger bei jugendlichen Patienten ist immer auch die potenzielle intestinale Hauptursache Morbus Crohn differenzialdiagnostisch einzubeziehen. Besonders dann, wenn die Hyperplasien im Frontbereich nach Gingivektomien trotz guter Oralhygiene rezidivieren (vgl. Abschnitt 6.6, 13.1 u. 19.2) (79, 212, 225).

15 Adjunktive Therapie und Konstitutionsbehandlung – Klassen IV und VIII

15.1 Vorbemerkung

Bei der *chronischen* Parodontitis (Klasse II) ist davon auszugehen, dass neben den lokalen Reizfaktoren auch okklusale Traumen durch Parafunktionen und Habits zur Progression des Krankheitsbildes beitragen (Funktionstherapie) (vgl. Abschnitt 3.2).

Bei Veranlagung (Konstitution, endogener Faktor nach Weski) zur Parodontitis ist oft die Plaqueentfernung durch muzinreichen klebrigen Speichel erschwert (Stoffwechselschwäche).

15.2 Heilmittel

Ein die Plaquebesiedlung hemmende Spülspeichelbildung sollte angeregt werden. Dies kann durch die bereits erwähnte Anwendung der äskulinhaltigen Solezahncreme und durch Spülungen mit *Aesculus*-Essenz und/oder Einbürstungen mit Aesculus-Gelée (5%-ig) erfolgen. Festhaftende Beläge lösen sich ad hoc auf: Das ist besonders augenfällig zu demonstrieren, wenn anlässlich der ersten Prophylaxesitzung dicke Plaquerasen mittels äskulusgetränkten Tupfern weggewischt werden.

Die Rosskastanienpräparate sind dahingehend wirksam, dass sie die *Plaqueanhaftung* im Biofilm der Schmelzoberfläche verhindern (vgl. Abschnitt 5.2).

Rp. (81)
Aesculus-Essenz, 100,0
OP Wala
S. äußerl. f. Mundbäder verd. 1 EL auf 1 Glas (üb. 14 Tage)

oder

Rp. (82)
Aesculus, Cortex D 1; Dil., 20,0 od. 50,0
OP Weleda
S. 5 Tr. auf 1 EL Wasser f. Mundbäder (üb. 14 Tage)
oder
S. ca. 5 Tr. 3 × tgl. p. c. m. Zungenspitze auf Zähne u. Zahnfleisch verteilen (14 Tage lang)

und

Rp. (83)
Aesculus, Cortex, äthanol. Decoctum 5%; Gel, 25,0)
OP Weleda
S. f. Einbürstungen üb. Zähnen (14 Tage lang)

Leider ist inzwischen das Aesculus-Gel kein Fertigarzneimittel mehr. Über die Weleda AG ist es nicht mehr erhältlich. Die Ausfertigung der Rezeptur muss deshalb vom Apotheker selber erfolgen, wie es für die Pasta Thymi bereits beschrieben wurde:

Rp.
In 10 g sind enthalten: *Aesculus*, Kortex (Rosskastanienrinde); ethanolisches Decoctum D 1, 5 g. Das ethanol. Decoctum wird nach HAB-Vorschrift (Homöopathisches Arzneimittel-Buch) hergestellt.

Alternativ kann die Dil. (Rp. Nr. 82) auch in eine Gelgrundlage eingearbeitet werden. Sie besteht aus Glycerol (85%), Natriumalginat, gereinigtem Wasser.

Bezugsadressen s. im Anhang unter Abschnitt 23.1.

15.3 Methodik der Begleittherapie

Als *roborierende Begleitbehandlung* (Reiztherapie) bei besonders hartnäckigen Parodontopathien wirken 1–2 × wöchentlich Vollbäder mit:

➤ *Rosmarin*-Bademilch (Weleda) oder
➤ *Prunus*-Essenz (Wala) unterstützend genauso wie
➤ diätetisches *Schlehen*elixier oder Schlehenursaft (zuckerfrei für Diabetiker).

➤ Hier erreicht man die Heilmittelwirksamkeit über die äußere Haut und das Nerven-Sinnes-System. Die ordnenden Kräfte der Ich-Organisation werden über die Hauteinwirkung des Heilmittels wachgerufen. Im wohlverstandenen Sinne ist das eine Stärkung des Immunsystems (vgl. Abb. **2.3** u. **2.4**).
➤ Mit Heilinjektionen wird dagegen primär am rhythmischen System angesetzt.
➤ Das Stoffwechselsystem wird mit dem Diätetikum erreicht und kommt vor allen Dingen bei der immer häufiger auftretenden Veranlagung zu Diabetes in Betracht (vgl. Abschnitt **3.4.1**).

Rosmarin wirkt anregend auf den Wärmeorganismus. Wegen dieser aktivierenden Wirksamkeit empfiehlt es sich, die Rosmarinbäder nicht abends anzuwenden:

Rp. (84)
Oleum aethereum Rosmarini; Emulsio, 500,0 (Rosmarin-Bademilch)
OP Weleda
S. n. Vorschrift i. morgendliches Vollbad (1–2 × wöchentl. länger dauernd)

Rp. (85)
Prunus-Essenz, 100,0
OP Wala
S. 2 EL i. Vollbad (1–2 × wöchentl. länger dauernd)

Rp. (86)
Prunus-Bad, 200,0
OP Weleda
S. 2 El auf Vollbad (1–2 × wöchentl. länger dauernd)

Badeöle lassen sich mit einem speziellen Aufsatz an der Armatur feindispers im Wasser verteilen. Dadurch wird eine Wirksamkeitsverstärkung erzielt. Beim sog. Jungebad wird als Trägersubstanz für die Pflanzenauszüge Olivenöl verwendet, Bezugsadresse vgl. Abschnitt 23.1. Dort sind auch die von der Wala hergestellten Dispersionsbadeöle aufgelistet.

Weitere roborierende Maßnahmen sind das Zusammenspiel der Wesensglieder aktivierende Kneipp-Anwendungen und regelmäßige Saunagänge. Zwischen den Polaritäten von heiß und kalt (Reiztherapie) entwickelt sich ein auch auf das Immunsystem gesundend wirksamer Rhythmus (vgl. Abb. **4.3**).

Innerlich kann weiter diätetisch als *Roborans* rezeptiert werden (zum Eisen (vgl. Abschnitt 15.7, zu Prunus s. Abschnitt 13.1).

Rp. (87)
Prunuseisen; Glob., 20,0 (Prunus spinosa ferm cum Ferro Dil. D 3)
OP Wala
S. 3 × tgl. 10 Küg. a. c. (üb. 4 Wo. i. Pausen wiederholend)

sowie/oder

Rp. (88 a)
Schlehenelixier, 200,0 od. 500,0 (Zucker, Schlehensaft 35%, Zitronensaft 5%)
OP Weleda
S. 3 × tgl. 1 TL (14 Tage lang, dann n. 1-wöch. Pause wiederholen usw.)

Desgleichen kann sogar bei *Diabetikern* unter den schweren Parodontitis-Patientenfällen noch diätetisch rezeptiert werden:

Rp (88 b)
Schlehenursaft, 200,0
OP Weleda
S. 3 × tgl. 1 TL (14 Tage lang, dann n. Pausen d. Einnahme wiederholen)

15.4 Verschiedenartigkeit krankhafter parodontaler Veränderungen

➤ Hochgradig entzündete Gewebe sind erfahrungsgemäß am intensivsten mit Hochpotenzen des homologen Organs therapeutisch zu beeinflussen (Bsp. hochakute Pulpitis partialis = Pulpa dentis Gl D 30). Katabolismus (Stoffwechselminderung).

➤ Chronisch degenerative Prozesse dagegen reagieren auf Tiefpotenzen des entsprechenden Organpräparates (Bsp.: chronische Gingivitis m. Ausweitung auf das Knochengebiet = Gingiva Gl D 5, Mandibula feti Gl D 5 oder Maxilla feti Gl D 5). Anabolismus (Stoffwechselanregung).

➤ Mischformen von Entzündung und Sklerose (Polaritäten) werden abwechselnd mit hohen und niedrigen Potenzen (Rhythmisierung) behandelt (Bsp.: Gingiva Gl D 15 im Wechsel m. Gingiva Gl D 5 als Begleittherapie einer PAR-Behandlung).

Hierfür stehen folgende Potenzen der Organpräparate von Gingiva und Periodontium zur Verfügung (vgl. Abschnitt 15.6):

Rp. (89)
Gingiva Gl D 5/Gl D 15/Gl D 30; Amp.
OP Wala
S. a. m. m.
– *tiefe* Potenzen tgl. 1 Trinkamp. sublingual,
– *mittlere* Potenzen alle 2 Tage 1 Trinkamp.,
– *hohe* Potenzen wöchentl 1 Amp., der Reihe nach von links n. rechts aus Schachtel

und/oder:

Rp. (90)
Periodontium Gl D 5/Gl D 15/Gl D 30; Amp.
OP Wala
S. a. m. m. (Anwendung s. o.)

Für die Injektionen als Begleittherapie bei therapieresistenten Parodontalerkrankungen haben sich die nachfolgend aufgeführten Heilmittelkombinationen bewährt. Sie sind einmal für das reaktiv-entzündliche Stadium und zum anderen für die Zeit nach dem Abklingen der entzündlichen Erscheinungen zusammengestellt worden. Ihre Anwendung erfolgt als s.m Injektion 2× wöchentlich (am besten montags Argentum und donnerstags Stannum) ins Vestibulum. Dauer der »Kur« ca. 5 Wochen.

15.4.1 Reaktiv-entzündliches Stadium

Rp. (91)
Periodontium/Silicea comp.; Amp. (Maxilla feti Gl D 15, Mandibula feti Gl D 15, Gingiva Gl D 15, Periodontium Gl D 15, Silicea D 22, Argentum nitricum D 21, Atr. Belladonna ex herba D 15)
OP Wala
S. a. m. m. (2 × wöchentl. 1 Trinkamp. sublingual od. montags u. freitags 1 Amp. s. m. ins Vestibulum üb. 4 Wo.)

15.4.2 Subakutes Stadium

Rp. (92)
Periodontium/*Stannum* comp.; Amp. (Maxilla feti Gl D 4, Mandibula feti Gl D 4, Gingiva Gl D 4, Periodontium Gl D 4, Hypophysis Gl D 6, Stannum D 15)
OP Wala
S. a. m. m. (Di u. Do 1 Amp. sublingual od. jew. 1 Amp. s. m. ins Vestibulum üb. 4 Wo.)

Stannum trägt unmittelbar zu einem bindegewebigen Reattachment bei (vgl. Abb. 4.5–4.7). Auch sichtbare Zahnbeweglichkeiten gehen durch dieses Präparat zurück (vgl. Abschnitt 13.1).

15.4.3 Zusammenfassung

Für das entzündliche Stadium werden höher potenzierte Organpräparate zusammen mit dem mineralischen Heilmittel, dem Metallsalz Silbernitrat, und dem pflanzlichen Heilmittel, der Atropa Belladonna (Tollkirsche) kombiniert:

> Die 3 letzteren liegen in höheren Potenzen vor, um in der Kopfregion die ordnende Kraft der Ich-Organisation aufzurufen (vgl. Abb. 2.**3**).
> Die Verbindung des Silbers mit Stickstoff (Silbernitrat) macht die Silberwirksamkeit dem Nerven-Sinnes-Pol zugänglich.

Für das Stadium formender Ausheilung und Festigung der Gewebe sind dagegen unter anderem niedrig potenzierte Organpräparate mit höher potenziertem Zinn (Lebermetall = Stannum) kombiniert anzuwenden (Rp. Nr. 73 u. 93 sowie Abschnitt 13.1, vgl. Abb. 2.**4** u. 4.7).

15.5 Rezidivneigung

Es gibt besonders gefährdete Erkrankte mit konstitutioneller Disposition für Degeneration und Sklerose (Bindegewebsschwäche). Hier empfiehlt es sich, nach Abklingen der entzündlichen Erscheinungen zusätzlich zu den soeben angegebenen Kombinationen weitere Maßnahmen zur Stabilisierung des Behandlungsergebnisses durchzuführen. Es wird dabei der ganze »Organkosmos« aufbauend harmonisiert:

Rp. (93)
Mesenchym/Calcium carbon. comp.; Amp. (Quercus robur/petraea e cortice cum Calcio carbonico D12, Mesenchym Gl D 5, *Pancreas* Gl D 5, Pulmo Gl D 5, Cor Gl D 5, Hepar Gl D 5, Renes Gl D 5)
OP Wala
S. a. m. m. (tgl. 1 Trinkamp. sublingual üb. 7 Tage od. alle 2 Tage 1 Amp. s. m. vestibulär injizieren üb. 14 Tage)

Dieses Präparat enthält als bislang einziges *Pankreas* in tiefer Potenz, welches das Organ aufbaut (anabolisierender Effekt) (vgl. Abschnitt 15.4).

》 *Wir haben im **Pankreas** eine Drüse vor uns, in der (typischerweise; Anm. d. Verf.) alle Wesensglieder (intensivst; Anm. d. Verf.) zusammenwirken und die **in die 3 Stoffwechselarten in beherrschendem Sinne eingreift**:*

*Das **Pankreas** produziert lediglich die Enzyme; in ihr selbst findet keine Umsetzung der Stoffe statt, sondern es herrscht geradezu die **Ruhe des Nervensystems** – ganz im Gegensatz zur **Leber**, die als Hauptstoffwechselorgan der Schauplatz der **Stoffumsetzungen** ist.*
*Es ist die **übergeordnete Zentrale des Stoffwechsels**, eine Art **Drüsengehirn im unteren Menschen**. … Da wir es hier aber mit einem übergeordneten Zentrum zu tun haben, das die ganze Stoffbereitung beeinflusst, können sich **Störungen im Abbau bis in die aufbauende Seite auswirken**. **《***

*Aus Husemann u. Wolff 1991 (182): Bd. II, S. 202 f.; vgl. Abschnitt 13.1, 15.6 u. 19.2 (**Hervorhebungen** durch den Autor)*

> Bei *rekurrenten* Parodontitiden und allen osteomyelitischen Prozessen einer *aggressiven* Parodontitis profunda (Klasse III) bewährt sich sehr:
> ➤ *Conchae* comp. (Rp. Nr. 94); der Patient verabreicht es sich zu Hause selbst unter die Zunge in Form von Trinkampullen zusammen mit
> ➤ tiefen (Gl D 5) und mittelhohen (Gl D 10) Potenzen von *Periodontium* (vgl. Abschnitt 6.2).
> Die 3 Ampullen ergeben 3 ml Inhalt und werden dem Patienten in einer kanülenlosen Einmalspritze (hierfür genügt eine 2 ml Rekordspritze) vorportioniert mitgegeben. Er nimmt es über 3 Tage ein (pro Tag 1 ml) a. c. am besten abends.

In besonders schweren Fällen kann es auch in Monotherapie verordnet werden:

Rp. (94)
Conchae comp.; Amp. (Conchae D 4, Argentum metallicum D 4, Amanita muscaria e pl tota e ferm D 6, Pleridium aquilinum e foliis ferm D 2, Dryopteris filix-mas e radice ferm D 2, Phyllitis scolopendrium e foliis ferm D 2)
OP Wala
S. a. m. m. (8 Tage lang tägl. 1 Trinkamp. sublingual od. alle 2 Tage üb. 14 Tage 1 Amp. s. m. injizieren i. Vestibulum)
oder
Glob. 20,0 (N1)
OP Wala
S. 3 × tgl. 10 Küg. a. c. üb. 14 Tage

Dieses Präparat aus der Farnart Hirschzunge, dem Wurm- und Adlerfarn, dem Fliegenpilz, metallischem Silber und Austernschalenkalk ist geeignet, dann eingesetzt zu werden, wenn das Eiweiß aus dem Lebensprozess herausgefallen ist:

Das Eiweiß richtet bei chronischen Eiterungen, wie sie bei schweren Parodontopathien vorliegen, einen Appell an die *Ich- und astralische Organisation*. Zerfallenes Eiweiß wird leichter abgebaut und überwunden, d. h. letztlich ausgeschieden.

Der einseitige, sich aus dem Lebenszusammenhang isolierende Eiweißprozess wird mithilfe von *Conchae* und den übrigen genannten Heilmittelbestandteilen wieder der Ganzheit des menschlichen Leibesgefüges, vor allem der Wärme und der *Ich-Organisation*, zugeführt (vgl. Abb. 2.**3**) (93).

Die Austernschale überwindet das vitale Eiweiß in sich und setzt es heraus, in dem sie sich darum herum mit ihrem Kalk *schichtet*.

Die genannten Amp. sind entweder *2×* wöchentl. auch vom Patienten, sublingual als Trinkampullen einzunehmen:

➤ *Periodontium/Silicea* c., Rp. Nr. 91:
Mo (beste Silberwirksamkeit montags
= Mondtag) u. Fr
➤ *Periodontium/Stannum* c.,
Rp. Nr. 92: Mo u. Do,
beste Zinnwirksamkeit donnerstags
= Jupitertag
oder *tägl.* 1 Ampulle (*Mesenchym/Calc. Carbon.* c.; Conchae comp., Rp. Nr. 93).

15.6 Konstitutionsbehandlung

An die Konstitutionsbehandlung ist zu denken z. B. beim *funktionell neurasthenischen Typus* (parodontaler Biotypus N) mittels:

➤ *Kalium phosphoricum* comp. (Rp. Nr. 95)
➤ und des wegen seiner *niedrigen* Organpotenzen *anabolisierend* (*stoffwechselanregend*) wirksamen *Periodontium/Stannum* comp. (Rp. Nr. 92) (vgl. Abb. 2.**2** u. 2.**4**).

Beim *funktionell-hysterischen Typus* (parodontaler Biotypus H) eignen sich z. B.:

➤ *Bryophyllum Argento cultum* (Keimzumpe wurde mit *Silber* dynamisiert) in ausgleichenden mittleren Potenzen D 10 bis D 15 (vgl. Abschnitt 5.2
➤ sowie *katabolisierend* (stoffwechselmindernd) wirksames Mesenchym/Calcium carbonicum comp. (Rp. Nr. 93)
➤ und das wegen seinen *mittelhohen* Organpotenzen (vgl. Abschnitt 15.4) ausgleichend wirksame *Periodontium/Silicea* comp. (Rp. Nr. 91)
➤ sowie das die Gestaltungskräfte (pflanzliche und zugleich mineralische Quarzwirksamkeit) fördernde *Equisetum/Silicea* cultum.

S. hierzu Abschnitt 2.2, 4.2 u. 18.5 und vgl. Abb. 2.**2**–2.**4**.

Hauptmittel bei funktioneller *Nierenschwäche* (*hysterische* Konstitution) sind unter anderem:

➤ *Phytolacca* D 4 (Kermesbeere) zur Ausleitung (vgl. Abschnitt 8.5)
➤ und das Organpräparat *Mesenchym/Calcium carbonicum comp.*

Pharmazeutische Herstellung der potenzierten Organpräparate aus dem Glycerinauszug (Gl) hochvitaler Organe von Kälbern von Demeter-Höfen, z. B.: Mesenchym/Calcium carbonicum comp., beim Heilmittelbetrieb Wala (»Wärme-Asche–Licht–Asche« = arzneiliche Herstellungsprozesse) (vgl. Abschnitt 15.5).

Hauptmittel bei funktioneller *Leberschwäche* (*neurasthenische* Konstitution) sind (vgl. Abschnitt 2.2 u. 4.2):

➤ *Kalium phosphoricum* comp.; Tbl. (OP Weleda) und
➤ neben den erwähnten *Carduus-marianus-* Kapseln (Mariendistel) zur Leberentlastung (vgl. Abschnitt 8.5) (Rp. Nr. 34)
➤ das Organpräparat *Periodontium/Stannum comp.*, Rp. Nr. 93.

Der Internist und Hepatologe V. Fintelmann betont darüber hinaus die Bedeutung der Eufunktion des *Pankreas* (s. Geleitwort, Abschnitt 13.1, 15.5 u. 19.2) (ggf. müssten auch hierzu einmal weitere Heilmittelüberlegungen angestellt werden):

> Die immunsystemabhängige Steuerung der Bauchspeicheldrüsenfunktion hat ganz intim mit der Ausprägung der Ich-Organisation zu tun. Diese ist auch ein Abbild *des* Immunsystems.

Im o. g. *Mesenchym/Calc. carb. comp.* ist das Organpräparat *Pancreas Gl D 5* übrigens schon enthalten, Rp. Nr. 93.

Die konstitutionell (genetisch?) bedingte Anfälligkeit gegenüber exogenen Noxen kann auf dem anthroposophisch-medizinischem Hintergrund durchschaut und abgemildert werden (vgl. Abschnitt 2.2, 2.4 u. 4.2):

> 15 % der aggressiven Verlaufsformen können weiter »downhill« gehen (Rezidivgefahr), wenn nicht zahnärztlicherseits der Versuch unternommen wird, komplementär mit Heilmitteln (z. B. Organpräparaten, wie Conchae comp, Periodontium/Stannum comp., Mesechym/Calcium carbonicum comp., oder hochpotenziertem Argentum nitricum in Kombination und Wechsel mit tiefpotenziertem Marmor) im Sinne der anthroposophischen Medizin zu therapieren (vgl. Kapitel 14, Abschnitt 15.3, 15.4 u. Kapitel 16) (65, 154).

Die Behandlungsergebnisse stabilisieren sich bei Parodontitis superficialis bereits nach konventioneller lokaler Therapie während der Nachsorgephase unter abnehmender Rezidivneigung: Im Recall sind bei 85 % der parodontal Erkrankten gute Langzeiterfolge zu erwarten (59).

15.7 Heilmittel bei Disposition

Ein ideales Dreigliederungsmittel der anthroposophischen Medizin zur Hilfe bei der Harmonisierung der Wesensglieder ist *Kalium phosphoricum comp.* (182, 187, 240, 241): Es ist besonders bei Erkrankten mit *neurasthenischer* Konstitution angezeigt (funktionelle Leberschwäche) (vgl. Abschnitt 2.4):

Rp. (95)
Kalium phosphoricum comp.; Tbl. Nr. 40 od. 200 (*Aurum metallicum D 10, Kalium phoshoricum D 6, Ferrum sulfuricum/Quarz*)
OP Weleda
S. 3 × tgl. 2–3 Tbl. a. c. (üb. Zeitraum v. 4 Wo., danach 1 Mon. Pause, dann erneut einnehmen, usw.)

> Den oberen Menschen erreicht man mit dem Quarz (Silicium),
> den mittleren mit Gold
> und den unteren Stoffwechsel-Gliedmaßen-Menschen mit Ferrum und Kalium (vgl. Abb. 2.**3**, 4.**2** u. 4.**3**).

Zur Verbindung des Eisens mit der roborierenden Schlehenwirksamkeit vgl. Abschnitt 15.3.

>> Das **Eisen** ist aber gerade das Instrument, mit dem die höheren Wesensglieder durchlichtend bis in den Stoffwechsel eingreifen und in diesem Falle das rein vegetative und daher undifferenzierte und **wuchernde Leben formen, beherrschen** und zu einer höheren Lebensstufe, eben der beseelten und durchgeistigten Lebenssubstanz umgestalten. ... Das Eisen geht also über aus dem »freien« Zustand im Serum, der mit der äußeren Tagesaktivität zusammenhängt, in einen **gewebsgebundenen Zustand** und induziert dort im Innern die **Abwehr gegen Bakterien, Toxine** usw. Dieser Kampf der **Selbstbehauptung** und aktiven Überwindung ist ein **typischer Eisenprozess.** ... Galle und reduzierende Substanzen fördern die Eisenaufnahme, zumal hierfür auch mehr das **2-wertige Eisen**, also die ›kosmischere‹ Form, in Betracht kommt. Die höhere Oxidationsstufe, also hier das **3-wertige Eisen**, hat grundsätzlich **irdischeren Charakter.** ⟪

*Aus Husemann u. Wolff 1991 (182), Bd. II, S. 55 (vgl. Abb. 2.3) (**Hervorhebungen** durch den Autor).*

Eisen und *Silicium* (Quarz) sind auch in dem Präparat *Biodoron* (in CH) od. *Kephalodoron* (in D) in besonderer Zubereitung arzneilich verarbeitet. Entsprechend veranlagte und sich oft im Dauerdisstress befindliche Migränepatienten werden in ihrer Disposition stabilisiert. Dieses »typische Heilmittel der anthroposophischen Medizin« reguliert den Organismus in seiner Dreigliederung, indem es das Bild der Gesundungsprozesse bietet (vgl. Abschnitt 11.2.1).

Im echten Migräneanfall schlagen Stoffwechselprozesse unrechtmäßigerweise durch eine gestörte Dreigliederung in den Nerven-Sinnes-Pol ein (vgl. Abb. 4.2 u. 4.3): Sie führen zu den die Vereinseitigung oder Polarisierung ausdrückenden Anfallssymptomen, wie Kopfschweiße, Benommenheit, Erbrechen u. Ä.

» *Da es sich in vielen Fällen um ein Überwiegen des Astralleibes gegenüber der Ich-Organisation handelt, muss diese gestärkt werden, was durch Phosphor und seine Salze geschieht [vgl. Abb. 2.3].*

Kalium phosphoricum D 6 Dil. hat eine empirisch (homöopathisch) festgestellte heilende Beziehung zu neurasthenischen Beschwerden. Die Wirkung scheint begreiflich, wenn man daran denkt, dass der Kaliumbereich im Wässrig-Ätherischen liegt [vgl. Abschnitt 13.2 sowie Abb. 2.3 u. 2.4]:

Die Ich-Organisation, das »Instrument« des individuellen Ich, ergreift vom Kalium phosphoricum den Phosphoranteil, Kalium verstärkt also dann das Wässrig-Ätherische. Beide helfen so über Ich-Organisation und Ätherleib, den beim Neurastheniker stark verkrampften Astralleib zu lösen [vgl. Abb. 2.3 u. 2.4].

Eine Erweiterung liegt vor im Kalium phosphoricum comp., wo die Kalium-phosphoricum-Wirkung ergänzt wird durch Kephalodoron, das die Dreigliederung des menschlichen Organismus anspricht und eine Vitalisierung des Nervensystems bewirkt [vgl. Abb. 4.2 u. 4.3].

Aurum hilft diesen Patienten, die Mitte zu finden. Diese Kombination hat sich bei gedanklicher Überanstrengung (Examenssituation) immer wieder bewährt. **«**

Aus Husemann u. Wolff 1991 (182), Bd. II, S. 154 [Ergänzungen durch den Autor].

15.8 Zusammenfassung

In den schweren Krankheitsfällen der Klasse-III-Parodontopathien wird man einerseits oft nicht umhin kommen, parodontalchirurgisch zu therapieren. Andererseits liegt die Weiterentwicklung der Parodontologie hier sicher auf dem Feld der sog. »parodontalen Medizin« (vgl. Kapitel 1 u. Abschnitt 19.2 sowie Abb. 1.5) (239).

Die Naturheilkunde bietet dabei ein weites Feld, diesen mehr allgemeinmedizinischen medikamentös-arzneilichen Ansatz zu verfolgen. Anregungen hierzu werden speziell in den Kapiteln 13, 14 und 17 gegeben.

Auch andere Autoren arbeiten am Thema der Bedeutung parodontaler Gesundheit für den Gesamtorganismus (4, 6, 50, 51, 165a, 212). Sogar Lindhe et al. (1998) haben in ihrem Standardwerk *Clinical Periodontology and Implant Dentistry* auf allgemeinmedizinische Aspekte im Rahmen der Lokaltherapie hingewiesen (vgl. Abschnitt 19.2) (201).

Bezüglich dieser *Lokaltherapie* liegt es immer im individuellen Ermessensspielraum des Parodontaltherapeuten, ob er im Bereich der *biologischen Breite* ein vorliegendes *Epitheltiefenwachstum* bereits als pathologisch bewertet oder nicht (vgl. Kapitel 1): Sicher spielt hierbei nach Kleinfelder der mikrobiologische Befund (DNA-Test) sowie das Ausmaß der entzündlichen Taschenaktivität (Blutungsindex) eine entscheidende Rolle (vgl. Abschnitt 2.4) (57–59).
Zur Wiedergewinnung physiologischen Attachments eignen sich Verfahren der geschlossenen oder offenen subgingivalen Kürettage in geeigneten und häufigen Fällen einer eher chronisch verlaufenen Parodontitisform (Klasse II) immer noch bestens (vgl. Abschnitt 10.2 sowie Abb. 6.2b, 11.2e, 11.4a, 11.5b, c [207, S. 463 f.]).

16 Erhaltungstherapie (Nachsorge) und Recall

Bei Patienten mit ausgetesteten A. a.-Mikroorganismen und weiter *progredientem* Verlauf der Parodontopathie muss hinsichtlich der Prognose besondere Vorsicht walten: Es kann jederzeit zu lokalen parodontalen Exazerbationen kommen (Krankheitsverlauf in Schüben).

➤ Grundsätzlich wird nach Abschluss einer jeden lokalen systematischen PAR-Behandlung ein Nachkontrolltermin $1/4$ Jahr postoperativ vereinbart!

➤ Bei unproblematischer behandelter cAP (Klasse II) reicht in der Regel ein 9-monatiges Untersuchungsintervall aus. Ältere Patienten sind nach vielen Jahren der Überwachung oft behandlungsmüde und erscheinen ungern noch häufiger regelmäßig in der Sprechstunde (s. Merkblatt 2).

➤ Besonders bei den aggressiv verlaufenden PP, LJP, JP, EOP und RPP (Klasse III) ist meist eine Kontrolle in 3-, spätestens 6-monatigen Abständen erforderlich!

➤ Dasselbe gilt für mit Allgemeinerkrankungen assoziierte PAR der Klasse IV (Diabetes, Hypertonie, Fettstoffwechselstörungen, Schilddrüsenerkrankungen u. a.). Auch hier sind solche Individuen besonders gefährdet, die eine exogene Besiedlung mit A. a. aufweisen. Es sind Nachsorgezeitabstände von mindestens 6 Monaten einzuhalten.

➤ Auch bei rekurrenter PAR bei den Klassen III und IV (Rezidivbehandlung?- Cave: Nikotinabusus!, 165 b) ist ein mindestens 6-monatiger Recall besser als ein längerer Zeitraum (8, 9).

Zur differenzierten Recallfrequenz wurden in Deutschland schon 1989 Kriterien aufgestellt (118).

Merkblatt 2
Erinnerungsdienst – eine Serviceleistung unseres Praxisteams: »Gesund beginnt im Mund!«

Sehr verehrte, liebe Patientin,
sehr geehrter, lieber Patient

wir haben uns alle miteinander sehr um die umfangreiche **Wiederherstellung** Ihres Kauorgans bemüht. So vergessen Sie sicherlich nicht so schnell, mit welch hohem zeitlichem und finanziellen Aufwand wir gemeinsam zu diesem erfreulichen **Ergebnis** gekommen sind.

Um den Erfolg einer solchen Behandlung zu einem **Dauererfolg** über einen möglichst langen Zeitraum zu erhalten, muss auf eine regelmäßige und konsequente **Nachsorge** geachtet werden. In Zusammenarbeit mit uns sind also auch **Sie** selbst gefordert, und zwar umso mehr, je länger sich Ihre eigenen Zähne im Mund befinden.

Je mehr Patienten in unserer Praxis mit ihren vielfältigen berechtigten Ansprüchen zufrieden stellend versorgt worden sind, umso schwieriger wird es aus organisatorischen Gründen für uns, die Kontrolle darüber zu behalten, ob Sie den **mindestens halbjährlichen** Nachsorgetermin eingehalten haben.

Deshalb: Sollten Sie den **Termin für die nächste Untersuchung** nicht gleich vereinbaren können, so bitten wir Sie inständig aus Verantwortung für Ihre Zähne, sich selbst in spätestens 5–6 Monaten den nächsten **Nachsorgetermin** geben zu lassen.

Wir hoffen, dass wir uns beide recht lange über den gemeinsamen Erfolg mit dem Neuaufbau Ihres wieder schönen und gesunden Gebisses mit viel Kauvergnügen für Sie freuen können und rechnen fest damit, Sie in Ihrem ureigensten Interesse in **spätestens 6 Monaten** zur **Nachsorgesitzung** gerne hier wiederzusehen!

Ihr zahnärztliches Team
(Text nach Dr. med. dent. M. Schrieb)

17 Ernährungsberatung, Lebensführung, Erkrankungsrisiken und Vermeidung von Misserfolgen

> In der Geisteswissenschaft geht es nicht nur um die analytischen Daten der einzelnen Nährstoffe, sondern darüber hinaus um die Ganzheit des Lebendigen und um einen Übungsweg, der das Leben als eine konkrete Wesenheit erfassbar macht, aber nicht im mystischen Dunkel verbleibt, sondern zu einer Wissenschaft des Lebendigen führt.
>
> *Udo Renzenbrink (Dr. med., 1913–1994)*

17.1 Vorbemerkung

Bei chronischen Parodontalerkrankungen handelt es sich um Stoffwechselstörungen (Dystrophien) mit nachfolgender Gewebsdegeneration ganz allgemeiner Art: Die (Gewebs-)Ernährung ist von großer Bedeutung, finden sich doch 80 % aller immunkompetenten Zellen im Darmbereich (86 a, 167).

Im Rahmen der Anamneseerhebung bei der eventuellen Aufnahme eines PAR-Status spielt die Frage nach vorliegenden *chronischen Verdauungsschwächen* eine zentrale Rolle:

➤ Verstopfung (z. B. durch Fettstoffwechselstörung)
➤ Blähungen (z. B. durch Kohlenhydratstoffwechselstörung) oder
➤ Durchfall (z. B. durch Eiweißstoffwechselstörung und Fett- und Zuckerunverträglichkeit).

17.2 Heilmittelhinweise

Der Leber/Stannum(!)-Galle/Ferrum(!)-Stoffwechsel kann auch prophylaktisch-regulierend durch gelegentliche rhythmisch in Wochenabständen über den Zeitraum eines Monats zu wiederholende diätetische Einnahmen von (S. 3 × tgl. ca. 15 Glob. bzw. Tr. od. 3 × 1 Kaps. a. c.) günstig beeinflusst werden:

➤ *Amara-Tropfen*, 50,0 (OP Weleda) und
➤ *Choleodoron*; Dil., 20,0, 50,0 oder 100,0 (OP Weleda).

Amara-Tropfen enthalten in komplexer Form unter anderem die Verdauungstätigkeit anregende *natürliche* Bitterstoffe, wie Artemisia absinthium (Wermut), Cichorium intybus (Wegwarte), Gentiana lutea (gelber Enzian), Juniperus (Wacholder) oder Taraxacum (Löwenzahn) in phytotherapeutischer, also unpotenzierter Form sowie als Urtinkturen (vgl. Abschnitt 6.4).

Choleodoron beinhaltet neben Cheliodonum (Schöllkraut) noch Curcuma xanthorrhiza (Javanische Gelbwurz).

Daneben helfen als *Gallemittel* noch (vgl. Abschnitt 17.8):
➤ *Anagallis* (Ackergauchheil), comp.; Glob., 20,0 (OP Wala) – enthalten u. a. *Kalium* carbonicum e cinere Fagi silvaticae D 5
➤ *Cheliodonum*; Kapseln, Nr. 30 oder Nr. 90 (OP Wala) (217)

sowie bei allgemeiner *Verdauungsschwäche*:

➤ *Cichorium/Pancreas* comp.; Glob., 20,0 (OP Wala)
➤ *Gentiana* comp.; Glob., 20,0 (OP Wala) (217).
Zur Verbesserung der Darmflora bei chronischen Verdauungsbeschwerden lässt man zusätzlich kurmäßig über 1/4 Jahr mit sich wöchentlich wiederholenden Pausen von 1 Woche einnehmen:
➤ *Digestodoron*-Tbl. Nr. 100 od. 250 (OP Weleda) zusammen mit
➤ *Amara*-Tropfen (s. o.),
jeweils 3 × tgl. 1 Tbl. oder 20 Tr. a. c.

17.3 Ernährungsrichtlinien Merkblatt 3

Bei Parodontalerkrankungen chronischen Verlaufs handelt es sich um Stoffwechselstörungen (Dystrophien) mit nachfolgender Gewebsdegeneration ganz allgemeiner Art. Die (Gewebs-)Ernährung ist von großer Bedeutung, finden sich doch 80 % aller immunkompetenten Zellen im Darmbereich.

Erweiterte Gesichtspunkte zu Pflanzenanbau, Züchtung und Zubereitung

Grundsätzlich sollte bei allen schweren Formen parodontaler Erkrankungen der Wärmeorganismus und damit die Stoffwechselprozesse angeregt werden im Sinne der Tatsache, dass Bewegung – auch im Magen-Darm-Trakt – Heilung bedeutet.

Im industriell geprägten Pflanzenanbau wachsen z. B. schon 80 % der Tomaten und Gurken auf Nährlösungen. Es wird hier nur noch auf äußerliche Merkmale geachtet. Innerliche Werte und Kräftewirksamkeiten spielen dabei keine Rolle mehr.

Insgesamt sollte der Tendenz in der heutigen Ernährungsweise entgegengesteuert werden, sich qualitativ mineralstoffarmen Nahrungsmittel »einzuverleiben«. Beispiel: An Bildekräften verarmte Hybridzüchtungen, inzwischen weit verbreitete schockbehandelte Tiefkühlkost nach industriellem Blanchieren: Mit der weggegossenen Blanchierflüssigkeit (Schockbehandlung durch kochendes Wasser) verarmen die Lebensmittel an wertgebenden Inhaltsstoffen und Kräften (Vitalstoffen). 50 % unserer Ernährung kommt mittlerweile bereits aus dem Gefrierbereich!

Auch die kurzzeitige Extremerhitzung des lebensmitteltechnologisch aufgearbeiteten Convenient-Food (mit künstlichen Geschmacksverstärkern und Konservierungsstoffen, chemischen Aromastoffen, naturidentischen Zusätzen, künstlichen Süßungsmittelkonzentraten u. a.) durch Mikrowellen wirkt einer fein strukturierten Lebensmittelbasis negativ entgegen.

Es lässt sich ausdenken, wie belastend diese und andere Tatsachen für die Verdauung im Allgemeinen und für den Zellstoffwechsel im Speziellen sind. Unbestritten wird heute zu viel, zu schnell, zu unregelmäßig, zu süß, zu fett- und zu salzhaltig gegessen! Lösungsansätze werden im Folgenden beschrieben.

Spezielle Hinweise für Patienten mit Parodontitis

Patienten mit Erkrankungen des Zahnhalteapparates sollten vom Wert milchgesäuerter Produkte überzeugt werden, weil diese mikrobiell vermittelte Verdauungsprozesse im Darm lenken. Die erneuerte *Darmflora* wirkt auf die *Mundflora* regenerierend zurück.

Schon präoperativ und in den 4 postoperativen Wochen wird ballaststoffreiche Ernährung bevorzugt, welche die *Darmperistaltik* im Sinne der Erzeugung einer physiologischen Entzündungsreaktion anregt. Aufgrund hohen *Kieselgehalts* (Hafer: 425 mg/100 g, Gerste: 188 mg/100 g) können die Gestaltungskräfte im gesamten Organismus, also auch im Parodontalspalt, angeregt werden. Die *biologische Verfügbarkeit* der Kieselsäure aus flüssigen Nahrungsergänzungsmitteln ist aber der aus festen Nahrungsmitteln überlegen.

➤ Bei den *degenerativen* Formen des *neurasthenischen* Konstitutionstypus sollte reine Rohkost allerdings *nicht* das Diätetikum der Wahl sein. Hier ist es wichtig, vor Mahlzeiten erwärmende Suppen zu empfehlen und überhaupt sollten alle Getreidespeisen thermisch behandelt zu sich genommen werden (Thermogetreide). Aufgrund der vorpräparierten *Wärmeprozesse* ist dadurch auch eine zeitgemäße, schnelle Zubereitungsmöglichkeit gegeben.

➤ Bei den *überschießenden entzündlichen* Formen der *hysterischen* Konstitutionstypen ist eher Rohkost angezeigt. Starr zu befolgende Ernährungsregeln wirken aber auch hier auf das zu verfolgende Prinzip der Salutogenese eher kontrapunktiv. Bei diesen wuchernden Formen sind *antioxidativ* und *antientzündlich* wirksame und natürlicherweise in Kaltwassermeerfischen (Hering, Makrele) enthaltende Ernährungsbestandteile bedeutsam, z. B. bestimmte hoch ungesättigte Omega-Fettsäuren.

Für beide Formen wird auf die Bedeutung des »tierischen Kiesels« Blüten-*Honig* als Diätetikum und Nahrungsergänzungsmittel besonders für den Menschen über 50 hingewiesen. Die Menge eines knappen Teelöffels reicht für den täglichen Bedarf völlig aus.

Auf die Stärkung des *Durstgefühls* sollte hingearbeitet werden, um durch verstärkte Ätherisierung in den Interzellularräumen Ablagerungen und Verhärtungstendenzen den Körpergeweben vorzubeugen. Es sollte nicht zu kalt getrunken werden, um die Wärmeprozesse in den Verdauungsorganen nicht zu stören.

Speisen sind gut zu *würzen*, wobei Salz und Pfeffer allein nicht ausreichen. Andernfalls ist die Verdauungstätigkeit überfordert, weil sie ersatzweise abbauende Bewusstseinsarbeit verrichten muss:

➤ Bei der *degenerativen* PAR-Form (neurasthenischer Konstitutionstypus) sind die wärmenden Lippenblütler wie Thymian, Salbei oder Majoran und die Ingwergewächse (Ingwer, Kardamon, Galgant, Gelbwurz), angebracht.

➤ Bei der *entzündlich-hyperplastischen* PAR-Form (hysterischer Konstitutionstypus) sind die wässrig-scharfen Zwiebelgewächse (Zwiebel, Schnittlauch, Knoblauch) oder die Kreuzblütlergewürze (Senfkörner, Kresse) besser geeignet.

Industriezucker und Weißmehlprodukte sind zu meiden zugunsten von Lebensmitteln auf Vollkornbasis, am besten in *demeter*-Qualität, Vitamin B- und C-reiche Salate und Gemüse.

Besonders zu empfehlen sind *fermentierte* Lebensmittel wie gesäuerte Milchprodukte oder *milchsaure* Gemüsesäfte (s. o.), Sauerteig- und Backfermentbrote sowie der selbst hergestellte *Brottrunk* (s. u.): Diese haben durch die Lebenstätigkeit der Mikroorganismen bereits eine Anregung erfahren und sind auf der anderen Seite gut verdaulich. Sie dienen zur Abwehrstärkung und Darmentlastung und der damit auch verbundenen Verbesserung der Immunabwehr:

Praktischer musterhafter Ernährungsvorschlag

Patienten können sich zu Hause einen *Brottrunk* selber herstellen. Dieser enthält reichlich Lactobacillus bifidus (Milchsäurebakterien), die im Darm als Schutz gegen pathogene Mikroorganismen und Fäulnisbakterien wirksam sind, sowie Enzyme, die sich während des Gärungsprozesses in der Herstellungsphase bilden. Diese sind Kofaktoren von Vitaminen, regulieren den Stoffwechsel und stärken die Abwehr. So können alle zunächst organismusfremden Nahrungsmittel besser »einverleibt« werden.

Als fermentierte Nahrung (s. o.) ist das selbst hergestellte Elixier zur Entschlackung des Verdauungstrakts bestens geeignet. Von einer erwachsenen Person sollte täglich nur ein 3-dl-Glas voll getrunken werden. Man kann es am besten mischen im Verhältnis 1:1 mit naturtrübem Bioapfel- oder Bioorangensaft. Es sollte kühl gelagert werden.

Rezeptur Brottrunk

1 Tasse BIO-Weizen, 2–3 Tassen bestes Wasser, 1 hohes Schraubglas mit breiter Öffnung
Weizen gut waschen (ggf. absieben). Im Glas 48 Stunden lang einweichen, ein paar Tropfen Zitronensaft dazugeben, Flaschenöffnung mit Tuch abdecken und kühl und dunkel lagern.
Danach umrühren, Weizen wieder setzen lassen und gewonnenes Elixier in Krug abfüllen.
Dieser Vorgang ist mit dem Ausgangsweizen 3- bis 4-mal wiederholbar. Das Wasser muss ganz zart säuerlich duften. Im Kühlschrank hält sich der Brottrunk einige Tage.

Ernährungsberatung

All diese Hinweise können nur einen Anstoß für Patienten geben, ihre Ernährung zu überdenken und langsam, aber konsequent Änderungen vorzunehmen. Ernährungsberatung muss heute einerseits sehr konkret sein, andererseits dem Menschen in nicht einengender Weise individuellen Gestaltungsspielraum lassen (Freiheitsaspekt).

Konkrete Informationen sind notwendig wegen des zunehmenden Lebensmittelangebots (Globalisierung). Empfiehlt man beispielsweise,

Morgens	Magerquarkspeise mit kalt gepresstem Öl, dazu Weizenkeimflocken und frisches Obst; Knäckebrot, Vollkornbrot, Kräutertee (z. B. ungesüßter Leber-Galle-Tee)
2. Frühstück	Gemüsesaft, Rote-Beete-Saft, möglichst milchsauer, Knäckebrot mit wenig Butter, Käse, Kräuterquark
Mittags	große Salatplatte mit Zitronensaft und saurem Rahm angemacht, Curry-Vollreis oder Hirse als Beilage; Gemüse, Käse, Joghurt- oder Sauermilchspeise, Früchte
Nachmittags	Kräutertee, Knäcke-, Vollkorn- oder Leinsamenbrot, wenig Butter, Mandelmus
Abends	Rohkost, Salate, Brot, wenig Butter, Kräuterquark, leicht gesüßter Bioghurt

morgens Müsli zu essen, so verstehen einige darunter die Schokomüslis aus dem Supermarkt, die wegen des hohen Zuckergehalts fast als Süßigkeit anzusehen sind, andere dagegen einen Frischkornbrei aus rohem Getreide.

Es sollten, wenn nicht Naturkostläden, so doch solche Supermärkte aufgesucht werden, in denen Biosiegel-Produkte angeboten werden (z. B. Bioland oder Demeter). Hier wird die Nachfrage auch den Preis regeln. Wenn zahlreichere Menschen als bisher vom Mehrwert dieser zunächst noch teureren Lebensmittel überzeugt sind (qualitativer Aspekt), wird das den Erzeugern helfen, hochwertige Lebensmittel längerfristig günstiger anzubieten (quantitativer Aspekt).

2 Rezeptbücher von E. Graf für die praktische Umsetzung einer gesunden und ausgewogenen Ernährungsweise seien hier empfohlen:
➤ Getreideküche im Rhythmus der Wochentage. 1987 (174 a)
➤ Bewusst ernähren im Rhythmus der Wochentage. 1989 (174 b)

》 *Gesundheitliche Effekte lassen sich oft vom Einzelnen nicht überprüfen (z. B. Krebsvorbeugung durch bessere Ernährung). Dies hängt mit den geweckten Erwartungen zusammen. ›Lebensverlängerung‹ ist nicht überprüfbar und darf somit auch nicht alleinige Motivation sein. Wichtig wäre es, dass z. B. verbessertes Lebens- und Körpergefühl **erfahren** wird. Dies müssen Ernährungsberater bedenken, wenn sie bestimmte Vorgaben machen.*
*Es kommt immer mehr vor, dass widersprüchlichste Empfehlungen ausgegeben werden oder in den Medien zu finden sind. Dies liegt an der Veröffentlichung ungeprüfter Behauptungen, wie auch an der Praxis, in Ernährungsstudien häufig nur auf **Einzelwirkungen** zu schauen, die Ergebnisse dann aber zu verallgemeinern.*
So kann man sowohl Empfehlungen für Milch zur Vorbeugung gegen Osteoporose finden als auch Warnungen davor, dass Milch Osteoporose fördere.
*Für den umstellungswilligen Verbraucher ist dies mehr als schwierig. Ein Ausweg ist, selber entscheidungsfähiger zu werden. Zum einen muß man die Quelle der Informationen beurteilen lernen, zum anderen eigene **Sicherheit** in der Beurteilung von Lebensmitteln in Bezug auf Bekömmlichkeit und Verdaulichkeit entwickeln. Dazu gehört auch eine **Sinnesschulung** (was schmecke, rieche ich eigentlich?). Dies müsste das Ziel zukünftiger Ernährungsberatung sein.* **《**

*Aus Kühne P: Zeitgemäße Ernährungskultur zwischen Natur und Labor. Menon, Heidelberg (2000) (192) (**Hervorhebungen** durch den Autor).*

17.4 Mögliche Misserfolge

Das Kapillarnetz der Endstrombahn und die lokale Immunabwehr wird durch *Nikotin- und Alkoholabusus* beeinflusst (8, 9, 165 b). Bei Erkrankten mit diesen schädigenden Gewohnheiten ist die Prognose weitergehender chirurgischer PAR-Therapie infaust. Es gibt aber starke Raucher, deren Behandlungsergebnisse trotzdem stabil bleiben.

Die immunologische Antwort des Körpers auf toxische Stoffwechselprodukte von teilweise hoch parodontopathogenen Mikroorganismen ist weitgehend genetisch vorgegeben (vgl. Abschnitt 2.3).

Der Nikotinabusus wird deswegen *nur* als ein Risiko angesehen, die Entwicklung zur Parodontopathie zu begünstigen. Statistisch-epidemiologisch konnte das Rauchen als Risikofaktor im engeren Sinne der Definition nicht abgesichert werden (14 a, 75).

Bei bestehender parodontaler Resistenz in Fällen von Gingivitiden und chronischer Parodontitis superficialis gilt das Rauchen heute allenfalls noch als ein Kofaktor für eine mögliche Rezidiventwicklung nach Therapie.

Von ähnlicher ätiologischer Bedeutung für die Pathogenese von Parodontopathien ist das (para)okklusale Trauma (116, 212 b, 223). Das wurde von Parodontologen seit jeher berichtet: Drum (167), Glickman et al. (35 a, b), Lindhe et al. (69), Mühlemann et al. (85), Orban et al. (209), Stillman (123), Thielemann (169) (vgl. Abschnitt 3.2.1).

17.5 Zusammenfassung

Treffender als die Ernährungswissenschaftlerin P. Kühne selber kann niemand zu den aktuellen Themen Ernährungsergänzungsmittel und funktionelle Lebensmittel aus erweiterter Sicht Stellung nehmen (192):

》 *Für die ständige Einnahme sind Nahrungsergänzungen ungeeignet. Ihre Aufgabe kann nicht sein, ungesunde Gewohnheiten in Ernährungs- und Lebensweise auf Dauer auszugleichen. Bei Krankheiten oder Stoffwechselstörungen kann eine ärztlich* verordnete Substitution für einen bestimmten Zeitraum sinnvoll sein; besser als isolierte synthetische Präparate sind dann aber konzentrierte Pflanzenauszüge etc. [vgl. Abschnitt 8.4 u. 17.2].

Um Mangel auf Dauer auszugleichen, sollte seine Ursache behoben werden. Wie müssen Nahrungsmittel beschaffen sein, die den Menschen genügend ernähren? Pflanzen und Tiere, die sich **artgemäß** entwickeln können, sind dafür die beste Grundlage. Dies gewährleistet der **ökologische** Anbau [vgl. Abschnitt 17.3]. …

Im Sinne der Nahrungsergänzung versuchte man bereits, Lycopin oder Omega-3-Fettsäuren aus Makrelen zu isolieren und als Zusatz anzubieten [vgl. Abschnitt 8.4, 17.4 u. 19.1]. Verschiedene Studien ergaben aber, dass sie in dieser **Vereinzelung** nicht mehr so wirkten wie im natürlichen Lebensmittel, oder sie zeigten sogar schädliche Auswirkungen. Insofern scheint deutlich zu sein, dass der **isolierte** Stoff als Nahrungsergänzung **nicht** das vollständige Nahrungsmittel ersetzt (s. o.). …

So scheint die wichtige Erkenntnis, dass Lebensmittel weit mehr bewirken, als **nur** nähren, zwar akzeptiert, aber zugleich kommerziell ausgenutzt wird. Der ›Zusatznutzen‹ wird nicht als natürlicher Bestandteil angesehen, sondern als eine Substanz, die durch die Lebensmittelindustrie hinzugefügt werden muss. …

Auf der anderen Seite ist die Ernährung **nicht** das allein Bestimmende [Abb. 17.1]. Man kann sich nicht ›in den Himmel essen‹ und so z. B. seine Denkqualität verbessern. Dies muss der Mensch durch seine innere Arbeit schon selber tun. Man kann sich sein Leben, seine Konzentrationsfähigkeit und seine Gesundheit jedoch durch die Wahl der Speisen und Getränke erschweren oder erleichtern [vgl. Abschnitt 17.3–17.6]. …

Die Kräfte des Lebendigen, man nennt sie auch ›Bildekräfte‹, stellen die **eigentliche** Nahrung dar. … Die Nahrung veranlasst den Menschen, tätig zu werden, Kräfte und Enzyme in Galle und **Bauchspeicheldrüse** zu bilden, um damit die Nahrung gezielt und spezifisch zu verdauen [s. Geleitwort u. Abschnitt 17.2].

Die notwendige **Eigenaktivität** beim Verdauen kräftigt uns, ähnlich wie bei einem Training. Dabei wird Energie für den Aufbau menschlicher Substanz gewonnen. So macht uns die Nahrung innerlich beweglich und regsam. **《**

P. Kühne (2000) (**Hervorhebungen** und [Ergänzungen] durch den Autor)

In der Erforschung der *Salutogenese*, also der Frage »Was erhält den Menschen gesund?«, ist man allerdings inzwischen auf folgendes unerwartete Ergebnis gestoßen: Die Elimination einzelner isolierter Risikofaktoren trägt nicht zur Vermeidung von Erkrankungen allgemein bei. Dies zumindest lange nicht in dem Ausmaß, wie es eine möglichst selbstbestimmte und selbstbewusste Lebensführung im Einklang mit der Schöpfung tut (schöpferische Pausen im Rahmen eines von Rhythmen geprägten Lebens). Damit ist ein im weitesten Sinne religiöse Lebenshaltung gemeint (»Kohärenzgefühl«) (98 a, 174, 179).

Aus Abb. 17.1 ist ersichtlich, dass die isolierte Elimination von Suchtverhalten (z. B. »Risikofaktor Nikotinabusus«, Balken 4) nur ein ganz kleiner Mosaikstein dazu ist, per se salutogenetisch zu wirken.

》 *Grossarth-Maticek hat den Grad der Fähigkeit zur Selbstregulation auf einer Skala von 1 bis 6 bewertet. Mit 6 wurden diejenigen bewertet, die mit jeder Situation in ihrem Leben, ohne ernsthaft krank zu werden, fertig geworden sind, die ihrem Leben Sinn geben können, die **konfliktfähig** sind, die aus eigenem Wollen **Nähe und Distanz** zum anderen Menschen herstellen können, die für ihre Aktivität nicht abhängig sind von der **Zustimmung und Ablehnung** anderer, die viel Arbeit bewältigen, aber diese mit Pausen auszugleichen verstehen. Wer sich also **Ausgleich** gönnt zum beruflichen Alltag, und dadurch immer wieder **Abstand** zu ihm schaffen kann, wer interessiert ist an der Welt und gerne von ihr lernt, wer **religiöse Bindungen** und Empfindungen hat, wer über das alles verfügt, gehört in die Gruppe 6.* **《**
(Aus 98 a) (**Hervorhebungen** vom Autor).

Das lässt monokausale Erklärungsversuche (»das« Rauchen, »die« Bakterien) auch auf dem Gebiet der Pathogenese der Parodontopathien in einem differenzierenderen Licht erscheinen (vgl. Kapitel 1) (14 a, 59, 96).

Literatur zu Ernährungsfragen ist im Anhang in der Bibliographie (Abschnitt 25.2.1) zusammengestellt.

Man kann an umfangreich zu versorgende Patienten und besonders auch hinsichtlich einer postoperativer Kostempfehlung ein informatives und zugleich entspannendes Rezeptbüchlein abgeben (220).

In diesem Zusammenhang sei auch auf die zahlreichen Veröffentlichungen und Vorträge der anthroposophischen Ökotrophologin P. Kühne hingewiesen (189–192), einer Schülerin des Diätarztes U. Renzenbrink (214, 215). Ihr verdankt der Autor verschiedene Anregungen (vgl. Abschnitt 25.2.1).

O. Wolff ist in seinem Heft *Die Leber – Organ der Lebenskraft* (240) sehr kenntnisreich auf die Leber als zentralem »Stoffwechselllabor« und Spiegel der Vitalität eingegangen und hat dort ausführliche Ernährungsvorschläge unterbreitet (vgl. Abschnitt 8.5 u. 9.5).

3 Rezeptbücher sind besonders beachtenswert (vgl. Abschnitt 25.2.1 u. Merkblatt 3).

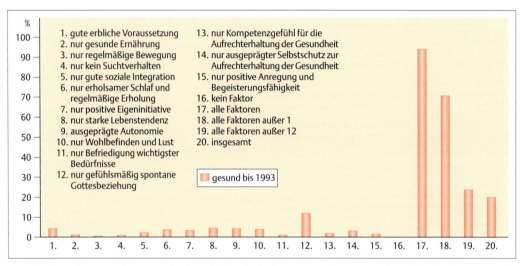

17.1 Struktur der Gesundheit – psychophysische Wechselwirkungen – Salutogenese oder »Was erhält uns gesund?« (nach Grossarth-Maticek 1999).

18 Vermeidung von Misserfolgen in Implantologie und Periimplantologie

18.1 Vorbemerkung

Seit über 10 Jahren wurden mit inzwischen ca. 500 Implantationen in der parodontologisch orientierten Allgemeinpraxis Erfahrungen gemacht. Implantate sollten möglichst nur dort inseriert werden, wo sie aus strategischen Gründen verloren gegangene natürliche Pfeilerzähne bestens ersetzen können. Es werden gelegentlich zahlreiche Fixturen bei einem Patienten um jeden Preis und an jeder möglichen Stelle geplant. Das ist aus ärztlich-ethischen Gründen meist eher abzulehnen (113).

Von großer Bedeutung für die angestrebte atraumatische Insertion möglichst HA-beschichteter (zylinder- und wurzelförmiger) Schraubenimplantate ist die *zusätzliche externe Kühlung:*

> Hier ist besonders die in Abschnitt 12.2.2 angegebene Kühlflüssigkeit zu empfehlen. Mitentscheidend für den Erfolg ist auch das langsame Eindrehen der Fixturen unter genannter Kühlung.

Diesem Punkt braucht dagegen während des subtilen Einklopfens (cave: Canalis n. alveolaris inferior!) von immer seltener verwendeten HA-beschichteten Zylinderimplantaten keinerlei Beachtung geschenkt zu werden. Sie kommen noch in der Spätimplantation bei gutem Knochenangebot zum Einsatz. Es ist erwiesen, dass HA-beschichtete Titanoberflächen schneller und stabiler osseointegrieren. Wegen der Erfolgssicherheit setzt der Autor gern diese besonders biokompatiblen Implantate ein.

Es werden paramarginal inzidierend Lappen gebildet. Das schont die Papillen und hilft Resorptionen am Limbus alveolaris zu vermeiden. Solche Volllappen werden für das vollständige, speicheldichte Zunähen mit einer *Periostschlitzung* versehen. Dies ist besonders anzuraten im Seitenzahnbereich, wenn unter Abdeckung (submerged) Fixturen (Frühimplantation) bei Einzelzahnim-plantaten einheilen sollen (vgl. Abb. 18.1 g) (113). Meist werden dabei 5.0-monofile Fäden verwendet, die fortlaufend genäht werden (nur ein Knoten am Beginn und am Ende der dichten und feinen Wundrandadaptation) (vgl. Abschnitt 11.2.3).

Bei Augmentationen (guided bone regeneration, GBR) vermeidet die *Doppellappentechnik* nach Wachtel Membrandehiszenzen (vgl. Abb. 12.4, 18.1 f–i u. 18.2 a–c).

Frontzahnimplanate in sichtbaren Bereichen heilen heute meist »non-submerged« ein, also ohne Abdeckung der Implantatdeckschraube. Sie werden heute auch meist sofort provisorisch versorgt (vgl. Abschnitt 18.4).

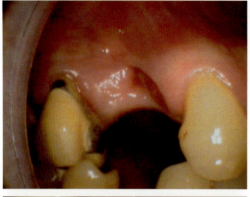

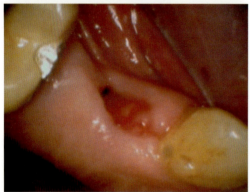

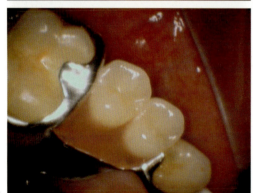

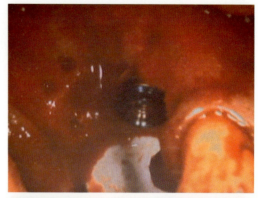

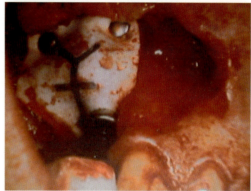

Abb. 18.1 a–k Geführte Knochenregeneration (GBR) in der Implantologie. Klasse-II-Patient (Nr. 19; 47 Jahre) (54 a, 117, 117 a).

a Zustand ca. 4 Wochen nach Extraktion von Zahn 14.

b Auflage für Interimsersatz eingeschliffen.

c Tragen eines Modellgussersatzes vor Frühimplantation nach Buser (10, 160).

d Vor Einbringen des allogenen Augmentationsmaterials (Biogran) wird die Knochenbasis perforiert.

e Replace-HA-5,0-Fixtur unter titanverstärkter Goretex-Membran atraumatisch primärstabil inseriert. Fixierung allogenen Füllmaterials (Biogran) unter der Membran durch Deckschraube und Kirsch-Nägelchen aus Titan (Fa. Friatec) (Zur Problematik allogener Materialien s. Abschnitt 10.2).

f Papillenschonender, doppelschichtiger Lappen nach Wachtel (138 a). Dichter Wundverschluss verhindert Membrandehiszenz (resorbierbare Dexon-II-6/0-Nähte, darüber monofile 6/0-Premilene-Suturen) (vgl. Abb. 18.2).

g Mikrochirurgische Wundversorgung.

h Ausmaß der Regeneration bei Membranentfernung nach 6 Monaten.

i Das regenerierende Gewebe ist noch nicht vollständig ossifiziert.

j Zustand vor Verlängerungsoperation des Wangenbändchens.

k Zustand nach Frenektomie bei Zahn 14 aus periimplantologischen Gründen, Z-Plastik nach Frenkel (31, 171, 172). Premilene-6/0-Suturen. Zementierung der teilweise implantatgestützten Brücke mittels IMProv (Fa. Nobel Biocare).

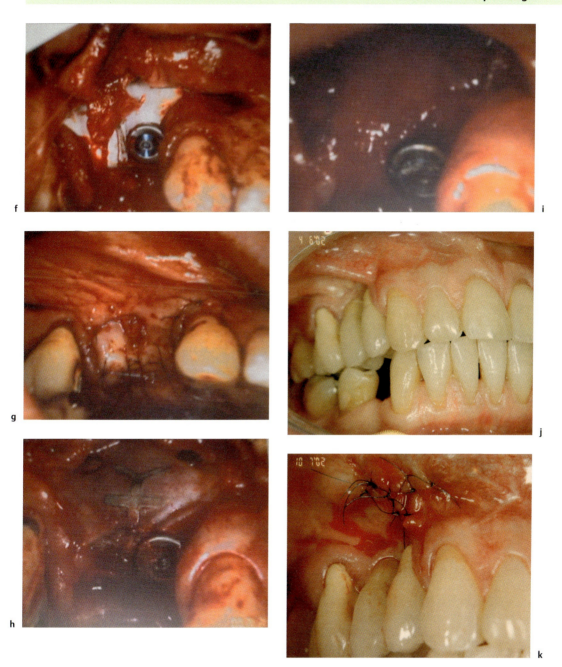

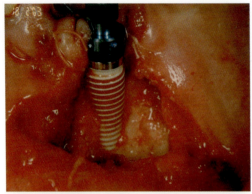

a

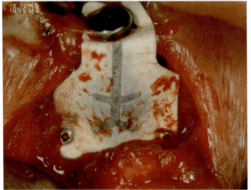

b

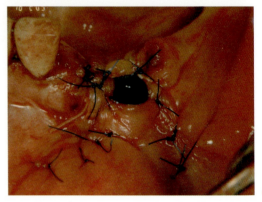

c

Abb. 18.**2 a–c** GBR in der Implantologie (Patientin aus Abb. 12.**4**) (54 a, 117, 138, 138 a).
a Ohne Doppellappenbildung besteht die Gefahr der Dehiszenzbildung. Mukogingivale Problematik (vgl. Abb. 18.**1 f.**)
b, c Trotz speicheldichter Naht kommt es bei dieser »nonsubmerged« Sofortimplantation in Regio 33 später zur Membrandehiszenz. Verlust des Implantats 33, keine weitere Mitarbeit der Patientin. Alio-loco-Weiterversorgung!

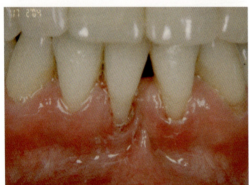

a

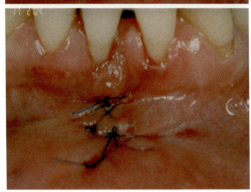

b

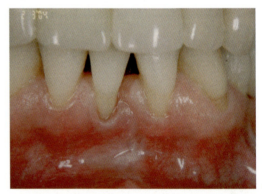

c

Abb. 18.**3 a–c** Zustand nach orthodontischem Lückenschluss bei extrahiertem Zahn 31.
a Gingivitis localisata mit Rezession bei Zahn 41 nach Depuration – vor Frenektomie.
b Zustand unmittelbar nach Z-Plastik (171) und Nahtversorgung (Prolene 5.0). Wegnahme des Frenulums als Hindernis soll bessere Mundhygiene gewährleisten. Unmittelbar postoperativ wird in solchen Fällen ein mit unverdünnter Arnika-Essenz (OP Weleda) getränkter Tupfer ca. 3 min angedrückt. Anschließend werden die Wundränder mit auf dem Spatel erhitztem Ceratum Ratanhiae verschlossen: Vorgehensweise nach Schwertfeger (154 a).
c Hervorragender Abheilungszustand nur 14 Tage post operationem.

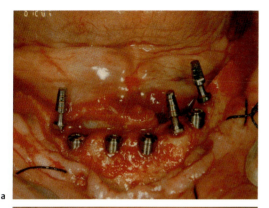

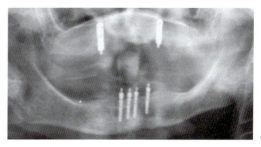

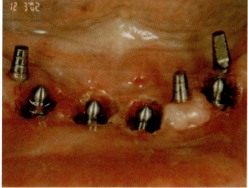

Abb. 18.**4 a–c** Immediat-Provisorisches-Implantat (IPI) zur Fixierung provisorischen Ersatzes nach Implantation bei abnehmbarem Ersatz. Die Patientin (Nr. 20; 77 Jahre) war lange Zeit und bis vor kurzem im OK und UK mit aufwändigem Kombinationsersatz (Frontzahnbrücken) versorgt gewesen.

a In Regio 34, 32 und 43 provisorische IPI-Sofortimplantate zur Lagestabilisierung der unteren Vollprothese. Zeitgleich mit 4 Steri-Oss-HA-Schrauben-Fixturen 3,25 mm inseriert.

b Freilegung und Abutment-Connection von 4 Supra-Snap-Kugelkopf-Ankern (Fa. Metalor) vor Explantation der provisorischen Fixturen. Nachfolgend sichere Verankerung mittels 4 Dalbo-Tuning-Matrizen (Fa. Wegold, Cendres & Métaux CM, CH-Biel).

c Digitales OPT nach Abutment-Connection. Supra-Snaps auf insgesamt 6 Implantaten in beiden Kiefern fixieren Vollersatz periimplantologisch und biomechanisch ideal (auch die periimplantäre häusliche Hygienisierung ist für ältere Patientin gut erlernbar!).

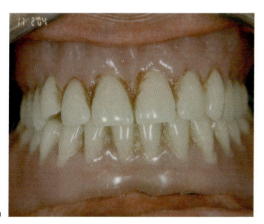

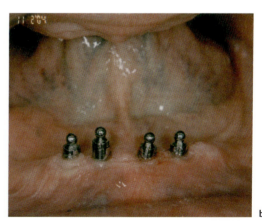

Abb. 18.**5 a, b**   73-jähriger Vollersatzträger: Vor 9 Jahren Insertion von vier 3,25 × 16 mm großen HA-HL-Steri Oss-Zylindern. Zustand bei verspätetem Kontrollbesuch (vor 4 Jahren letzter Kontrollbesuch). 4 Kugelkopfanker im UK typischerweise auf interformamenalen Implantaten stellen kein Hygienehindernis dar (vgl. Abb. 18.**4 b, c**).

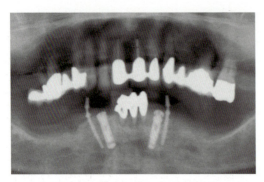

Abb. 18.**6** Klasse-III-Patientin (Nr. 21 a; 62 Jahre), postoperatives OPT: Unmittelbar neben beide 3,8 × 14 mm großen Steri-Oss-Fixturen in Regio 33 und 43 wurden zur besseren Fixierung des subtotalen Ersatzes distal jeweils 2 IPI-14-mm-Nadeln temporär inseriert. Dies soll auch transmukosale Belastungen in der Einheilphase verringern.

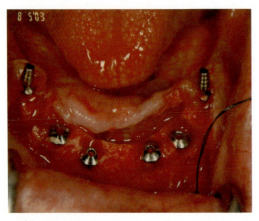

Abb. 18.**7** Männlicher Patient (Nr. 21 b; 71 Jahre): vier 3,8 × 12 mm große Steri-Oss-HA-Fixturen nebst 2 IPI-Implantaten zur Fixierung des vorhandenen Vollersatzes in situ vor Wundverschluss.

18.2 Neuere Entwicklungen

Des Weiteren werden seit 1997 *HA-Replace*-Schrauben verwendet (Fa. Nobel Biocare), neuerdings darüber hinaus *TiUnite*-Fixturen mit anodisierter Oberfläche (vgl. Abb. 12.4, 18.**10** k–l, 18.**11** d u. i, 18.**12** f. u. 19.**1** b–f sowie Kapitel 10). Die Osseointegration zur rauen Implantatoberfläche hin stellt inzwischen kein Problem mehr dar (80).

Implantate werden nach Insertion zur Dekompression des Knochens durch eine Viertelumdrehung mit der Ratsche in Gegenrichtung definitiv platziert (vgl. Abb. 18.**4** f.). Das vermeidet mit großer Sicherheit eine Non-Osseointegration.

Unter Sulkus und anschließendem Saumepithel am Mikrospaltraum zwischen Fixtur und Abutment bildet sich eine Zone bindegewebigen Attachments (*biologische Breite*): Röntgenologisch kann aber vielfach unterhalb des »micro gap« eine kleine trichterförmige Knochenresorption beobachtet werden (45). Diese wird mit einem langen epithelialen Attachment und teilweise bindegewebig aufgefüllt. Auch beim Implantat stellt sich damit wie beim natürlichen Zahn die Dimension der biologische Breite oberhalb des knöchernen Attachments im Bereich um die Schmelz-Zement-Grenze (CEJ) herum adäquat ein (vgl. Abb. 4.**5**–4.**7**).

An der Entwicklung des allerneuesten, marginal geschwungenen (scalloped) Implantatdesigns im Bereich der periimplantären Schulter innerhalb der biologischen Breite war u. a. auch der Parodontologe Jovanovic beteiligt (54): Die innovative *Nobel Perfect*-Fixtur (Fa. Nobel Biocare) nach Wöhrle soll hinsichtlich des papillenstützenden Erhalts im Bereich des krestalen Knochenattachments in der Ästhetikzone Maßstäbe setzen (147 a). Dieses modifizierte Select-System (Fa. Nobel Biocare) ist besonders für Frontzähne geeignet (vgl. Abb. 19.**2**).

Es ist das erste Implantatdesign, das der Realität der biologischen Breite am Margo von Fixturen Rechnung trägt. Es hilft, einen unerwünschten knöchernen Resorptionstrichter am »micro gap«, der Verbindungsstelle zwischen Fixtur und Abutment bei geteilten Implantatsystemen, weitgehend zu vermeiden (45). Damit können auch extreme ästhetische Ansprüche erfüllt werden.

Tarnow hat parodontologischerseits bereits bei natürlichen Zähnen auf die wichtige 5-mm-Distanz zwischen Kontaktpunkt von (Schneide-) Zähnen und Limbus alveolaris hingewiesen (128): Dies ist aus ästhetischen Gründen für das Schließen von »black triangles« bedeutsam. Beim noch sensibleren Umgang mit Fixturen in zahnlosen Frontzahnabschnitten liegt diese Grenze nach einer aktuellen Angabe Wöhrles schon bei 3–4 mm (147 b)! Auch das spricht für die größtmögliche Konservierung des interdentalen/interimplantären vertikalen Knochenangebots mittels entsprechenden Implantatdesigns. Denn knapp unterhalb der Verbindung Fixtur–Abutment stellt sich auch dort eine biologische Breite ein, wie es aus der Parodontologie bekannt ist (s. o.).

Eine ab 2004 erhältliche Neuentwicklung ist das extraschmale *NobelPerfect One-Piece 3.0* nach Wöhrle (Fa. Nobel Biocare). Es ist speziell für enge Lücken im Frontzahnbereich und hier insbesondere des Unterkiefers geschaffen (vgl. Abb. 18.**6**–18.**7**). Der Aufbau ist in einer einfacheren Variante, als es das übliche Perfect ist, direkt und ohne Trennstelle (micro gap) mit dem Implantat verbunden. Allerdings ist hier wie beim aufwendigen geteilten System die osteokonduktive anodisierte TiUnite-Oberfläche interdental kragenförmig nach koronal ausgezogen. Das soll extremen ästhetischen Ansprüchen im Oberkiefer besonders genügen (19, 19 a).

Auch das *NobelDirect One-Piece* nach Dragoo (Fa. Nobel Biocare) wird ab 2004 in 4 Breiten (3.0, narrow 3.5 np, regular 4.3 rp, wide 5.0 wp) angeboten (19 a): Es besitzt im Gegensatz zum Perfect-System keine interdental hochgezogene, anodisierte Oberfläche. Entscheidend ist die 4 mm breite Zone von geringer Porosität, die sich über der raueren TiUnite-Oberfläche anschließt. Sie stützt den Papillenbereich und führt im Bereich des suprakrestalen Margo zu einem problemlosen bindegewebigen Attachment an den Hals der Fixtur im Bereich des suprakrestalen Margo. Die Papillen und ihre knöcherne Stütze werden durch das nichtinvasive Vorgehen maximal erhalten.

Auf dieser Grundlage lassen sich solche transgingival inserierten, ungeteilten Fixturen sofort provisorisch festsitzend versorgen und leicht belasten könen (Vorkontakte vermeiden!). Dies erfolgt nach minimaler provisorischer Präparation des 4 mm hohen Titanstumpfs zur Vermeidung eines periimplantären Traumas an der neu inserierten Fixtur. Bereits nach Ausreifung der gingivalen periimplantären Strukturen (frühestens nach etwa

42 Tagen postoperativ) können aufgrund vorangegangener schonender Implantatinsertion ohne Lappenbildung definitive Versorgungen die Provisorien ablösen (vgl. Abschnitt 18.4) (19).

In der Regel genügen Titanabutments in geteilten zweizeitigen (altes Branemark-Protokoll) oder neuesten ungeteilten Systemen mit TiUnite-Oberflächen (NobelDirect nach Dragoo, Nobel-One-Piece nach Wöhrle) den heute üblichen Standards der Implantatästhetik. Im Bereich der mittleren Schneidezähne ist es zuweilen erforderlich, mit individuellen Keramik-Abutments zu arbeiten (Achsenneigung der Fixturen).

Solche ungeteilten Implantatformen für einzeitigen Kronenersatz auf Implantatwurzeln hatten sich schon vor fast 30 Jahren klinisch bewährt, wurden aber von dem damals wegleitenden Branemark-System verdrängt, das von Anfang an eingehend wissenschaftlich untersucht worden war. Neueste Technologie (TiUnite) macht es möglich, sie heute wieder in geeigneten Fällen Erfolg versprechend »non-submerged« in einer minimal invasiven Vorgehensweise einzusetzen (one-stage approach, vgl. Abschnitt 18.4). Ungeteilte Fixturen werden aktuell wissenschaftlich untersucht (s. u.) (19, 19 a).

Übersichten zu parodontologisch-implantologischen Fragestellungen bieten Lang et al. (193, 194).

18.3 Antibiose

Die knapp 10 % nicht osseointegrierten Fixturen gingen bei zum Zeitpunkt der Implantation teil- oder restbezahnten Patienten mit aggressiven Formen (EOP, RPP, rekurrente PAR) erwiesenermaßen *ohne* Antibiose verloren. Dies war immer der Fall bei Nachweis von fatal parodontopathogenen und Periimplantitis stimulierendem Actinobacillus actinomycetemcomitans (A. a.) (vgl. Abschnitt 2.3, 10.3, 12.1, 15.8 u. 17.7).

Durch gezielte Antibiose und mit zunehmender Erfahrung ließ sich inzwischen die Zahl der Implantatverluste bei Klasse-III-Parodontopathie-Patienten in der Autorenpraxis fast auf Null reduzieren (54). Anwesenheit von A. a. kann, auch eingedenk eventueller Nebenwirkungen, eine systemische Rezeptur von Tetrazyklin (Amoxicillin) erfordern. Bei *aggressiv* verlaufender Parodontitis profunda mit breitem Spektrum parodontopathogener Flora (vor allem P. g., P. i., B. f., T. d.) ist zusätzlich auch noch Metronidazol (Arilin) angezeigt (57–59, 113).

115

Neuerdings wird stattdessen und als Ersatz für die lokalen Metronidazol-Applikationen die lokale, gezieltere und deswegen nebenwirkungsärmere Anwendung von Doxycyclin im Rahmen einer pharmakomechanischen Infektionskontrolle (PMIK) (Atridox, Fa. Curasan) empfohlen (vgl. Abschnitt 10.3) (122 b): Durch dessen verzögerte Freisetzung zur Eradikation und Verhinderung einer Rekolonisation ist eine länger einwirkende und anhaltend hohe Konzentration gewährleistet (vgl. Abschnitt 10.3) (145, 147).

Bei aggressiven Parodontopathien (Klasse III) soll das Implantatrisiko nicht größer sein als bei Patienten mit Klasse-II-Parodontitiden (vgl. Abschnitt 10) (72–74).

Zum Problem der *Non*-Osseointegration durch Periimplantitis siehe auch Patient Nr. 27 (vgl. Abb. 18.14 c–e) (113). Zur antibiotischen Therapie finden sich Übersichten bei Slots und Rams (229–231).

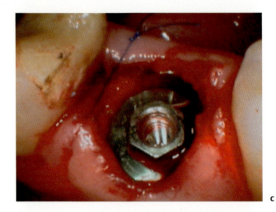

c

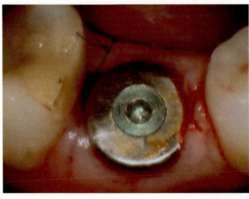

d

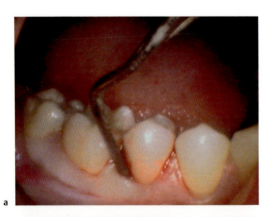

a

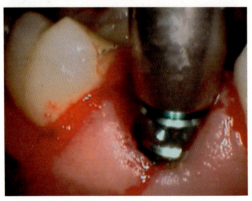

b

Abb. 18.**8 a–g** Sofortimplantation mit Sofortversorgung (unter nur myofunktioneller, nicht okklusaler Belastung) eines Einzelzahnimplantats. Klasse-I-Patient (Nr. 22; 20 Jahre, Berufstrompeter).

a Inzisionsfreie, minimal invasive Implantologie durch papillenschonende Extraktion von Zahn 45 mit Periotome (Fa. Nobel Biocare) wegen konservativ unbehandelbarer apikaler Parodontitis; gründliche Exkochleation des Granulationsgewebes.

b Atraumatische Insertion einer Replace-HA-6,0-Fixtur unter zusätzlicher äußerer Kühlung. Implantationstypus I nach Wachtel (138 a). Primärstabiles Implantat wird mit $1/4$-Umdrehung retour in definitive Position eingebracht zur Vermeidung einer Kompression mit nachfolgender Non-Osseointegration (vgl. Abschnitt 18.2).

c Unmittelbar postoperativer Zustand vor Aufschrauben einer 6,0-Heilkappe. Diese wird statt Deckschraube für 3 Tage postoperativ eingesetzt. Schonende Papillennaht (6/0 Premilene).

d Heilkappe in situ.

e Überraschend hervorragender Zustand nur 3 Tage (!) post implantationem.

f Versorgung mit Langzeitprovisorium (verschraubte Krone).

g Definitive Lösung: zementierte (IMProv) Einzelkrone statt Brücke.

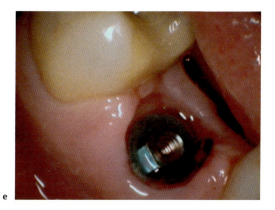

e

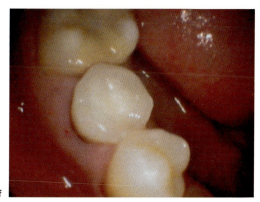

f

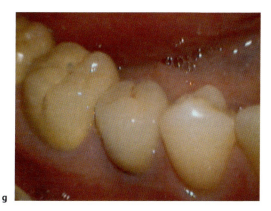

g

18.4 Sofortimplantat und funktionelle Belastung

Die Alveolen von extrahierten avitalen oder aus anderen Gründen extraktionsreifen Zähnen sollten gleich post extractionem *vor* den nachfolgend genannten geplanten Implantationen unter den in Abschnitt 12.2 beschriebenen Kautelen unabdingbar sauber und vorsichtig ausgefräst werden:

➤ *Sofortimplantation* mit oder ohne Sofortversorgung (vgl. die Patienten Nr. 22, 28, 29 u. 30)
➤ *Frühimplantation* nach 6–8 Wochen – auch »verzögerte Sofortimplantation« genannt (vgl. die Patienten Nr. 19, 23–25)
➤ *Spätimplantation* (vgl. die Patienten Nr. 20, 21 a, b u. 27).

Durch eine solche gezielte Blutungsprovokation in der Spongiosa (Beschleunigung der Induktion einer Osteoneogenese) kann somit zusätzlich eine verstärkte knöcherne Regeneration und nachfolgend sicherere Osseointegration stimuliert werden (61, 139).

> ➤ Die *Wundrandabdeckung* geschieht auch hier, wie im PAR-Bereich, mit verflüssigtem *Ratanhia-comp.-Wachs* (Rp. Nr. 52, vgl. Abschnitt 11.2.2).
> ➤ Bis zum nächsten postoperativen Tag wird ein kurzer *Drainagestreifen* gelegt, der mit *CMP-Paste* (Rp. Nr. 1) beschickt ist (vgl. Abschnitt 5.2).
> ➤ Für ca. 2 Stunden ist über dem operierten Bereich auf einen großen *Mulltupfer* aufzubeißen, der vorher mit *Mundbalsam flüssig* (Rp. Nr. 3) getränkt wird (vgl. Abschnitt 5.2).

Derzeit führende und schwerpunktmäßig implantologisch tätige jüngere Parodontologen weisen auf die besondere Bedeutung der funktionellen und parafunktionellen Entlastung des provisorischen Kronenersatzes auf Fixtur und Abutment hin. Dies ist besonders wichtig bei Sofortversorgungen nach Sofortimplantationen, gerade im Schneidezahnbereich des Oberkiefers (vgl. Abschnitt 3.2.1) (34, 45, 48, 142).

Für die provisorische Versorgung mit Kronenersatz auf Sofortimplantaten kommen auf provisorische oder definitive Abutments fixierte eigene Zähne nach deren Extraktion infrage (vgl. Abb. 19.1). Daneben können auch konventionell angefertigte immediatprovisorische Kronen bzw. laborgefertigte Langzeitprovisorien Anwendung finden (vgl. Abb. 18.5 c, 18.11 e u. 18.12 c). Es hat sich hier weniger bewährt, zu ersetzende Kronen adhäsiv zu befestigen (vgl. Abb. 18.6 m). Auch abnehmbare temporäre Versorgungen für singuläre Frontzahnlücken können in seltenen Fällen aus Kostengründen angeboten werden (vgl. Abb. 18.7 c).

Mitentscheidend für den Erfolg ist die atraumatische okklusale und funktionelle Integration durch optimale biodynamische Kauflächengestaltung, wie sie mit der modifizierten FGP-Methode nach Griesbeck erzielt werden kann (36 a, 116).

Erfahrene Implantologen raten von einer Sofortimplantation im besonders diffizilen Oberkiefer-Frontzahnbereich ohne direkte Einsicht auf die bukkale Knochenlamelle ab: Besonders an der Stelle des seitlichen Schneidezahns besteht Fenestrationsgefahr beim Inserieren der Fixturen (10, 60, 120, 160). Weiter spricht Spiekermann davon, dass dort sowieso in 70 % der Fälle knöchern (vgl. Abb. 18.1, 18.10 e u. 18.11) und in 35 % mit Transplantaten von Weichteilen (CTG) vestibulär augmentiert werden müsse. Erst dadurch sei ein periimplantär und ästhetisch vorzeigbares Ergebnis zu erzielen (vgl. Abb. 19.1) (120).

Neuerdings wird wieder das transgingivale Implantieren ohne jegliche Lappenbildungen mit modernen Implantatdesigns (Direct One-Piece nach Dragoo in 3 Breiten – NP: 3,5, RP: 4,3, WP: 5,0 – und den 3 üblichen Längen 10 – 13 – 16 mm oder 3.0 extra schmal für besondere Indikationen in der UK-Front nur in 2 Längen 13 und 15 mm, vgl. Abb. 18.10 d–m u. 18.11) und TiUnite-Oberflächen propagiert (one-stage-approach, vgl. Abschnitt 18.2). Voraussetzung dafür ist allerdings, dass eine genügend breite Zone Gingiva propria vorhanden ist, der Alveolarkamm ausreichend und übersichtlich hoch ins Vestibulum ragt und letztlich auch genügend breit dimensioniert ist (vgl. Abschnitt 18.5) (19).

Konservativere Lösungen als implantologische sollten in geeigneten Fällen gleichwohl immer in Betracht gezogen werden (vgl. Abb. 18.3, 18.12 u. 18.13) (116).

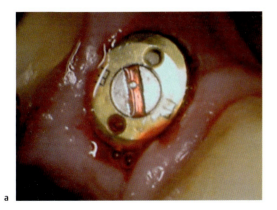
a

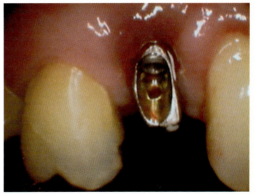
d

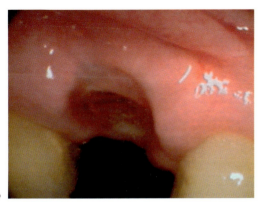
b

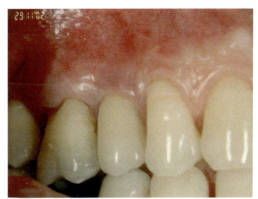
e

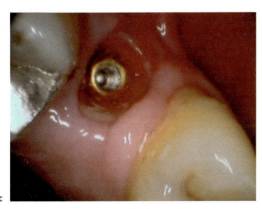
c

Abb. 18.**9 a–e** Verlauf einer Papillenausformung an einem Einzelzahnimplantat. Frühimplantation nach Buser. Klasse-I-Patient (Nr. 23; 48 Jahre).

a Steri-Oss-Bio-Esthetic-Heilkappe (Fa. Nobel Biocare) aufgeschraubt.

b 1 Woche später ist die Papille bereits frisch ausgeformt.

c Sechskant (Hexlock) der Fixtur in seinem »Gingivabett«.

d 17 Tage später: Abutment in situ.

e Krone 15 über Abutment zementiert. Die Papille ist inzwischen vollkommen ausgereift.

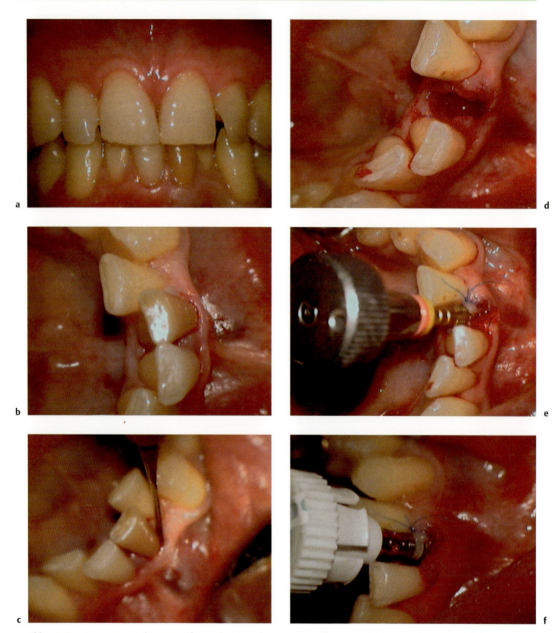

Abb. 18.**10 a–r** Primär gescheiterte Sofortimplantation bei extremem Platzmangel in Regio 31 und Versuch der Sofortversorgung; gleichzeitige Frühimplantation bei 46 nach Buser. Erneute Frühimplantation nach Buser mit einer längeren Einzelzahnfixtur in Regio 31. Klasse-I-Patient (Nr. 24; 59 Jahre).

a, b UK-Frontzähne vor Behandlungsbeginn; geplant ist vor allem Papillenschonung bei avitalem Zahn 31, da hier eine Sofortimplantation erfolgen soll. Implantationstypus I nach Wachtel (138 a).

c Extraktion von avitalem Zahn 31 unter Periotome-Einsatz.

d Papillenerhalt durch schonende Extraktion.

e Gewindeschneiden für Fixtur (3,25 mm Schraube HA/HL 12 mm Steri-Oss). (Heutzutage würde bei einem solch extremen Platzmangel das extra schmale NobelDirect One-Piece 3.0-TiUnite-Implantat mit integriertem Aufbau [Fa. Nobel Biocare] zur Anwendung kommen [54].)

f Die Fixtur wird unter Odontoplastik in Regio 32 in situ gebracht.

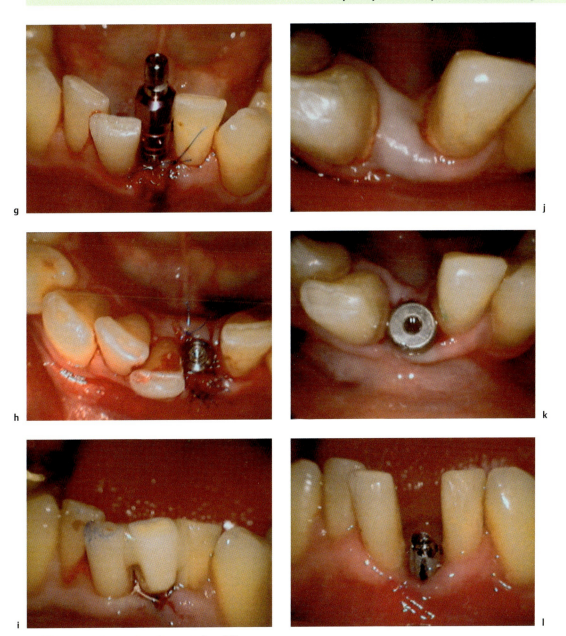

g Mikrochirurgische Papillennähte um Einbringhilfe.

h Deckschraube in situ. Zustand nach Frühimplantation nach Buser; Wiederholung der Implantation wegen Non-Osseointegration.

i Provisorische Versorgung mit der Krone des ehemals extrahierten Zahns 31.

j Zustand nach Einheilung der Fixtur vor der Freilegung.

k Heilkappe auf neuem Implantat in situ (31: 3,25-mm-Schraube HA/HL 14 mm Steri-Oss). Extrem schwierige Platzverhältnisse in Regio 31. Implantologische Gratwanderung. Heutzutage typische Indikation für extraschmale 3,0 mm One-Piece-Fixtur nach Dragoo (19 a) (vgl. Abschnitt 18.4).

l Abutment 31 in situ.

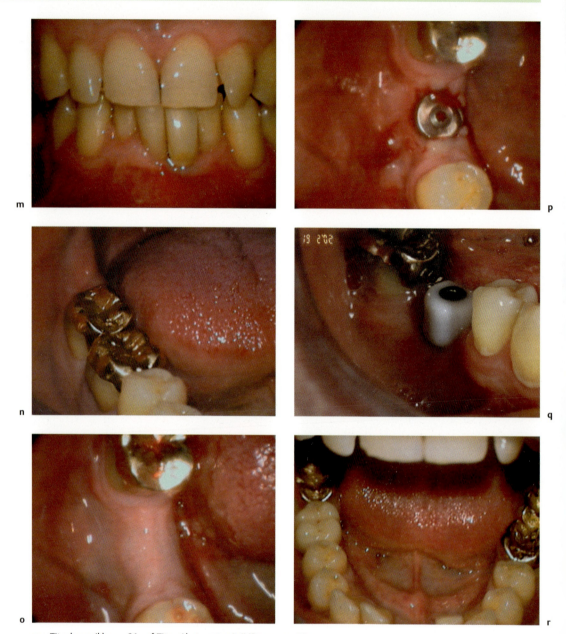

m   Titankeramikkrone 31 auf Titan-Abutment mit IMProv zementiert.

n   UK-Seitenzähne vor Behandlungsbeginn. Avitaler Zahn 46 vor Entfernung. Frühimplantation vorgesehen.

o   Alveolarkamm durch Frühimplantation (Replace 6,0 mm HA 13 mm) konserviert.

p   Heilkappe auf Frühimplantat.

q   Easy-Abutment-Systems (Fa. Nobel Biocare) in situ.

r   Schlussbefund. Titanankeramikkrone 46 über Easy-Abutment mit IMProv zementiert.

18.5 Risiken und Prognose bei Frontzahnimplantaten – Implantationstypen nach Wachtel

Nach Wachtel werden die Implantationstypen I–V unterschieden:

➤ *Typ I:*   singuläre Situation mit optimalen Verhältnissen bei Typ H (klinisch eher selten)

➤ *Typ II:*   singuläre Situation Typ H bei knöchernen Defizienzen

➤ *Typ III:*   singuläre Situation Typ N bei knöchernen *und* weichgewebigen Defizienzen

➤ *Typ IV:*   multiple Situation Typ H

➤ *Typ V:*   multiple Situation Typ N, eher selten.

Das Ergebnis im ästhetisch sensiblen Bereich ist abhängig von einer optimalen biologischen Implantatinsertion. Dies kann je nach parodontalem Biotypus (H oder N nach Schwertfeger) einfacher oder schwieriger sein (vgl. Abschnitt 2.2 u. 15.6):

➤ In eher seltenen Fällen gelingt es, *ohne Augmentationen* Einzelzähne und mehrere nebeneinander liegende Fixturen perfekt zu implantieren (s. o.). Dann entstehen per se keine Rot-weiß-Probleme in der Ästhetik. Es handelt sich hierbei um das Vorliegen von Implantationstypus I und IV (vgl. die Patienten Nr. 24, 27 u. 28) (138 a).

➤ In wenigen Situationen ist es ausreichend, *nur Weichteile* zu transplantieren (CTG, vgl. Patient Nr. 30): Implantationstypus III nach Wachtel (138 a).

➤ Oft ist die Atrophie so weit fortgeschritten, dass Hart- *und* Weichgewebe in einem »twostage approach« augmentiert werden müssen (39, 54). Dann ist ein Implantationstypus III bzw. V zu diagnostizieren mit einer infausten Prognose für kompromittierende ästhetische Ergebnisse (black triangles) (138 a).

Letztlich von allergrößter Bedeutung für den ästhetischen und zugleich biologischen Erfolg ist die richtige *Navigation* beim Inserieren von Fixturen in der Frontzahnregion besonders des Oberkiefers (ästhetische Grenzlinie, Ästhetikfenster; vgl. Abb. 18.13).

Es wird empfohlen, bei der Sofortimplantation und vorliegender dünner bukkaler Knochenlamelle Implantate eher leicht palatinal zu inserieren. Der Abstand von der ästhetischen Grenzlinie solle dann etwas mehr als der empfohlene Wert 1 mm betragen. Ansonsten ist in diesen schwierigen Fällen ohne Augmentation später mit störenden Rezessionen und vestibulär sichtbaren Oberflächen von Fixturen zu rechnen (139).

Eine erweiterte Strahlendiagnostik auf allerneuestem technischen Stand kann die Sicherheit vor avisierten Implantationen in besonders risikoreichen Arealen erhöhen (3D accuitomo, Fa. Morita; vgl. Abb. 19.2 b).

18.6 Komplikation: Nervläsion V/3

Vor allem im Molarenbereich des Unterkiefers muss aus Gründen mangelnden vertikalen Knochenangebots bei Atrophien häufig bis nah an den Canalis N. alveolaris inferior implantiert werden. Denn nicht immer sind Augmentationen absolut indiziert oder vom Patienten erwünscht. Leicht kann es dabei intraoperativ durch Hämatome zu Nervquetschungen kommen. Im sensiblen Versorgungsbereich der Unterlippe gibt es dann oft postoperativ Parästhesien.

Eine beschleunigte Regeneration des Nervengewebes kann durch nachfolgende Maßnahmen erfolgen:

Es werden zusammen aufgezogen und s. m. am Foramen mentale injiziert:

Rp.

➤ N. trigeminus GL D 5
➤ Mandibula (feti) GL D 5
➤ Hypericum ex Herba D 30
Amp., OP Wala

oder

➤ Hypericum Rh D 30
OP Weleda
S. a. m. m.

Nach 1 Woche wird diese Kombination in *anderer* Potenzstärke der Organpräparate wiederholt (vgl. Abschnitt 4.3):

➤ N. trigeminus GL D 15
➤ Mandibula (feti) GL D 15
➤ Hypericum ex Herba D 30

oder

➤ Hypericum Rh D 30
OP Weleda

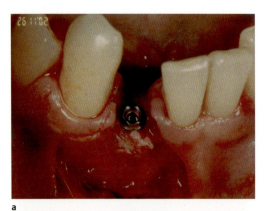

a

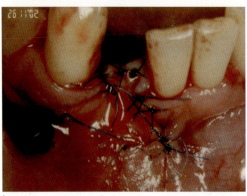

b

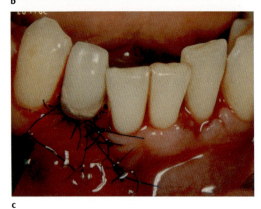

c

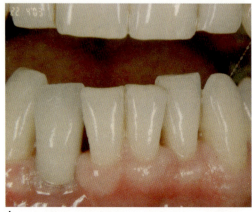

d

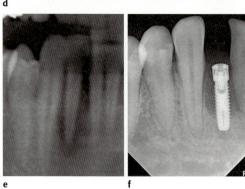

e   f

Abb. 18.11 a–f Periimplantologie: Frühimplantation nach Buser wegen Herdsanierung bei Zahn 42 und systematische PAR-Behandlung. Klasse-II-Patientin (Nr. 25; 31 Jahre).

a Zustand nach Einzelimplantatinsertion (3,25 mm HA-Steri-Oss-Schraube 12 mm). Implantationstypus II nach Wachtel (138). (Heutzutage würde an dieser Stelle eher ein Nobel-Direct 3.0 One-PieceTiUnite-Implantat [Fa. Nobel Biocare] mit integriertem Aufbau zur Vermeidung eines abnehmbaren Interimsersatzes inseriert werden [54].) Papillenschonende, paramarginale Schnittführung.

b Wundverschluss mit 6/0-Premilene- und 5/0 Prolene-Ethicon-Suturen.

c Herausnehmbarer, gegossener und dental abgestützter Interimsersatz zur provisorischen Lückenversorgung. Schaltsattel des Ersatzzahns 42 wurde postoperativ zur Vermeidung transmukosaler Implantatbelastung hohlgeschliffen.

d Fertige Krone in situ.

e Präoperatives OPT zeigt Zahn 42 mit seiner umfangreichen periapikalen Transluzenz.

f Der Mundfilm von Regio 42 zeigt die postimplantär primärstabile Schraubenfixtur.

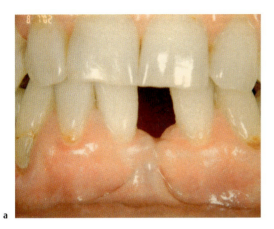

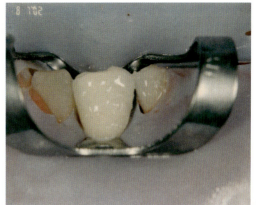

a

d

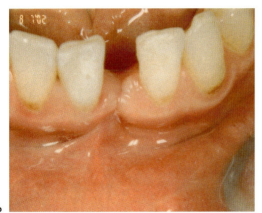

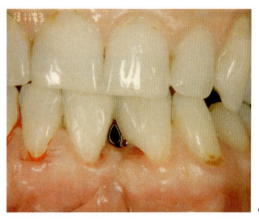

b

e

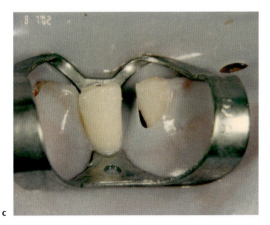

Abb. 18.**12 a–e** Minimal invasive Lückenversorgungen im unteren Schneidezahnbereich zur Verbesserung der Ästhetik: Implantatalternative bei eingeengter Lücke in Regio 31. Klasse-II-Patientin (Nr. 26; 41 Jahre).

a Extraktionsbedingte Lücke; Zahn 31 wurde alio loco aus Herdgründen (apikale Parodontitis) entfernt.

b Mesiodistales Platz- und sagittal-vertikales Gewebsangebot reichen auch für schmales Implantat nicht aus.

c Lückenschluss ohne invasive Zahnpräparation mit den Mitteln der Adhäsivtechnik unter Kofferdam.

d Veneers (Fa. Vita, Vitadur Alpha) für die Zähne 32 und 41 unter absoluter Trockenlegung nach adhäsiver Befestigung (Variolink II, Fa. Ivoclar Vivadent).

e Verbleibendes »black triangle« zwischen den Zähnen 32 und 41 muss in Kauf genommen werden (128).

c

125

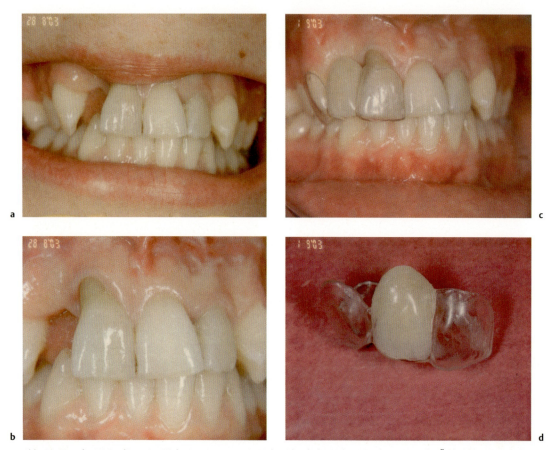

Abb. 18.**13 a–d**   Minimal invasive Lückenversorgungen im Schneidezahnbereich zur Verbesserung der Ästhetik: provisorische OK-Schneidezahn-Lückenversorgung vor eventueller Implantatlösung. 23-jährige Patientin.

a, b   Zustand nach Mittelgesichtstrauma (schwerer Fahrradunfall). Eluxierter Zahn 12. Defekte im Zahn-, Lippen- und Alveolarkammbereich der Oberkieferfront. Endodontische Behandlung der verbliebenen Schneidezähne mit guter Kronensubstanz.

c, d   Status vor Bleaching von Zahn 11. Temporärer Lückenschluss mit abnehmbarem, dental getragenen Folienprovisorium. Dies verlängert den Zeitraum bis zur Entscheidungsfindung über die Art der definitiven Lückenversorgung!

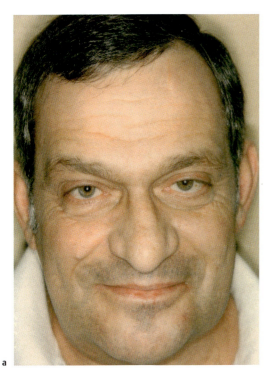

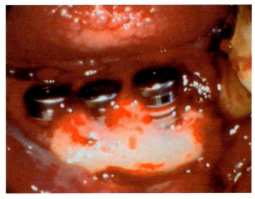

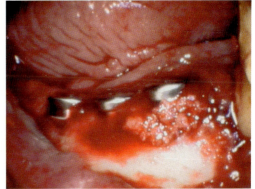

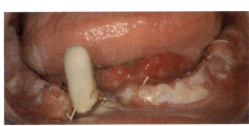

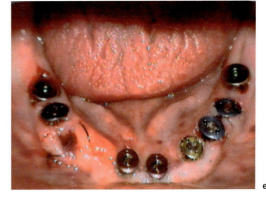

Abb. 18.**14 a–l** Festsitzende Versorgung auf multiplen Implantaten im Unterkiefer; Pfeilervermehrungen für festsitzenden Brückenersatz im Oberkiefer bei Klasse-II-Patient (Nr. 27; 50 Jahre, Nikotinabusus).

a Extraorale Ansicht 1 Tag nach Insertion von 9 Replace-HA-Implantaten im Unterkiefer: kaum Entzündungszeichen (Tumor, Dolor, Functio laesa) nach prä-, intra- und postoperativen Heilmittelanwendungen!

b Intraorale Ansicht am 1. postoperativen Tag: reizloser Zustand. Parodontitischer Zahn 43 ist als Führungshilfe für die Implantatschablone gebraucht worden: »restoration driven implant placement« nach Jovanovic (54 b). (Heutzutage würde der Zahn extrahiert und die Schablone mit CorticoFix-Schrauben [Fa. Altatec] im retromolaren Bereich befestigt werden; Versorgung mittels provisorischen IPI-Sofortimplantaten, s. Patienten 20, 21 u. 29 sowie Abb. 12.**4 b**).

c Bei Implantat 44 Dehiszenz von 5,0-HA-Replace-Schraube 10 mm.

d Abdecken mit Knochentransplantat aus Trigonum retromolare; bei Implantat 43 besteht noch eine Knochentasche.

e Verlust von Fixtur 44 bei Freilegung: Non-Osseointegration (54).

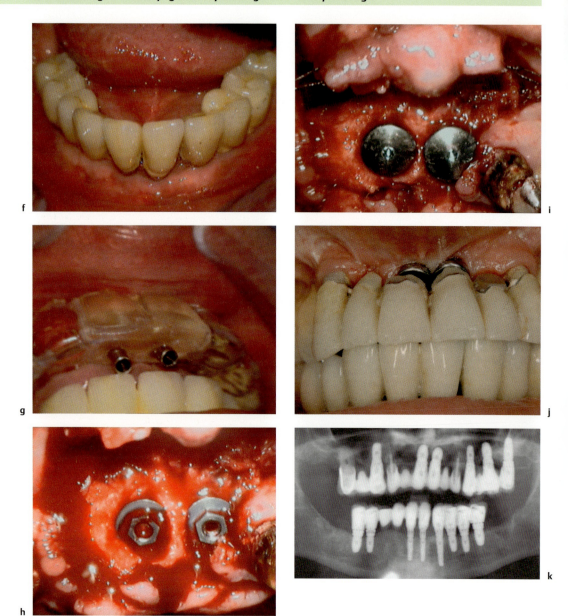

f

i

g

j

h

k

f Fertigstellung mit Lückenschluss durch implantatgetragene Brücke. Kronen mit IMProv zementiert.
Nicht gezeigt: in Oberkiefer-Seitenzahngebieten Implantatinsertionen mittels schonender interner Sinuslifts: Gewinnung autogener Knochenspäne durch Safescraper (Fa. Curasan) aus der Umgebung und vorsichtiges Einbringen mittels Replace-Osteotomen unter die Sinusschleimhaut (»Recycling«).

g Implantatschablone für gezieltes Einbringen von 2 Replace TiUnite 6,0 × 10 mm Fixturen in Regio 11 und 21. Implantationstypus IV nach Wachtel (138 a).

h Die Erhaltung von ausreichender interdentaler Cresta in Breite und Höhe ist auch für späteren ästhetischen Erfolg von Bedeutung (knöcherne Papillenstützung).

i Deckschrauben vor Wundverschluss in situ (kleinstmögliche approximale Distanz).

j Die Heilkappen haben unter der alten Frontzahnbrücke nach Freilegung der Fixturen in allen Dimensionen Platz.

k Digitales OPT: Zustand nach Insertion der Implantate 11 und 21 mit der fertig gestellten Gesamtversorgung und bester Ästhetik bei »low lipline« (vgl. Abb. 19.**1 j, k**)

l Digitale Einzelnahme der 2 Fixturen.

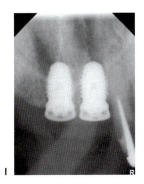

18.7 Zusammenfassung

Die unerlässliche Verbesserung der Heilungsprozesse zur sicheren Osseointegration in allen in diesem Kapitel gezeigten implantologischen Situationen bei geringem Knochenangebot und eventuell notwendig werdenden Augmentationen geschieht folgendermaßen:

> ➤ Am *präoperativen* Tag *Quarz* D 20 s. m. in das OP-Gebiet gegeben (Rp. Nr. 41 u. 61).
> ➤ *Intraoperativ* wird bei jedem derartigen Eingriff *Arnika* D 12 kombiniert mit *Symphytum* D 6 lokal injiziert wie in Kapitel 11 und 12 beschrieben (Rp. Nr. 38, 39, 50 u. 51).
> ➤ Bei reinen Weichteilaugmentationen wird eher *Arnika-Essenz* auf einer Mulllage den Wundrändern für mindestens 2 Stunden aufgedrückt (Rp. Nr. 40).
> ➤ Die häusliche Plaquekontrolle erfolgt entweder mit *Aesculus* Cortex-Gel oder Cortex-Essenz (vgl. Abschnitt 5.2 u. 15.2, Rp. Nr. 14, 81–83).
> ➤ Für regenerierende Mundspülungen und Mundbäder eignet sich vorzüglich die *Ratanhia*-comp.-Tinktur (vgl. Abschnitt 5.2, Merkblatt 1 b, Rp. Nr. 2 u. 69).
> ➤ *Calendula*-Anwendungen sind eher angezeigt bei *knöchernen* Defektversorgungen (s. o.) für Mundbäder und Kompressen über die äußere Haut (vgl. Abb. 12.**4 a**, Kapitel 12, Merkblatt 1 a u. b, Rp. Nr. 53, 54, 61 u. 68).
> ➤ Vorher werden die Wundränder mit *Ratanhia*-Wachs versiegelt (vgl. Kapitel 11, Rp. Nr. 52).
> ➤ Die innerliche Gabe von *Arnika*, *Hypericum* und *Calendula*-Globuli ist anzuraten, wie bereits in Kapitel 11 und 12 angegeben (Rp. Nr. 56).
> Vgl. auch Abschnitt 12.3 u. Merkblatt 4.

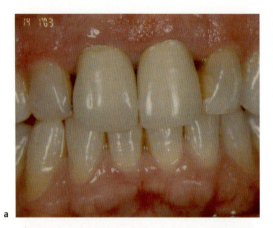

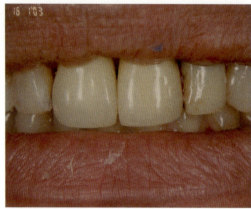

a

d

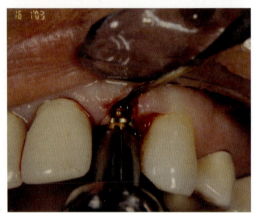

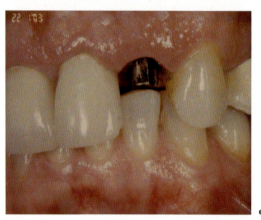

b

e

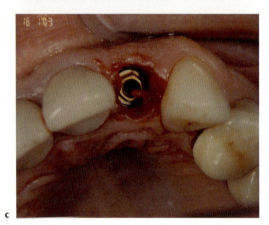

c

Abb. 18.**15 a–m** Misserfolg: Sofortimplantat 22 nach maximal papillenschonender Extraktion mit Sofortversorgung ohne Sofortbelastung nach Mundhygienetraining und PZR. Klasse-II-Patientin (Nr. 28; 53 Jahre).

a Zustand bei Behandlungsbeginn. Avitaler Zahn 22 muss wegen Herdsanierung maximal papillenschonend mittels Periotome eluxiert werden. Implantationstypus I nach Wachtel (138 a).

b Biologische Breite – ca. 3 mm bis zum krestalen Bereich – wird mittels Papillenheber nach Wachtel schonend dargestellt.

c Volle Raumausnutzung nach vorsichtigem Inserieren der primärstabilisierbaren Fixtur ohne Lappenbildung (Replace-TiUnite, 4,3 × 10 mm).

d Direkt hergestellte Sofortkrone auf einem als provisorischem Stumpfaufbau dienenden »Easy Abutment« in situ. Abformung für Langzeitprovisorium ummittelbar post implantationem.

e Trotz maximal tiefer Implantatinsertion knapp ausreichendes Platzangebot für spätere Krone. Easy Abutments lassen sich wegen des krestalen Knochenhindernisses (s. Röntgenbefunde **g** u. **k**) nicht direkt auf den Sechskant anschließen.

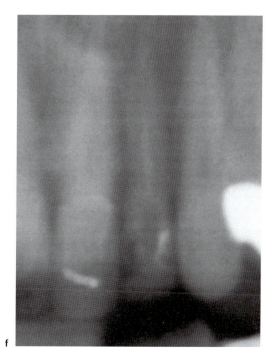

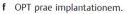

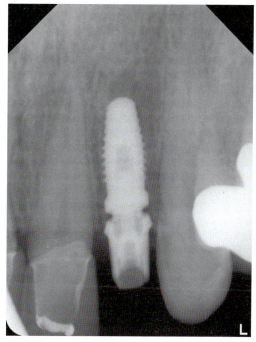

f OPT prae implantationem.

g Mundfilm Regio 22 post implantationem: 4,3-mm-Replace-TiUnite-10 mm-Fixtur in situ.

h Fast 4 Wochen später wird das Implantat überraschend abgestoßen! Entschluss zur Lappenbildung und wegen Fenestration zur GBR mittels Biogran unter Gore-Osseoquest-Membran nach sofortiger Insertion neuer breiterer (5,0) und längerer (13 mm) Replace-TiUnite-Fixtur. (Zur Problematik allogener Materialien s. Abschnitt 10.2.) Membranstabilisierung mittels BioTack und resorbierbarer Nähte (6-0 Safil Quick, Fa. B/Braun) (48).

i Vorhandenes Langzeitprovisorium wird über größeres Easy Abutment angepasst und funktionell völlig entlastet (34, 45 a, 48). Dichter Wundverschluss mit 6-0-Premilene- und Goretex-5-0-Suturen über augmentiertem Bereich.

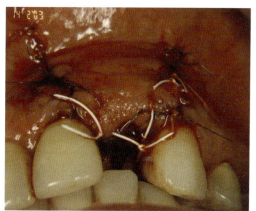

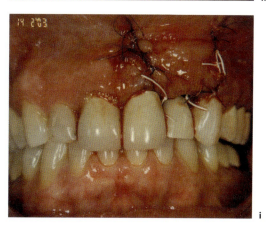

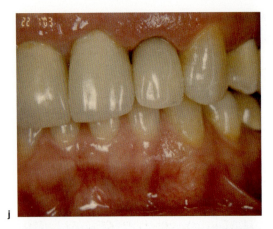

j

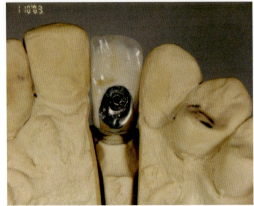

l

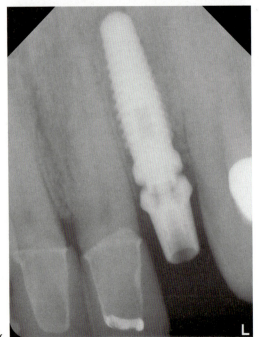

k

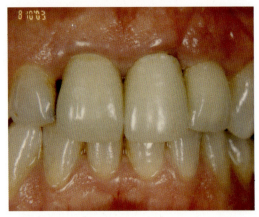

m

j Zustand mit Langzeitprovisorium 6 Monate nach Wiederholung der Implantation mit GBR vor definitiver Versorgung.
k Röntgenkontrolle postoperativ.
l Ausnahmsweise von palatinal auf Abutment verschraubte Krone wegen tiefer subgingivaler Lage des Restaurationsrandes.
m Zustand nach Behandlungsende: auch deutliche ästhetische Verbesserung durch Implantattherapie.

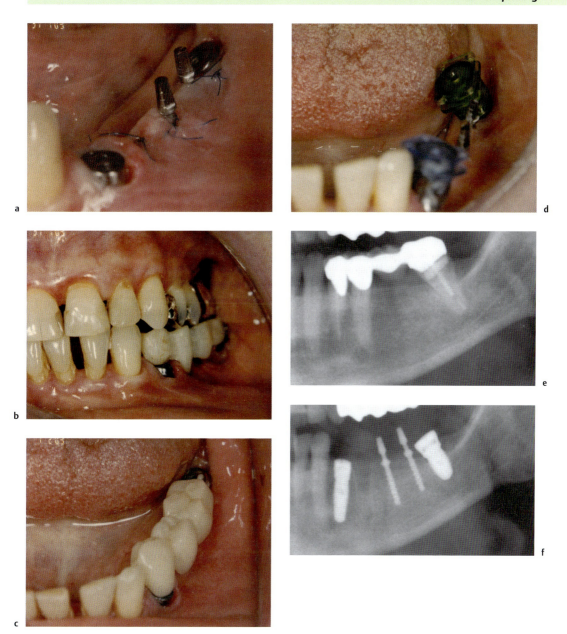

Abb. 18.**16 a–f** Wegen Herdsanierung maximal papillenschonende Extraktion der avitalen Zähne 34, 35 und 37. Sofortimplantation ohne Sofortbelastung in Regio 34 und 37 und Sofortversorgung mittels provisorischer IPI–Implantate in Regio 35 und 36. Klasse-II-Patientin (Nr. 29; 68 Jahre).

a Klinisches Bild 7 Tage postoperativ: 2 Replace-TiUnite-Fixturen (5,0 × 13 mm und 6,0 × 10 mm) in situ; vor Nahtentfernung und Abformung für Langzeitprovisorium.

b Sofortprovisorium in situ.

c Langzeitprovisorium in situ.

d Kostengünstigere Direktabformung mittels Abformkappen und Konfektionslöffel über 2 Easy Abutments ist nur möglich, wenn Fixturen wenig divergent inseriert wurden.

e Präoperatives OPT.

f Postoperatives OPT.

2 Stunden ins Vestibulum gebracht. Prämedikation am präoperativen Tag mit Quarz D 20. Intraoperativ Arnika D 12 mit Symphytum D 6. Mundbäder und Kompressen mit Calendula-Essenz. Häusliche Einnahme von Arnika LM VI, Staphisagria LM VI und Hypericum LM VI Globuli (OP DHU). Zahnfleischbalsam (OP Weleda) zum Auftragen auf Wundränder oder in Prothesenbasis als Wundheilpaste.

Standardmäßig wird bei solchen *Regenerationen* postoperativ zur Förderung der Knochenregeneration zusammen mit Arnika D 12 noch zusätzlich Symphytum D 6 s.m. in das Vestibulum appliziert.

Routinemäßig wird zur *Immunstimulation* und Heilungsanregung Quarz D 20 einen Tag präoperativ und dann intraoperativ Arnica D 12 zusammen mit Symphytum D 6 s.m. ins Vestibulum injiziert.

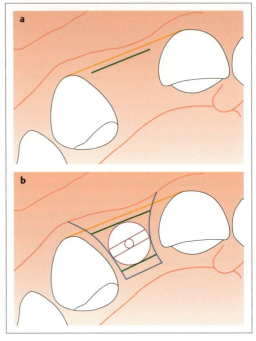

Abb. 18.**17 a, b** Risiken und Prognose bei Frontzahnimplantaten (nach Gómez-Román 2003) (35 c).

a Die gelbe Linie verbindet die fazialen Zervikalflächen der Nachbarzähne der Einzelzahnlücke. Sie stellt die faziale Begrenzung während der Implantation dar und wird deshalb *ästhetische Grenzlinie* genannt. Die grüne Linie verläuft in 1 mm Abstand parallel zu dieser. Damit genügend vestibuläres Hart- und Weichgewebe vorhanden ist und somit die Ästhetik optimiert wird, sollte sie die Implantatkontur berühren.

b Die grünen Linien und die Konturen der Schnittführung sind das *Ästhetikfenster* der optimalen Implantatposition. Um spätere Ästhetikprobleme aufgrund von Weichgewebsrezession zu vermeiden, soll der Knochen vestibulär zur grünen Linie mindestens 1 mm dick sein. Andernfalls ist eine Augmentation ratsam.

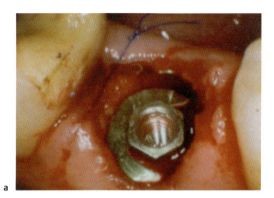

a

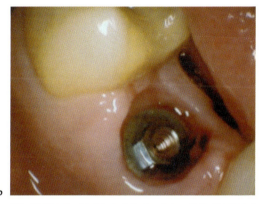

b

Abb. 18.**18 a, b** Periimplantologie beim Sofortimplantat (Klasse-I-Patient [Nr. 22]). Zustand post implantationem (**a**) und nur 3 Tage später (**b**)! Komplementäre Heilmittelanwendungen führen mit zu extrem günstigen postoperativen Ergebnis. Implantationstypus I nach Wachtel (komplette Falldarstellung vgl. 18.**8 a–g**).

135

19 Schlussbetrachtung

> Es gibt keine Materie an sich! Alle Materie entsteht und besteht nur durch eine Kraft, welche die Atomteilchen in Schwingung bringt und sie zum winzigsten Sonnensystem des Atoms zusammenhält. Da es aber im ganzen Weltall weder eine intelligente noch eine ewige Kraft gibt, so müssen wir hinter dieser Kraft einen bewußten, intelligenten Geist annehmen. Dieser Geist ist der Urgrund aller Materie!
> *Max Planck (1858–1947)*

19.1 Anthroposophischer Medizinimpuls

> »Nicht um eine Opposition gegen die mit den anerkannten wissenschaftlichen Methoden der Gegenwart arbeitende Medizin handelt es sich. ... Eine Einwendung der anerkannten Medizin kann im Grunde gegen das, was wir vorbringen, nicht gemacht werden, da wir diese nicht verneinen. ... Und wir haben die Meinung, dass das von uns Gegebene nur derjenige in der ärztlichen Kunst verwenden soll, der im Sinne dieser Prinzipien vollgültig Arzt sein kann. ... Nur derjenige, der nicht nur verlangt, man müsse sein Wissen bejahen, sondern der dazu noch den Anspruch erhebt, man dürfe keine Erkenntnis vorbringen, die über die seinige hinausgeht, kann unseren Versuch von vornherein ablehnen.«
> Rudolf Steiner und Ita Wegman (234)

Es war das Anliegen des spannenden und zeitnotwendigen Medizinimpulses von Ita Wegman und Rudolf Steiner, die moderne naturwissenschaftliche Medizin geisteswissenschaftlich zu erweitern und Pathogenese, Diagnostik und Therapie rational, d. h. durchschaubar zu machen (vgl. Abschnitt 4.1 und 5.1).

Aus menschenkundlicher Sicht hergeleitete Pathologie ermöglicht erst Diagnosen auf ganzheitlicher Basis (vgl. Kapitel 3).

19.2 Erweiterte rationelle Parodontaltherapie

Auch internistischerseits wird diskutiert, ob gewisse Formen von Parodontopathien Ausdruck einer Autoimmunerkrankung wie »Pankreasinsuffizienz« sein können. Es finden sich gegebenenfalls sogar Entsprechungen im Darmbereich im Sinne von Entzündung (Colitis ulcerosa), wo der »Mensch Welt wird« (mangelnde Abgrenzung), oder gegensätzlich dazu im Sinne von Sklerose (Morbus Crohn), wo der »Mensch Mensch bleibt« (zu starke Abgrenzung) (vgl. Abschnitt 13.1, Kapitel 14 u. 15 sowie Abb. 2.3) (79, 98).

Hier wird sich fachübergreifend noch ein weites Forschungsfeld zukünftiger rationaler »Peri-Odontologie« und Parodontaltherapie im ganzheitlichen Sinne auftun (vgl. Kapitel 4, Abschnitt 15.8) (201, darin S. 94 u. 222)!

Neuerdings wird Ubiquinon (Koenzym Q) als isolierter Naturstoff auch zur Lokalbehandlung für die Erkrankungen der Mundschleimhaut angeboten. Damit soll selektiv der Stoffwechsel gesunder Zellen angeregt werden. Zur Problematik dieser Denkansätze kann das für die Nahrungsergänzungsstoffe (Omega-3-Fettsäuren, Lycopin) Ausgeführte gelten (vgl. Abschnitt 8.4 u. 17.3).

Übersichten zu allgemeinmedizinischen Aspekten in der Parodontologie bieten Imfeld (50), Rees (212), Scully (222), Williams u. Offenbacher (239) sowie das Risikokompendium der DGP (vgl. Abschnitt 2.1) (14 a, 165 a).

19.3 Ausblick

Bevor das Wissen um die geistigen Hintergründe unseres praktischen Tuns in Endodontologie (Kapitel 9), Parodontologie (Kapitel 5–16) und Implantologie (Kapitel 18) weiter verloren geht, wird mit dieser Darstellung wie in ganz selbstverständlicher Weise Folgendes versucht: eine bislang unbekannte Seite der Wirklichkeit einleuchtend zu erklären.

So ist auch und gerade dem unvoreingenommenen und bislang nicht mit verborgeneren geistigen Einsichten, Zusammenhängen und Tatsachen in der Naturheilkunde konfrontierten Kollegen ein leichterer Einstieg in nutzbringende, erweiterte Therapiemöglichkeiten zu verschaffen (65, 100–109)!

Auch W. Schulte beklagt, dass heutzutage leider die klinische Erfahrung (Erfahrungsheilkunde) wohl auch aus Mangel an Gelegenheit zugunsten so genannter evidenzbasierter Ergebnisse hintangestellt werde. Somit gingen nicht wenige wertvolle Beobachtungen für die Praxis verloren (97).

Deswegen ist das Hauptanliegen dieses Buchprojekts, universitäre und wissenschaftliche Kreise zur Nachprüfung und Auswertung der beschriebenen Beobachtungen und therapeutischen Wirksamkeiten einzuladen (vgl. Abschnitt 10.2)! Diese haben sich mangels einer evidenzbasierten Untersuchungsmethodik bezügl. sog. »alternativer« Methoden bislang gescheut, sich dieser Aufgabe anzunähern (21).

Wenn die Heilmittelanwendungen eine weitere Verbreitung erfahren können, wird der stets leider gefährdete Fortbestand ihrer Herstellung gesichert sein.

Mit zahlreichem Bildmaterial werden die in klassische und aktuelle Techniken *integrierten* Lokaltherapien in diesem Buch anschaulich dargestellt. Unsere Patienten werden davon profitieren, wenn abwehrstärkende Maßnahmen vermehrt zur Heilungsförderung beitragen. Das wird auch dem Allgemeinpraktiker ermöglichen, anspruchsvollere Eingriffe mit besserer Erfolgssicherheit und zur allseitigen Zufriedenheit durchzuführen.

Das Argument, man könne auch ohne zusätzliche Immunstimulation und Heilungsanregung beim Operieren gute Ergebnisse erzielen, wenn man nur schnell und möglichst atraumatisch vorgehe, ist mit dem vorliegenden Werk hoffentlich widerlegt worden. Wir können beweisen: Heilungsverläufe lassen sich mit Heilmitteln noch deutlich verbessern (vgl. Abschnitt 5.1)!

Dies ist besonders bedeutsam für jene seriös und gründlich operierenden Kollegen, die bei ihren Patienten die gefürchteten postoperativen Beschwerden in der parodontalen Lokaltherapie minimieren wollen.

Durch die mit dem beschriebenen Heilmitteleinsatz begünstigte Patienten-Compliance sollten sich folglich auch objektive Behandlungsnotwendigkeiten auf größere Populationsbereiche ausdehnen lassen.

Nicht jede heute hochgepriesene sog. »minimal invasive« Parodontaltherapie allein kann bei einem Großteil der schwerer akut oder chronisch erkrankten Patienten dauerhafte Remissionen zielsicher gewährleisten (s. Kap. 1).

Der Autor freut sich über jede Anregung und jedes weitere aufschlussreiche Erlebnis in Bezug auf Methodisches und neue Heilpflanzenerkenntnisse für den Einsatz in der Parodontologie, z. B. über Achillea atrata, Centella asiatica oder Punica granatum (15, 95 a–c) (vgl. Abschnitt 4.4).

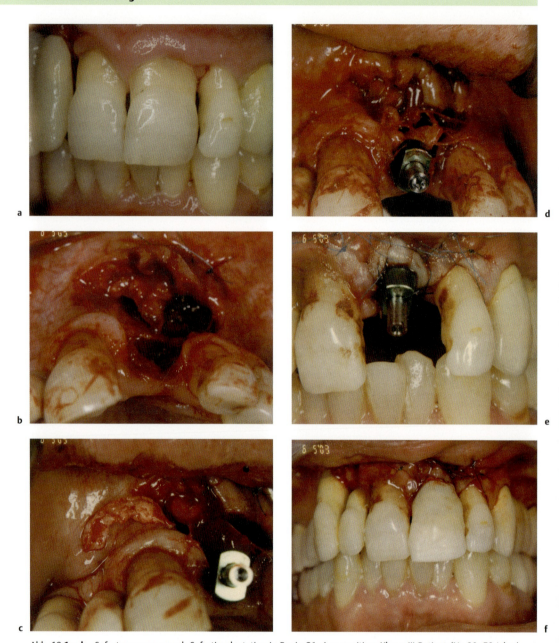

Abb. 19.**1 a–k** Sofortversorgung nach Sofortimplantation in Regio 21. A. a.-positiver Klasse-III-Patient (Nr. 30; 58 Jahre).

a Status nach PAR-Therapie (1996). Lange, freiliegende Zahnhälse stören wegen langer Oberlippe nicht. Zahn 21 konnte noch (7 Jahre) erhalten werden.

b Papillenschonender Paramarginalschnitt vor Doppellappenbildung nach Wachtel (137) vor risikoreicher Implantation von 6,0 × 13 mm Replace-TiUnite-Schraube. Implantationstypus II nach Wachtel (138 a). Vestibulär von Regio 21 Platzierung autogener Kompaktaspäne von Spina nasalis mit dem Safescraper (Fa. Bicon) und weichgewebliche Augmentation durch kleines freies Bindegewebstransplantat (CTG) nach Extraktion von Zahn 21.

c Freies Bindegewebstransplantat vom Gaumen wird unter inneren Lappen platziert und mit resorbierbaren Nähten (6-0 Safil Quick) fixiert.

d Innerer Lappen wird zuerst mit resorbierbaren Nähten über dem Transplantat vernäht.

e Transfer-Pin dient als provisorischer Aufbau für sofortige Replatzierung der extrahierten und innenwandig präparierten natürlichen Krone 21.

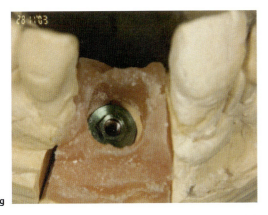

g

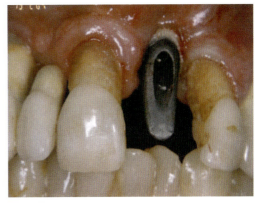

j

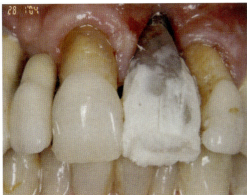

h

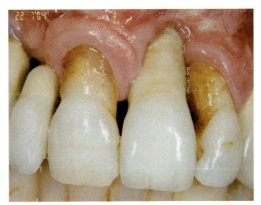

k

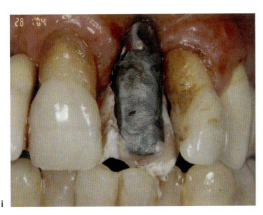

i

f Zustand nach Reimplantationem von Zahn 21 und mikrochirurgischer Nahtversorgung mittels 6-0-Premilene-Papillennäh-ten nach Hürzeler (48, 139).

g Modellsituation. Aufgrund der tiefen Implantatlage muss später der Kronenersatz über dem Abutment verschraubt werden (kranialwärts noch vorhandenes Knochenangebot wurde wegen des langen Hebelarms hier bis zum Nasenboden voll aus-geschöpft) (vgl. Abb. 18.**15 k**).

h Anatomisches FGP-Registrat mittels Kunststoffkäppchen und weißem Schuler-Wachs über Abutment. Die Arbeit wird im Präzisionsvertikulator (PV) nach Griesbeck hergestellt (36 a).

i Exzentrisches FGP-Funktionsregistrat wird anschließend auf dem Titangerüst der Krone über dem Abutment genommen. Das soll für optimale Funktionskontakte der Krone auf dem Implantat sorgen.

j Abutment mit Keramiksaum in situ.

k Auch ohne knöcherne Augmentation ansprechendes ästhetisches Ergebnis in Regio 21 bei niedriger Lachlinie (low lipline): »Low liplines are the dentist's best friends!"« (vgl. Abb. 18.**14 j, k**).

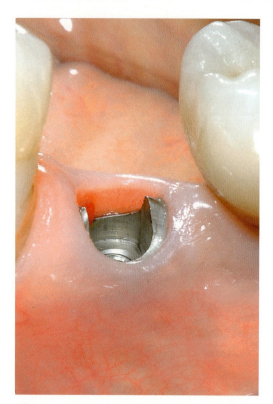

Abb. 19.**2**   Nobel Perfect nach Wöhrle (Fa. Nobel Biocare) soll durch seine marginal geschwungene (scalloped) Form die maximale krestale knöcherne Papillenunterstützung im Bereich der biologischen Breite natürlicher Nachbarzähne vor allem in der ästhetischen Zone marginal gewährleisten (147 a) (Abb. mit freundlicher Erlaubnis durch P. S. Wöhrle, Newport Beach, CA).

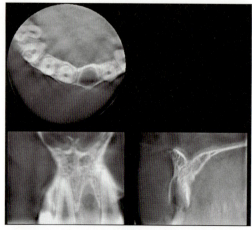

a

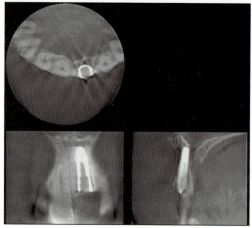

b

Abb. 19.**3 a, b**   Verbesserte prä- (**a**) und postoperative Röntgendiagnostik (**b**) mittels spezieller Tomographietechnik (3D accuitomo, Fa. Morita) (Aufnahmen von Dr. I.-M. Borrmann, Kornwestheim).

Anhang

20 Nachwort

Folgende Persönlichkeiten gaben im Laufe von über 25 Jahren überwiegend für die Parodontaltherapie Anregungen (Literaturangaben in Klammern):

➤ PD Dr. med. dent. Christian E. Besimo (156) (CH), Spezialist SSO für prothetische Zahnmedizin

➤ Dr. med. dent. Claus-Michael Brandt und Dr. phil. Else-Bettina Brandt-Förster, verst., München

➤ Dr. med. dent. Wolfram Bücking, Wangen (157, 199)

➤ ZA Siegmund Dörsch, verst., Augsburg (15 b)

➤ Mick R. Dragoo DDS, MSD (16–19, 166) (USA), Spezialist AAP für Parodontologie

➤ Dr. med. Dr. med. dent. H. Erpenstein, Münster (23, 24, 207), Fachzahnarzt für Parodontologie

➤ Ronald W. Fabrick, DDS (USA), Spezialist AAP für Parodontologie

➤ ZA Per Fossdal, Kempten

➤ Dr. med. dent. Thomas W. Gaberthüel (33, 38) (CH), Spezialist SSP für Parodontologie

➤ Dr. med. dent. Bruno Germann (173) (CH)

➤ Dr. med. dent. Anton Griesbeck, Pfronten (36 a)

➤ Dr. med. dent. Peter H. A. Guldener, verst., DDS (41, 42, 176, 207) (CH)

➤ Dr. med. dent. Ueli Grunder (38, 39) (CH)

➤ Dr. phil. Ekkhard Häussermann, Köln

➤ ZA Claus Olaf Haupt, München

➤ PD Dr. med. dent. Joachim S. Hermann, Stuttgart/Basel (45) (CH, USA), Spezialist SSP für Parodontologie

➤ Dr. med. dent. Daniel Hess (43, 44) (CH), Spezialist SSP für Parodontologic

➤ Dr. med. Dr. med. dent. Thomas Höhnle, Stuttgart (47, 154 b)

➤ Prof. Dr. med. dent. Markus B. Hürzeler, München/Freiburg (48, 140), Spezialist DGP für Parodontologie

➤ Dr. med. dent. Sascha A. Jovanovic DDS, MS (54, 117, 195) (USA)

➤ Prof. Dr. med. dent. Jörg W. Kleinfelder (57–59) (NL), Spezialist DGP für Parodontologie

➤ Robert E. Lamb DDS, MSD (55, 60, 61), (USA), Spezialist AAP für Parodontologie

➤ Robert L. Lee, verst., DDS, BA, MS (198, 199) (USA)

➤ Dr. med. dent. Jürgen Marbaise, Kempten (199)

➤ ZA Reinhard Menzel, Freiburg (76–78)

➤ Prof. Dr. med. dent. Georg B. Meyer, Greifswald

➤ Prof. Dr. med. dent. J. Meyle, Gießen (79, 80, 164, 165 a), Spezialist DGP für Parodontologie

➤ Prof. Dr. med. dent. Hans-Peter Müller (Kuwait) (85 a, 165 a), Spezialist für Parodontologie

➤ Dr. med. dent. Werner Neuhauser, Kempten

➤ Dr. med. dent. Helge R. Runte, Wannweil (65, 94, 219)

➤ Dr. med. dent. Norbert Salenbauch, Göppingen (220), Spezialist DGP für Parodontologie

➤ Dr. med. dent. Grindwit Sastravaha (95 a–c), Bangkok (Thailand), Spezialist für Parodontologie

➤ Dr. med. dent. Martin Schrieb, Ludwigsburg

➤ Dr. med. dent. Liviu Steier, Mayen, Spezialist DGZPW für Prothetik

➤ Dr. med. dent. Hans-Michael Striebel, Schwäbisch Hall (154 a)

➤ Dr. med. dent. Hansjoachim Trefz, Wiesbaden

➤ Prof. Dr. med. dent. Dipl.-Phys. Heiko Visser, Göttingen (13 c), Spezialist DGP für Parodontologie

➤ Dr. med. dent. Rudolf Volker, Hamburg

➤ Prof. Dr. med. dent. Hannes C. Wachtel, München/Berlin (13 e, 71, 138), Spezialist DGP für Parodontologie

➤ Prof. Dr. med. Dr. med. dent. Dieter Weingart, Stuttgart (139, 195), Facharzt für Mund-, Kiefer- und Gesichtschirurgie

➤ OA Dr. med. dent. Dietmar Weng, Würzburg (140–142)

- ZA Gérard Willemsen (143) (Niederlande)
- Dr. med. dent. Peter S. Wöhrle, DMD, MmedSc (USA) und
- Dr. med. Dr. med. dent. Manfred Wolf, Leinfelden-Echterdingen (136).

Besonders hervorzuheben ist an dieser Stelle der vormalige Ordinarius für Zahnärztliche Chirurgie und Parodontologie und Direktor der Poliklinik am Zentrum für Zahn-, Mund- und Kieferheilkunde der Eberhard-Karls-Universität Tübingen, Herr Prof. em. Dr. med. dent. Willi Schulte, der durch seine didaktisch ausgezeichneten Parodontologie-Vorlesungen das Interesse für dieses Fachgebiet geweckt hat (97, 223).

Für wertvolle menschenkundliche Ratschläge sei herzlich gedankt:
- Prof. Dr. med. Volker Fintelmann, Carus Akademie, Hamburg (169, 170, 238)
- Dr. rer. nat. Roselies Gehlig, Carl Gustav Carus-Institut, Niefern-Öschelbronn
- Dr. med. Armin J. Husemann, Anthroposophisches Ärzteseminar an der Filderklinik, Stuttgart (81)
- Dr. sc. agr. Petra Kühne, Arbeitskreis für Ernährungsforschung in Bad Vilbel/Hessen (189–192)
- Dr. rer. nat. Jutta Oexle, Fa. Weleda, Schwäbisch Gmünd
- Dr. med. Udo Renzenbrink, verst., Bad Liebenzell (214, 215)
- Dr. med. Franziska Roemer, Heilmittelbetrieb Wala, Bad Boll-Eckwälden (93, 217)
- Dr. med. Jürgen Schürholz, Stuttgart (98 a, 174) (früherer leitender Internist der Filderklinik), sowie
- Dr. med. Olaf Titze, Bad Boll (133) (beide früher auch leitende Ärzte der Fa. Weleda) Schwäbisch Gmünd
- Dr. med. Heinz-Hartmut Vogel, verst., Bad Boll-Eckwälden,

sowie besonders
- Dr. med. Otto Wolff, verst., Arlesheim BL (CH) (s. das Foto bei der Widmung) (148–150, 240–244).

Den zahnärztlich-anthroposophischen väterlichen Weggefährten
- Dr. Hermann Lauffer, verst., Tübingen (s. das Foto bei der Widmung) und
- Zahnarzt Erich Liehr, Wehr/Baden (*1926) (Abb. 12.3)

– beide waren im Jahre 1957 Gründungsmitglieder der Arbeitsgemeinschaft Anthroposophischer Zahnärzte Stuttgart – sei für viele praktische Hinweise besonderer Dank gesagt (63–66, 68, 154 a, 196).

Frau ZTM Richarda Selke-Lodhia, Dental-Studio in Stuttgart (D) hat mit uns seit fast 25 Jahren auf perioprothetischem Gebiet innovativ zusammengearbeitet: Sämtliche in diesem Buch präsentierten zahntechnischen Arbeiten stammen aus diesem Hause (116).

Dank gebührt auch Frau Verena Hernandez, Geschäftsleiterin der *Gesellschaft Anthroposophischer Ärzte Deutschlands* in Filderstadt (D), Herrn Klaus Tomann, Illingen/Württ. (D) von der Fa. *demedis* in Stuttgart (D) für die Hilfe bei der Skripterarbeitung sowie der *Rathaus Apotheke Möglingen* (Apotheker G.-G. Mauthe für die Durchsicht der Rezepte).

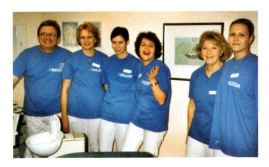

Ohne das eingespielte Praxisteam wäre die über fast 3 Jahre andauernde arbeitsintensive Abfassung einer solchen Publikation neben dem Praxisablauf undenkbar gewesen! Viel Rücksicht musste dabei neben dem Personal auch die Patientenschaft aufbringen! Frau Regula Schwertfeger-Haab durchlebte in besonderem Maße eine »Leidenszeit«, während der mit »lodernder Begeisterung« das Buchprojekt vorangetrieben wurde.

Für großzügige Projektunterstützung zu danken ist:
- der Firma *Nobel Biocare* Deutschland in Köln
- der *Dr. Hauschka-Stiftung* in Bad Boll-Eckwälden
- der Fa. Weber & Weber in Inning am Ammersee und
- der *Weleda AG* in Arlesheim (CH) und Schwäbisch Gmünd,

ferner den weiteren Förderern: *Curasan AG* in Kleinostheim und *3 i Implant Innovations Deutsch-*

land in Karlsruhe, *Gore* in Putzbrunn bei München und *Straumann* in Freiburg.

Bildquellen

Für die Erlaubnis zum Abdruck von Fotos und zur zeichnerischen Bearbeitung von Vorlagen geht Dank an meine Patienten sowie an:

➤ Dr. I.-M. Borrmann (Abb. 19.3)
➤ Dr. W. Bücking (Abb. 1.2 a)
➤ Deutsche Gesellschaft für Parodontologie (DGP) (Abb. 1.5)
➤ Deutscher Ärzte-Verlag und Deutscher Zahnärzte Verlag (beide Köln), Deutsche Gesellschaft für Zahn-, Mund- und Kieferheilkunde (DGZMK) sowie Deutsche Gesellschaft für Zahnärztliche Implantologie (DGI) als Hrsg. der *Zeitschrift für zahnärztliche Implantologie* (zzi) (Abb. 3.8 u. 18.17)
➤ PD Dr. G. Gómez-Román (Abb. 18.17)
➤ Gesellschaft Anthroposophischer Ärzte in Deutschland als Hrsg. der Zeitschrift *Der Merkurstab* Berlin (Abb. 4.1)
➤ Goetheanum-Archiv CH-Dornach (Abb. 1.1)
➤ Dr. M. J. Imoberdorf (CH) (Abb. E.1, 11.7)
➤ S. Lauffer (Widmungs-Foto)
➤ ZA E. Liehr (Abb. 12.3)
➤ Michaels Verlag Peiting (Abb. 4.4)
➤ Schweizerische Zahnärzte Gesellschaft SSO als Hrsg. der *Schweizer Monatsschrift für Zahnmedizin*, CH-Bern (Abb. 1.2 b, 1.3, 4.8 b u. 23.1–12)
➤ R. Selke-Lodhia, Stuttgart (Widmungs-Foto)
➤ Dr. H.-M. Striebel (Abb. 4.2)
➤ Verlag Walter deGruyter, Berlin (Abb. 17.1)
➤ Weleda AG als Hrsg. der *Korrespondenzblätter für Ärzte* (Abb. 2.1, 4.1, 4.8 a, c)
➤ Dr. P. S. Wöhrle (USA) (Abb. 19.2)
➤ Dr. G. Wolff-Hoffmann (CH) (Widmungs-Foto) und
➤ Zentralbibliothek Zürich (Abb. 23.1–12)
➤ J. E. Zeylmans van Emmichoven (Abb. 1.4).

21 Anthroposophisch orientierte Kliniken und Sanatorien

Auswahl, Angaben ohne Gewähr,
Stand 30.09.2003

21.1 Vorbemerkung

Die aktuellsten Daten können über die Hotline der GAÄD (Gesellschaft Anthroposophischer Ärzte in Deutschland) abgefragt werden:
Tel. 07 11/7 77 80 00 bzw. -7 79 97 11,
Fax -7 79 97 12
www.anthroposophischeaerzte.de
E-Mail: Ges.Anth.Aerzte@t-online.de

Auch für Laien werden Informationen gegeben durch:
gesundheit aktiv – anthroposophische Heilkunst e.V.
Tel. 0 70 52/9 30 10, Fax 0 70 52/93 01 10
E-Mail: verein@gesundheitaktiv-heilkunst.de

Organisierte anthroposophische Zahnärzte in Frankreich sind unter folgenden Nummern zu erreichen:
Tel. 00 33-2 47-32 84 48 und
E-Mail: association@i-dentites.com

21.2 Ganzheitliche zahnklinische Betreuung

Zahnbehandlungen im ganzheitlichen Sinne werden durchgeführt in der:
Aeskulap-Klinik
CH-6440 Brunnen am Vierwaldstätter See:
Leiter zahnärztliche Abt.: PD Dr. C.E. Besimo (156)
Tel. 00 41-(0)41-8 25-49 49, Fax -48 00
www.aeskulap.com
E-Mail: zahnmedizin@aeskulap.com

Eine zahnklinische Ambulanz soll aufgebaut werden im:
Paracelsus-Spital
CH-8805 Richterswil/Zürichsee
Tel. 00 41-(0)17 87-21 21, Fax -29 40.

21.3 Kliniken

21.3.1 Deutschland

Sonderkrankenhaus Belchenhöfe
Therapeutische Gemeinschaft für Kinder- u. Jugendpsychiatrie
D-79691 Neuenweg
Tel. 0 76 73/78 91

Heilstätte Sieben Zwerge
Fachklinik für Drogenkrankheiten
Grünwanger Str. 4,
D-88682 Salem-Oberstenweiler
Tel. 0 75 44/50 70, Fax -5 07 51
E-Mail: info@sieben-zwerge.de
www.sieben-zwerge.de

Friedrich-Husemann-Klinik
D-79256 Buchenbach bei Freiburg (Brsg.)
Tel. 0 76 61/39-20, Fax -24 00

Filderklinik
Gemeinnütziges Gemeinschaftskrankenhaus
Klinik für Psychiatrie, Psychosomatik und Neurologie
Im Haberschlai 7, D-70794 Filderstadt
Tel. 07 11/77 03-0, Fax -16 20
Abteilungen: Innere Medizin/Gynäkologie und Geburtshilfe/Kinderheilkunde/Chirurgie, Anästhesie/Röntgen/Psychosomatische Medizin und künstlerische Therapie, Physiotherapie

Gemeinnütziges Gemeinschaftskrankenhaus Herdecke
Gerhard-Kienle-Weg 4, D-58313 Herdecke/Ruhr
Tel. 0 23 30/62-0, Fax -39 95
Abteilungen: Innere Medizin/Gynäkologie und
Geburtshilfe/Kinderheilkunde/Chirurgie
(Allgemein-, Unfall-, Neuro-, Rheuma-Chirurgie)/
Neurologie/Psychiatrie/Kinderpsychiatrie/
Röntgen, Anästhesie und Elektrophysiologie

Gemeinschaftskrankenhaus Havelhöhe
Klinik für anthroposophisch erweiterte Heilkunst
Kladower Damm 221, D-14089 Berlin
Tel. 0 30/3 65 01-0, Fax -3 66
Allgemeine Innere Medizin (onkologischer
Schwerpunkt) Sozialpädiatrie, Gastroenterologie
(onkologischer Schwerpunkt) Kardiologie-
Pneumologie, Chirurgie, Anästhesie, Neurologie,
Gynäkologie, Geburtshilfe, Chronische Schmerz-
zustände, Diabetologie, Drogenentzugstherapie,
Psychosomatik, Psychotherapeutische Medizin,
Sozialpädiatrie (Drogenabteilung für Jugendliche
10–16 Jahre); in Planung: HNO

Klinik für Geriatrie
Knappschaftskrankenhaus der
Kliniken Essen Mitte
Am Deimelsberg 34 a, D-45276 Essen
Tel. 02 01-8 05 46-01, Fax -03

Klinik Öschelbronn
Am Eichhof, D-75223 Niefern-Öschelbronn
Tel. 0 72 33/68-0, Fax -1 10
Krankenhaus für innere Medizin mit Schwerpunkt
Krebstherapie, Verdauungs- und Stoffwechsel-
krankheiten (Gastroenterologie), Herz-Kreislauf-
Erkrankungen (Kardiologie), rheumatische
Erkrankungen und psychosomatische
Erkrankungen

Paracelsus-Krankenhaus
Burghaldenweg 60,
D-75378 Bad Liebenzell-Unterlengenhardt
Tel. 0 70 52/9 25-0, Fax -2 15
Krankenhaus für innere Medizin und
Allgemeinmedizin

Asklepios Westklinikum Hamburg
Abteilung IM-A Innere Medizin –
Anthroposophische Medizin
Suurheid 20, D-22559 Hamburg
Tel. 0 40/81 91-23 00, Fax -23 03
Innere Medizin allgemein, Krebserkrankungen,
rheumatische Krankheiten, gastroenterologische
Erkrankungen (speziell Leber), multiple Sklerose,
Psoriasis, Neurodermitis

Klinik Lahnhöhe
Überregionales Zentrum für Ganzheitsmedizin
Internistische und psychosomatische Abteilung
Am Kurpark 1, D-56112 Lahnstein
Tel. 0 26 21/9 15-0, Fax -5 75
Internistische Krankheiten des gastrointestinalen
und kardiovaskulären Systems, der Atemwege,
des Bindegewebsystems bzw. des Bewegungs-
apparates, Störungen der Ernährung, des Stoffwechsels, der endokrinen Regulation, Störungen
der Immunitätslage, allergische Diathesen,
Dermatosen (Neurodermitis, Psoriasis),
chronisch-entzündliche Erkrankungen des Bewe-
gungsapparates, des Darms, des Respirations- und
Herz-Kreislauf-Systems, des Urogenitalsystems
und im HNO-Bereich, Psychosomatosen, somato-
forme Störungen, Konversionsstörungen, Belastungsstörungen, depressive Störungen, Angst-
störungen, Essstörungen, emotionale Reifungs-
störungen, Borderline-Syndrome und
posttraumatische Belastungsstörungen, schwere
affektive und Verhaltensstörungen, degenerative
Erkrankungen des Nervensystems, Krebserkrankungen

Kreiskrankenhaus Heidenheim
Homöotherapeutische Abteilung für
Allgemeinmedizin
Schloßhausstr. 100, D-89522 Heidenheim
Tel. 0 73 21/33-25 02, Fax -20 48

Alexander von Humboldt Klinik
Dr. Gebhardt-Steuer Str. 24, D-95138 Bad Steben
Tel. 0 92 88/9 20-4 00, Fax -1 08

E-Mail: GRZ-hp@t-online.de
Geriatrisches Rehabilitationszentrum, Chirurgie,
Herz- und Stoffwechselerkrankungen, rheumatische Erkrankungen, neurologische Erkrankungen
(z. B. multiple Sklerose, Morbus Parkinson,
beginnende Alzheimer-Demenz), onkologische
Erkrankungen

21.3.2 Ausland

Ägypten

Sekem Medical Centre
El Katiba
P.O.B. 56 Belbes
Shjarkia
Tel. 00 20/10 21 40 19

Argentinien

Therapeutikum San Rafael
Consultorios Médicos 703 – 1299
Ramallo 2606
AR-1425 Buenos Aires
Tel. 00 54/17 02 98 88 43 94

Australien

The Melbourne Therapy Centre
Wonga Road
Warranwood 3134
Tel. 00 61/38 76 30 11

Brasilien

Clinica Tobias
Rua Regina Badra 576
BR-04641 Sao Paulo
Tel. 00 55/1 12 47 37 99

Clinica Vivenda Sant'Anna
Barrio Sant'Anna
Rua Hermann Toledo, 407
BR-36037 – 210 – Juiz de Fora – MG
Tel. 00 55/32-2 31 10 32, Fax -2 12 27 76,
Fax -2 12 76 13

Großbritannien

Park Attwood Clinic
Trimpley, Bewdley
GB-Worcs. DY12 1RE
Tel. 00 44/12 99 86-14 44, Fax -13 75

Niederlande

Bernhard Lievegoed Klinik
Prof. Bronckhorstlaan
NL-3723 MB Bilthoven
Tel. 00 31/30-2 25 55 55, Fax -2 28 30 96
Anthroposoph. Psychiatrische Klinik

Rudolf Steiner Klinik
Nieuwe Parklaan 58
NL-2597 LD den Haag

Neuseeland

Novalis House
Medical Therapy and Social Development Centre
275 Fifield Tce
Christchurch 2
Tel./Fax 00 64/3 32 57 02

Rumänien

Centrul de Medicina Integrala
Nr. 146 cod 1985 – jud. Timis
Masloc
Tel./Fax 00 40/57 56 29 15

Schweden

Vidarkliniken
S-15391 Järna
Tel. 00 46/8 55 15 09-00, Fax -05

Schweiz

Bezirksspital Langnau
Komplementärmedizinische Abteilung
CH-3550 Langnau i. E.
Tel. 00 41/3 44 09-22 22, Fax -23 23

Ita Wegman Klinik
Pfeffinger Weg 1, CH-4144 Arlesheim
Tel. 00 41/61-7 05 71 11, Fax -7 01 90 72

Lukas-Klinik
Brachmattstr. 19, CH-4144 Arlesheim
Tel. 00 41/6 17 06 71-71, Fax -73

Merian Iselin Spital
Homöopathisch-anthroposophische
Belegabteilung für innere Medizin
Föhrenstr. 2, CH-4009 Basel
Tel. 00 41/61-3 05 12 12, Fax -3 01 18 66

Paracelsus Spital
Bergstr. 16, CH-8805 Richterswil
Tel. 00 41/17 87-21 21, Fax -23 51
Chirurgie, Innere Medizin, Gynäkologie und
Geburtshilfe

USA

Fellowship Community
Paul Scharff M. D.
241 Hungry Hoollow Road, Chestnut Ridge
Spring Valley, NY 10977

21.4 Anthroposophisch orientierte Sanatorien

Stand: 01.03.04

Deutschland

Sanatorium Sonneneck
Tel. 0 76 32/7 52-0, Fax 0 76 32/7 52-1 77
Kanderner Str. 18, D-79410 Badenweiler
info@sanatorium-sonneneck.de
Indikationen: Vorsorgekuren und Rehabilitation
bei (beihilfefähig):
- Erkrankungen und Unfallfolgen an Wirbelsäule,
  Gelenken, Muskeln und Nerven, auch Mutter-
  Kind-Kuren (Mindestalter der Kinder: 4 Jahre)
- Herz- und Kreislauferkrankungen, Zustand nach
  Schlaganfall
- psychovegetative Regulationsstörungen, Er-
  schöpfungszustände nach Operationen und
  schweren Krankheiten, Stoffwechselstörungen,
  Erkrankungen der Verdauungsorgane (Magen,
  Darm, Leber, Galle, Pankreas), Nachbehandlung
  von onkologischen Erkrankungen, Allergien
ausgenommen sind ansteckende und psychiatrische Erkrankungen

Reha-Klinik Schloß Hamborn
D-33178 Borchen über Paderborn
Tel. 0 52 51/38 86-0, Fax -7 02
Ärztliche Leitung: Dr. med. Dr. C. Paxino
Indikation: Vorsorge, Rehabilitation, Nach- u.
Festigungskuren (erstattungsfähig/BfA); der
Indikationsbereich umfasst alle chronischen,
inneren und orthopädischen Erkrankungen im
Zustand der Kurfähigkeit, Diäten für Tumor- und
Stoffwechselerkrankungen, Mütter- und Väter-
Kind-Kuren (Mindestalter der Kinder: 3 Jahre),
Verdauungsstörungen, Krebsnachsorge und
Festigungsmaßnahmen
Ausgenommen sind ansteckende und
psychiatrische Erkrankungen

Kurhaus am Stalten
Sanatorium für Allgemeinmedizin
D-79585 Steinen
Tel. 0 76 29/91 09-0, Fax -29
www.stalten.de
Ärztliche Leitung: Dr. Heribert Wutte
Indikationen: Herz- und Kreislauferkrankungen,
Stoffwechselerkrankungen, Erkrankungen der
Bauchorgane, Rheumatischer Formenkreis,
Krebsvorsorge, Nach- und Weiterbehandlung,
Borreliose, multiple Sklerose, Erschöpfungs-
zustände, psychosomatische Erkrankungen,
Asthma bronchiale und allergische Diathese,
Abwehrschwäche, Kopfschmerzen, Migräne,
Tinnitus, sämtlich erstattungsfähig:
Ausgenommen sind ansteckende, schwere
psychiatrische Erkrankungen, bettlägerige und
pflegebedürftige Patienten

Kurheim Alpenhof
Breitensteinweg 6, 87549 Kranzegg
Tel. 0 83 27/9 23-0, Fax -33
Mutter-Kind-Kuren (kein Mindestalter) sind
erstattungsfähig
Heilanzeigen: Stoffwechselerkrankungen,
psychosomatische Erkrankungen, psychovegeta-
tive Erkrankungen, Krankheiten der Atemwege

Italien

Casa di Salute Raphael
Palace Hotel
I-38050 Roncegno (TN)
Tel. 00 39-4 61/77 20 00
E-Mail:
Deutschsprachiger Ansprechpartner:
Dr. Corrado Bertotto

Spanien

Centro de Terapia Antroposóphica
Calle Salinas, 12
E-35510 Puerto del Carmen (Lanzarote)
Tel. 00 34-9 28/51 28-42, Fax -44
Dr. med. Fritz H. Hemmerich

22 Klassifikation der Parodontalerkrankungen

I. Gingivaerkrankungen (Kap. 6)
  A. Plaqueinduzierte
  B. Nicht plaqueinduzierte
II. Chronische Parodontitis (Kap. 11)
  A. Lokalisiert
  B. Generalisiert
III. Aggressive Parodontitis (Kap. 12)
  A. Lokalisiert
  B. Generalisiert
IV. Parodontitis als Manifestation systemischer Erkrankungen (Kap. 13)
V. Nekrotisierende Parodontalerkrankungen (Kap. 7)
  A. Nekrotisierende ulzerierende Gingivitis (NUG)
  B. Nekrotisierende ulzerierende Parodontitis (NUP)

VI. Abszesse des Parodonts (Kap. 8)
  A. Gingivaler Abszess
  B. Parodontaler Abszess
  C. Perikoronarer Abszess
VII. Parodontitis im Zusammenhang mit endodontischen Läsionen (Kap. 9)
VIII. Entwicklungsbedingte oder erworbene Deformitäten und Zustände (Kap. 15)
  A. Lokalisierte, zahnbezogene Faktoren, die plaqueinduzierte Gingivopathien/ Parodontitis modifizieren oder fördern
  B. Mukogingivale Deformitäten und Zustände im Bereich von Zähnen (Kap. 11)
  C. Mukogingivale Deformitäten und Zustände am zahnlosen Alveolarkamm
  D. Okklusales Trauma

23 Bezugsquellen
für Heil- und Hilfsmittel Stand 31.03.2004

23.1 Präparate

➤ *Atridox* (Doxycyclin) lokales Antibiotikum:
s. Abschnitt 10.3 u. 18.3

➤ *Atrisorb* Membransubstanz für die GTR:
s. Abschnitt 10.2

➤ *Curasan:*
Lindigstr. 4, D-63801 Kleinostheim,
Fax 0 60 27/46 86 86, Bestellung@curasan.de

➤ *Dentaforce Mundwasser:*
Bioforce A CH-9325 Roggwil, s. Kapitel 3.

➤ *Dispersionsbadeöle:*
Auswahl (OP Wala):
– Aconitum e tubere W 5 %, Oleum 50,0 od.
100,0
– Aesculus e semine W 5 %, Oleum 50,0 od.
100,0
– Arnica e floribus W 5 %, Oleum 50,0 od. 100,0
– Betula e foliis, W 5 %, Oleum 50,0 od. 100,0
– Equisetum ex herba W 5 %, Oleum 50,0 od.
100,0
– Eucalyptus, Oleum aethereum 10 % 50,0 od.
100,0
– Prunus spinosa e floribus W 5 %, Oleum 50,0
od. 100,0
– Rosmarinus, Oleum aethereum 10 %, 50,0 od.
100,0
Wala Heilmittel GmbH,
D 73085 Bad Boll-Eckwälden,
Tel. 0 71 64/9 30-1 81, Fax 0 71 64/9 30-2 96,
s. Abschnitt 15.3

➤ *Emdogain* Schmelz-Matrix-Protein:
Division Biologics Emdogain (Fa. Straumann,
Tel. 07 61/40 53 33, Fax 08 00/4 50 14 00,
info.de@straumann.com, s. Abschnitt 10.2

➤ *Odonton-Echtroplex-Tropfen, Echtrosept Mund-*
spülung u. Ortho expert nutri-basic-Kapseln:
Weber & Weber GmbH & Co. KG,
Herrschinger Str. 33,
D-82266 Inning/Ammersee,
Fax 0 81 43/9 27-1 10,
Zentrale@weber-weber.net, s. Abschnitt 3.2.4,
8.4, 8.6, 11.2.2, 12.2, 12.3.3, 12.3.4 u. 13.2.

➤ *Pasta Thymi* (s. Kapitel 11):
Apotheke Rohr, Schönbuchstr. 15, D-70565
Stuttgart(-Rohr), Tel. 07 11/74 55 74-40,
Fax -4 44, apotheke.rohr@pharma-online.de,
oder jede andere Apotheke, z. B.: rathaus-
apotheke-moeglingen@t-online.de
Fax 0 71 41/24 00 44

➤ *TÄLMA-Emulsion* (nur in Schweden erhältlich):
Johannes Kloss, Stora Lahult,
S-31071 Rydöbruk, für vestibuläre Einlagen
vor Wärme-Bestrahlungen mit
Unisol-Heilsonne, s. Kapitel 9.

➤ *Weleda Mundwasser:*
Weleda AG D-73525 Schwäbisch Gmünd,
Kundenservice@weleda.de, s. Kapitel 3.

23.2 Materialien

➤ *Biogran* für die GBR:
Fa. 3 i Implant Innovations, D-71631 Karlsruhe,
zentrale@3i-implant.de
s. Abschnitt 10.2.

➤ *Biotack* für die GBR:
Fa. Lorenz Surgical,
www.lorenzsurgical.com
s. Abschnitt 10.2

➤ *CorticoFix-Schrauben* zur
Knochenblocktransplantation:
Fa. Altatec, D-75449 Wurmberg bei Pforzheim,
info@altatec.de
s. Abschnitt 10.2.

➤ *Dalbo Tuning-Anker:*
Fa. Wegold, D-90530 Wendelstein,
stefan-klueck@wegold.de
s. Kapitel 18.

➤ *Implantate* und *Instrumente* zum Implantieren
(Periotome, Osteotome etc.):
Fa. Nobel Biocare, D-50996 Köln,
order-germany@nobelbiocare.se
s. Abschnitt 10.2 u. Kapitel 18.

➤ *Implantatzubehör* für interne Kühlwasser-zufuhr chirurgischer Winkelstücke: Nouvag AG, CH-9403 Goldach u. D-78462 Konstanz, nouvag@t-online.de

➤ *Jungebad* KG, Postfach 1218, D-73085 Bad Boll, s. Abschnitt 15.3.

➤ *Membranen* für GTR (Resolut XT) und GBR (Osseoquest), Resolut-*Nahtmaterial:* Fa. Gore, D-85640 Putzbrunn bei München, goredental_de@wigore.com s. Abschnitt 10.2

➤ *Mikrochirurgische Instrumente* für die feine Parodontalchirurgie (Papillenheber nach Wachtel, Elevatorien nach Jovanovic, Mikrochirurgische Skalpellklinge SM 69 von Swann-Morton etc.); mikrochirurgisches Nahtmaterial: Fa. *Schneiderdental OHG:* Frau Gabriela Bieger, D-71229 Leonberg bei Stuttgart, Fax 0 71 52/94 97 02, s. Kapitel 11, info@schneiderdental.de

➤ *Panadent* System (Artikulatoren, Gesichtsbogen, Bite Tabs, CCF, etc.): Fa. Whaledent. Bezug über Fa. ADS, D-85591 Vaterstetten bei München, s. Kapitel 3.

➤ *Safescraper* zu Entnahme autogenen Kompaktaknochens: Fa. Meta, I-42100 Reggio Emilia, Fax 00 39/(0) 5 22 50 23 33, s. Kapitel 10 oder Faxbestellung in D, Fa. Curasan (s. Abschnitt 23.1) www.safescraper.de

➤ *Supra snap*-Kugelkopf-Attachments: Fa. Metalor, D-70178 Stuttgart, info@metalor-com; s. Kapitel 18,

➤ *Unisol-Heilsonne:* Fa. Unisol Apparatebau Fritz Rumpelhardt GmbH, Berner Str. 32, D-12205 Berlin, s. Kapitel 9.

23.3 Bildtafeln der Heilpflanzen

In der *Schweizer Monatsschrift für Zahnmedizin* sind Monographien von mehr als 12 Heilpflanzen erschienen. Diese wurden jeweils auf den Titel-blättern der einzelnen Ausgaben abgebildet. Im Rahmen dieses Buches wird auf 12 bedeutende Heilpflanzen näher eingegangen (Abb. 23.1–23.12). Dieser Heilmittelschatz u. v. a. steht im Weleda- u. im Wala-Arzneimittelverzeichnis: dialog@weleda.de (21. Aufl. 2004) info@wala.de (22. Aufl. 2002)

Abb. 23.**1** Echte Ratanhia (Krameria triandra Ruiz et Pavon; aus *Schweiz Monatsschr Zahnmed* 107 [1997] 461 (vgl. Abb. 4.**8 a–c**).

Abb. 23.**2** Echter Salbei (Salvia officinalis L.; aus Schweiz Monatsschr Zahnmed 107 [1997] 165).

Abb. 23.**3** Kampfer-Baum (Camphora; aus Schweiz Monatsschr Zahnmed 108 [1998] 51).

Abb. 23.**4** Echter Thymian (Thymus vulgaris L.; aus Schweiz Monatsschr Zahnmed 107 [1997] 733).

Abb. 23.**5** Gewürznelkenbaum (Caryophyllus aromaticus L.; aus Schweiz Monatsschr Zahnmed 107 [1997] 575).

Abb. 23.**6** Myrrhenbaum (Balsamodendron Myrrha nob.; aus Schweiz Monatsschr Zahnmed 107 [1997] 363).

Abb. 23.**7** Tollkirsche (Atropa belladonna L.; aus Schweiz Momnatsschr Zahnmed 107 [1997] 633).

Abb. 23.**8** Purpurfarbiger Sonnenhut (Echinacea purpurea L.; aus Schweiz Monatsschr Zahnmed 107 [1997] 930).

Abb. 23.**9** Gemeiner Tormentill (Tormentilla erecta L.; aus Schweiz Monatsschr Zahnmed 107 [1997] 1120).

Abb. 23.**10** Eukalyptus (Eucalyptus globulus Labill.; aus Schweiz Monatsschr Zahnmed 107 [1997] 1013).

Abb. 23.**11** Gemeine Pappel (Malva vulgaris; aus Schweiz Monatsschr Zahnmed 108 [1998] 270).

Abb. 23.**12** Arnika (Arnica montana L.; aus Schweiz Monatsschr Zahnmed 107 [1997] 811).

Abdruck von Abb. 23.**1**–**12** mit freundlicher Genehmigung der *Schweizerischen Monatsschrift für Zahnmedizin* sowie der Zentralbibliothek Zürich zum Abdruck der Originalmotive.

Echte Ratanhia
(Krameria triandra Ruiz et Pavon)

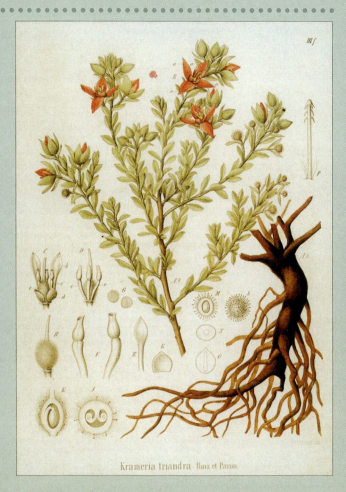

Krameria triandra Ruiz et Pavon

Die getrocknete Wurzel von Ratanhia, einer in den Anden auf 1000–2500 m ü. M. wachsenden Wildpflanze, wurde schon vor vielen Jahrhunderten von den Bewohnern Perus als Heil- und Zahnpflegemittel verwendet. Der spanische Arzt und Botaniker Hipolito Ruiz Lopez beobachtete auf einer Forschungsreise in Lima, dass die Indianerinnen die Wurzel zur Gesunderhaltung ihrer Zähne kauten und nannte sie deshalb «Zahnwurzel». 1784 brachte Ruiz Ratanhia-Wurzelstücke auf seiner Heimreise mit nach Europa, wo sich ihre Verwendung rasch verbreitete.

Pflanzenname: Stammpflanze ist die nach dem österreichischen Militärarzt und Botaniker J. G. H. Kramer benannte Krameria triandra Ruiz et Pavon; Syn. = Krameria lappacea (Dombey) Burdet et Simpson. Die Bezeichnung Ratanhia stammt vom Altperuanischen.

Vorkommen, Botanik: Der zur Familie der Krameriaceae (Krameriagewächse) gehörende 30–100 cm hohe Halbstrauch ist vom südlichen Ecuador bis ins nördliche Argentinien anzutreffen. Die jungen Zweige von Ratanhia sind grün, die alten knorrig und schwarz. Die 6 bis 15 mm langen grünen Blätter sind mit einer Schicht glänzender Haare belegt. Die Blüten weisen 4, selten 5 grosse spatelförmige Kelchblätter auf, die aussen silbergrau-seidenhaarig und innen purpurrot gefärbt sind. Die fast kugeligen, mit rotschwarzen Stacheln versehenen Früchte enthalten je nur einen Samen.

Die holzigen, weit verzweigten rötlichen Wurzeln (Ratanhiae radix) werden zu medizinisch-therapeutischen Zwecken ausgegraben, vom Rhizom befreit, gewaschen und getrocknet. Neben der peruanischen (Paita- oder Peru-)Ratanhia, die aus Peru, Bolivien und Ecuador importiert wird, gibt es noch andere Ratanhia-Handelsformen wie die kolumbianische oder die brasilianische Droge.

Wirkstoffe und Wirkung: Die Peru-Ratanhia weist als Hauptinhaltsstoff einen Gehalt von mindestens 10% Gerbstoffen (Ratanhiagerbsäure) mit stark adstringierender Wirkung auf. Daneben werden der Droge leicht desinfizierende, entzündungshemmende und blutstillende Eigenschaften zugeschrieben. Besonders gerbstoffreich ist die Wurzelrinde (18–30%).

Spezielle Verwendung in der Zahnmedizin: «Radix Ratanhae. Die Ratanhawurzel kommt von einer Staude, Krameria triandra Ruiz et Pavon in Brasilien. Man braucht sie bei skorbutischem schwärendem Zahnfleisch und daher entstehenden Zahnschmerzen, Wackeln der Zähne etc. Man gebraucht sie als Pulver und Tinctur oder Extract anderer Flüssigkeit». (Aus Linderer J: Handbuch der Zahnheilkunde. 2. Aufl., Schlesingersche Buch- und Musikhandlung, Berlin 1842.) In den seither vergangenen 150 Jahren hat sich die zahnmedizinische Verwendung von Ratanhia kaum verändert. Wegen ihrer adstringierenden und leicht desinfizierenden Wirkung wird sie bei Entzündungen der Mundhöhle in Form von Tinktur unverdünnt zu Schleimhautpinselungen, verdünnt wie Teeaufgüsse zu Mundspülungen und als Gurgelwasser benützt. Die Tinktur wird dabei oft mit Myrrhe kombiniert. Als Adstringens ist Ratanhiae radix – meist ebenfalls zusammen mit andern Pflanzenextrakten, z. B. Salbei, Kamille, Myrrhe, Pfefferminze – auch in Fertigpräparaten wie Salben und Pasten auf fettfreier Basis zur Zahnfleischmassage oder in Zahncremen und Mundwässern zur täglichen Mundpflege enthalten. Die moderne Medizin nützt Ratanhia ausschliesslich nur noch zur Mund- und Rachendesinfektion; früher wurde sie bei uns auch innerlich, u. a. bei chronischen Durchfällen und atonischen Blutungen verordnet.

(Literatur bei der Redaktion)

Echter Salbei
(Salvia officinalis L.)

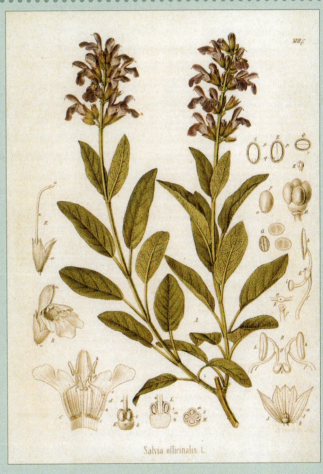

Salvia officinalis L.

Wie die Kamille gehörte der Salbei (nach Duden auch die Salbei) schon im Altertum zu den bekanntesten und volkstümlichsten Heilkräutern. Bereits Theophrast, Plinius d. Ä. sowie Galen hoben seine medizinische Wirksamkeit hervor. Besonders die Ärzte und Apotheker des Mittelalters schätzten den Salbei als Wundarznei hoch ein und betrachteten ihn gar als Universalheilmittel.

«Warum soll ein Mensch sterben, in dessen Garten der Salbei wächst?» (aus der Ärzte-Schule von Salerno, 14. Jh. n. Chr.)

Herkunft des Pflanzennamens: Der Gattungsname «Salvia» stammt vom lateinischen salvare = heilen ab, was auf die hohe medizinische Bedeutung, die dem Salbei beigemessen wurde, hinweist. Der Artname «officinalis» steht für Heilmittel. Der Echte Salbei, bei uns auch als Garten- oder Edelsalbei bezeichnet, wird im Volksmund Königssalbei, Chäslichrut, Zahnsalbei u. dgl. genannt.

Vorkommen, botanische Merkmale: Der Echte Salbei ist in den Mittelmeerländern beheimatet. Im frühen Mittelalter brachten ihn Benediktinermönche in unsere Gegenden. So fand er bereits um 900 v. Chr. in den Plänen des St.-Galler Klostergartens als «Salvia» Erwähnung. Heute ist er in fast ganz Europa verbreitet. Der zur Familie der Lippenblütler (Labiatae) gehörende mehrjährige Echte Salbei bildet Halbsträucher von 50–80 cm Höhe. Charakteristisch sind die länglichen, filzig behaarten grünlich-grauen Blätter mit ausgeprägten Rippen auf der Unterseite. Die Blüten sind hell- bis violettblau. Die ganze Pflanze verströmt einen würzigen Duft. In unseren Gegenden ist wildwachsend der Wiesensalbei anzutreffen, der in seiner Wirkung und Heilkraft gegenüber dem Echten Salbei weit zurücksteht.

Wirkstoffe und Wirkungen: Als Droge werden die frischen oder getrockneten Blätter des Echten Salbeis verwendet. Sie enthalten 1,3–2,6% ätherisches Öl, dessen Zusammensetzung je nach Herkunft der Pflanze variiert: Typische Bestandteile sind Cineol, Thujon und Campher. Weitere Inhaltsstoffe der Droge sind Gerb- und Bitterstoffe. Salvia wirkt antibakteriell, fungistatisch, adstringierend, krampflösend und desodorierend. Er verringert erhöhten Speichelfluss sowie übermässige Schweissabsonderung.

Spezielle Verwendung in der Zahnmedizin: Dank ihrer entzündungshemmenden, schmerzstillenden und desodorierenden Eigenschaften werden Salbeiextrakte – oft in Kombination mit andern pflanzlichen Drogen – traditionell als Gurgel- und Mundspülmittel, zu Pinselungen bei Entzündungen der Mundschleimhaut sowie zur Zahnreinigung und Zahnfleischmassage verwendet.

Salbei und Kamille sind heute auch in verschiedenen (anästhesierenden) Wundheilsalben zur prophylaktischen und therapeutischen Versorgung von Extraktions-wunden oder zur Behandlung von schmerzhaften Prothesendruckstellen, Aphten und andern Mundschleimhautaffektionen enthalten. Exakte klinische Studien zum Wirkungsnachweis vieler dieser Arzneimittel auf pflanzlicher Basis fehlen allerdings noch. Parodontax-Mundwasser und -Zahncreme mit Kamillen-, Salbei-, Echinacea-, Ratanhia-, Myrrhen- und Pfefferminzextrakten nehmen diesbezüglich eine Sonderstellung ein: Die antibakterielle, antiphlogistische und blutungshemmende Wirkung dieser Mundhygieneprodukte konnte verschiedentlich nachgewiesen werden, so dass sie zur Unterstützung von Vorbeugung und Therapie entzündlicher Parodontalerkrankungen speziell empfohlen werden.

(Literatur auf der Redaktion)

Campora – Kampfer-Baum

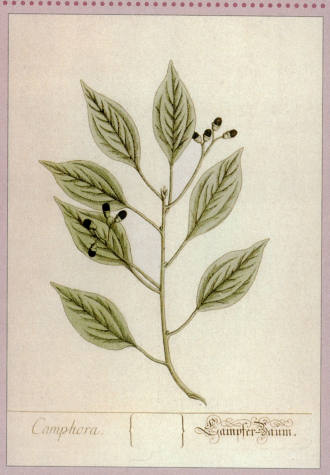

Camphora.   Kampfer-Baum.

«Kampfer, Camphora. Dieses ist der Saft einer Pflanze, welche Laurus camphora heisst. Der Kampfer ist Hauptmittel in der Medicin, seine Wirkung ist besonders erhitzend, antirheumatisch und deshalb in der Zahnarzneikunde in Gebrauch als Zusatz zu zertheilenden Kräutern bei geschwollener Backe, rheumatischen Zahnschmerzen und dergleichen. Ein Stückchen Kampfer mit Naphta in einen hohlen Zahn gesteckt, welcher rheumatisch affizirt, hebt nicht selten den Schmerz» (Schmidt 1838). Kampfer (K.) wurde in Ostasien und Indien schon im Altertum als Heil- und Räuchermittel sowie zum Einbalsamieren von Leichen verwendet. Den Griechen und Römern war er noch unbekannt. Man nimmt an, dass er um 1000 n. Chr. von arabischen Ärzten nach Spanien gebracht wurde, von wo er sich über Europa ausbreitete. Wegen seiner «kalten» Eigenschaften sollte er Entzündungen heilen und sexuelle Begierden hemmen.

Vorkommen, botanische Merkmale: Der im südlichen China, Formosa und Japan beheimatete, zur Familie der Lauraceae = Lorbeergewächse gehörende K.-baum – Laurus camphora L.; Syn. Cinnamomum camphora (L.) Th. Nees et Eberm. – kann bis 50 m hoch und über 2000 Jahre alt werden. Erst nach 25 Jahren produziert er K. Der aromatisch duftende, immergrüne Baum ist knorrig verzweigt, die länglich-elliptischen Blätter sind oberseits grün glänzend und unterseits blaugrün. Aus den grünlich-gelben Blüten entwickeln sich purpurschwarze Früchte.

Inhaltsstoffe, Wirkung: K. wird durch Wasserdampfdestillation aus dem Holz und den Blättern von Cinnamomum camphora gewonnen und anschliessend durch Sublimation gereinigt. Ausser im K.-öl ist er in geringen Mengen in ätherischen Ölen vieler anderer Pflanzen nachgewiesen worden. K. ist eine Ketoverbindung des zu den Terpenen gehörenden Kohlenwasserstoffs Pinen (von. lat. Pinus = Fichte). Über Pinen, dem Hauptbestandteil der Fichtenöle sowie des Terpentin- und Wacholderöls, wird K. auch synthetisch hergestellt. Als zentrales Analeptikum stimuliert K. das Atem- und Vasomotorenzentrum und weist demzufolge kreislauftonisierende sowie bronchospasmolytische Eigenschaften auf. Bei äusserer Anwendung wirkt K. hyperämisierend, schwach anästhesierend und desinfizierend. Die wichtigsten Indikationsgebiete bei oraler Einnahme sind hypotone Kreislaufregulationsstörungen und Katarrhe der Atemwege; äusserlich wird K. vor allem bei Muskelrheumatismus, Beklemmungsgefühl in der Herzgegend und auch bei katarrhalischen Infekten der Atemwege verordnet.

Spezielle Verwendung in der Zahnmedizin: K. wurde schon im Mittelalter zur Linderung und Behebung von Zahnschmerzen eingesetzt. So empfahl Bartolomaeus Carrichter, Leibarzt Kaiser Maximilians II., in seinem Werk «Horn dess Heyls menschlicher Blödigkeit oder Kreutterbuch», das 1602 in Frankfurt verlegt wurde, bei «Zahnwehe» Campher mit Weinessig im Munde zu halten. Altbekannte Kombinationspräparate mit Kampfer, die in der Zahnmedizin seit Jahrzehnten zur Infektions- und Schmerzbekämpfung beigezogen werden, sind das Chlorphenol-Kampfer-Menthol (ChKM) und die Chlumsky-Lösung. Das von Walkhoff eingeführte ChKM wird zur Wurzelkanaldesinfektion und in Kombination mit Jodoform als desinfizierende Wurzelfüllpaste (Walkhoff-Paste) gelegentlich noch gebraucht. Chlumsky-Lösung, bestehend aus Camphora 600, Phenolum 300 und Aethylum abs. 100, ist ein Medikament zur lokalen schmerzstillenden Behandlung von entzündlichen oralen Prozessen wie Dentitio difficilis, Dolor post extractionem, apikalen und parodontalen Abszessen usw. Da die Präparate der Phenolreihe nicht nur als schmerzstillend und desinfizierend, sondern auch als gewebeschädigend gelten, werden sie heute in der Literatur im allgemeinen abgelehnt. K. ist ausserdem in Fertigpräparaten, z.B. Pastillen, zur Prophylaxe und Therapie von entzündlichen Affektionen der Mund- und Rachenschleimhaut sowie in Zahnpflegemitteln enthalten.

(Literatur bei der Redaktion)

Echter Thymian
(Thymus vulgaris L.)

Der zur Familie der Lippenblütler (Labiatae) gehörende Thymian (T.) ist mit seinen verschiedenen Arten seit der Antike bekannt. Schon die alten Römer und Griechen verwendeten den Feld-T. (T. serpyllum L.) und den Echten T. als Heil- und Gewürzkräuter. Ursprünglich im östlichen Mittelmeerraum beheimatet, wurde T. vulgaris L. im Mittelalter von Benediktinermönchen über die Alpen in unsere Gegenden gebracht und dank seiner vielseitigen Wirkung in Klöstern kultiviert und verbreitet.

Bedeutung des Namens: Thymian, lat. Thymus, stammt aus griechisch «thymos» = die geballte Kraft bzw. aus grch. «thymiana» = Räucherwerk. Wegen seiner Herkunft aus Italien wird T. vulgaris L. auch römischer oder welscher Quendel genannt; weitere Volksnamen sind Gartenthymian, Demut, Immenkraut, Suppenkraut usw.

Botanische Merkmale, Vorkommen: Der Echte T. ist ein etwa 10–30 cm hoher Zwergstrauch mit teils verholzten Stengeln und Ästen. Die 4–10 mm langen Blätter sind unterseits behaart und am Rande nach unten eingerollt. Die rosa- bis lilafarbenen Blüten sitzen in Scheinquirlen in den Achseln der oberen Blätter. Die Pflanze verbreitet einen starken, angenehmen Geruch; der Geschmack ist leicht kampferartig bitter. T. vulgaris L. ist heute in ganz Südeuropa an warmen, trockenen Hängen bis auf etwa 1500 m ü.M. zu finden. In Mitteleuropa wird er vor allem als Küchenkraut angebaut. Die Apothekerware stammt hauptsächlich aus Kulturen in Spanien, Marokko, Frankreich, Ungarn, Bulgarien. Feld-T., der in seiner Wirkung ähnlich, aber schwächer ist als der Echte T., kommt wildwachsend in Europa, Asien und Nordamerika vor.

Inhaltsstoffe und Wirkung: Als Droge wird das getrocknete T.-Kraut (Thymi herba) bestehend aus den Blättern, Blüten und Stengelspitzen von T. vulgaris L. und/oder T. zygis L. (Spanischer T.) verwendet. Durch Destillation erhält man daraus das ätherische Thymianöl mit den Bestandteilen Thymol und Carvacrol sowie Bitterstoffe und Flavonoide. T. weist bronchospasmolytische, antibakterielle, fungizide, entzündungshemmende und verdauungsfördernde Eigenschaften auf. Thymol, ein Phenolderivat, das auch aus einigen andern Pflanzen gewonnen oder synthetisch hergestellt werden kann, weist eine 3× stärkere bakterizide Wirkung auf als Phenol, ist aber bedeutend weniger toxisch. T. ist seit jeher ein wirksamer und beliebter Bestandteil von Hustenmitteln.

Spezielle Verwendung in der Zahnmedizin: Dank der desinfizierenden und desodorierenden Eigenschaften werden T. bzw. Thymol in der Zahnmedizin im wesentlichen für folgende Zwecke genützt:

– Als Zusatz zu Mundwässern und Zahnpasten zur täglichen Mundpflege

– Als Tee oder Tinktur, meist zusammen mit andern Pflanzenextrakten, zur Behandlung von entzündlichen Prozessen in der Mund- und Rachenhöhle

– In Endodontiepräparaten zur Wurzelkanaldesinfektion oder als Amputations- und Wurzelfüllpaste

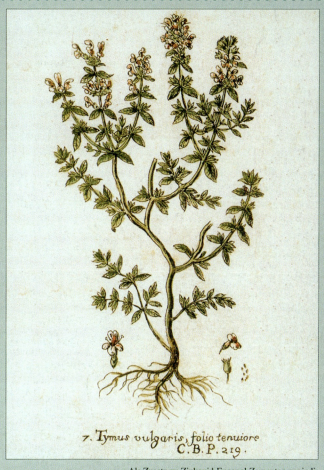

7. *Tymus vulgaris, folio tenuiore*
C.B.P. 219.

– Als Zusatz zu Zinkoxid-Eugenol-Zementen zur indirekten Pulpaüberkappung

– Als Desinfektionsmittel in Polierpasten.

Obwohl ätherische Öle und ihre Inhaltsstoffe wie Thymol, Eugenol usw. schon seit Jahrtausenden zur Kontrolle von oralen Infektionen, Schmerzen und üblem Mundgeruch gebraucht werden und seit dem vergangenen Jahrhundert auch für Wurzelkanal- und Parodontalbehandlungen oder in provisorischen Füllungsmaterialien Verwendung finden, wurde ihre antimikrobielle Wirksamkeit erst in neuerer Zeit eingehend überprüft und wissenschaftlich nachgewiesen. «Microorganisms, however, do not appear to develop a tolerance or resistance to the antibacterial effect of essential oils such as clove oil (eugenol) and thyme oil (thymol and carvacrol). Such oils provide an effective, powerful, cost-effective means for infection control in dentistry» (Meeker and Linke 1988).

(Literatur bei der Redaktion)

Gewürznelkenbaum (*Caryophyllus aromaticus L.*)

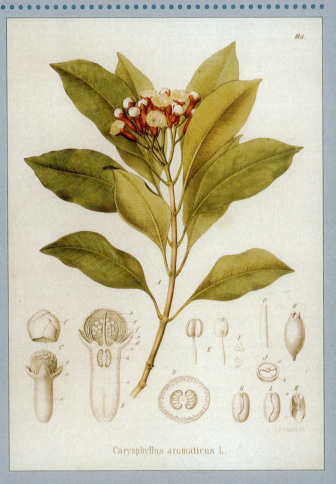

Caryophyllus aromaticus L.

Ursprünglich gab es den Gewürznelkenbaum, von dem die getrockneten Blütenknospen als Droge verwendet werden, nur auf den Molukken westlich von Neuguinea. Sehr früh gelangte die Gewürznelke dann aber auch in andere Länder: Bereits vor unserer Zeitrechnung wurde sie von den Chinesen – wie damals schon Zimt, Muskatnuss und Pfeffer – zur geschmacklichen Verbesserung den Speisen beigemischt und zur Erfrischung des Atems gekaut. Später kam sie auf nicht näher bekannten Handelswegen nach Europa, wo sie den antiken Ärzten des 6. und 7. Jahrhunderts n. Chr. als Heilmittel diente. Um 1770 führten die Franzosen den Gewürzanbau in Afrika, zuerst auf Mauritius, ein, und von dort breitete sich die Kultur auf weitere tropische Gebiete aus.

Pflanzenname: Der Gewürznelkenbaum, Caryophyllus aromaticus L. oder Syn. Syzygium aromaticum (L.) Merr. & Perry, gehört zur Familie der Myrtengewächse = Myrtaceae. Der Gattungsname Syzygium kommt vom griechischen «syzygos» = vereint, weil die Staub- und Fruchtblätter in den Blütenknospen vereint sind. Aromaticus (lat.) weist auf den kräftigen aromatischen Duft der Gewürznelke hin, die im Volksmund auch Kreidenelke oder Nägelein genannt wird.

Botanik, Vorkommen: Caryophyllus aromaticus ist ein bis 14 m hoher Baum von zylindrischer Gestalt, dessen Stamm schon in Bodennähe verzweigt ist. Die Blütenstände am Ende der Zweige weisen 3–20 Blüten auf. Die 1,3–2 cm langen roten Blütenknospen werden von Hand gepflückt, bevor sie sich öffnen, und anschliessend so lange getrocknet, bis sie eine rötlichbraune Farbe annehmen. Heute wachsen auf den Molukken kaum noch Gewürznelkenbäume; die Handelsware stammt hauptsächlich aus Madagaskar, Indonesien, Malaysia und den ostafrikanischen «Gewürzinseln» Pemba und Sansibar.

Hauptinhaltsstoffe und Wirkung: Die Gewürznelke mit ihrem stark aromatischen Geruch und anhaltend brennenden, bitteren Geschmack enthält 4–20% ätherisches Öl sowie Gerbstoffe usw. Das durch Wasserdampfdestillation aus den getrockneten Nelken gewonnene Oleum caryophylli mit dem Hauptbestandteil Eugenol (70–90%), einem Phenolderivat, weist antimikrobielle, lokalanästhetische, spasmolytische und antivirale Eigenschaften auf.

Indikationen: Die Gewürznelke ist nach wie vor in erster Linie ein «Gewürz», das zur Geschmacks- und Geruchsverbesserung von Speisen und aber auch von Medikamenten gebraucht wird; die eigentliche arzneiliche Bedeutung der Droge ist eher gering. Hauptsächlich wird sie in Fertigarzneimitteln zur Behandlung von Entzündungen der Mund- und Rachenschleimhaut eingesetzt. Wegen ihres atemfrischenden und desinfizierenden Effekts ist sie in verschiedenen (Kräuter-)Mundwässern und Zahnpasten enthalten. Zur Wirkungsverstärkung wird sie dabei oft mit andern ätherischen Ölen wie Pfefferminz-, Anis-, Kümmel- und Thymianöl oder Menthol kombiniert. Mit Hinweis auf seine anästhesierende und entzündungshemmende Wirkung wird Eugenol gelegentlich noch für (notfallmässige) schmerzstillende Wurzelkanaleinlagen bei symptomatischen Pulpitiden und apikalen Parodontitiden empfohlen. Die frühere breite Verwendung von Zinkoxid-Eugenol-Zementen für die temporäre Kavitätenversorgung, als provisorisches Befestigungsmaterial für Kronen und Brücken, als Füllungsunterlage speziell bei pulpanahen Präparationen bzw. zur indirekten Pulpaüberkappung oder als Wurzelfüllpaste/Wurzelkanalsealer wurde in neuerer Zeit stark eingeschränkt, weil Eugenolrückstände die Polymerisation des Befestigungskomposits von adhäsiven Restaurationen, und besonders die Dentinhaftung, beeinträchtigen können. Hingegen sind Zinkoxid-Eugenol-Pasten wegen ihres guten Fliessvermögens und ihrer hohen Wiedergabegenauigkeit feiner Schleimhautdetails in der zahnärztlichen Prothetik zur Abformung zahnloser Kiefer(-bezirke) nach wie vor beliebt und eignen sich auch für Bissregistrierungen.

(Literatur bei der Redaktion)

Der Myrrhenbaum (Balsamodendron Myrrha nob.)

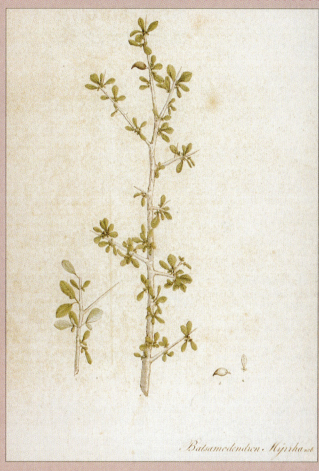

Balsamodendron Myrrha nob.

Wer in der aktuellen Literatur über Pflanzenheilkunde = Phytotherapie Umschau hält, stellt fest, dass eine stattliche Zahl der beschriebenen pflanzlichen Drogen auch in der Zahnmedizin Verwendung finden. Allein im 1996 erstmals erschienenen Pschyrembel Wörterbuch Naturheilkunde und alternative Heilverfahren (vgl. Buchbesprechung S. 359 dieses Heftes) sind 50 Pflanzen aufgeführt, die in verschiedenartiger Form zur Prophylaxe und Therapie von oralen Erkrankungen herangezogen werden. Darunter befindet sich auch der Myrrhenbaum bzw. die Myrrhe (M.), die schon im frühen Altertum hohes Ansehen genoss: Die Ägypter benützten sie als Heilmittel sowie bei Rauchopfern, Balsamierungen und Salbungen. Der griechische Arzt Dioskurides zählte eine Reihe von verschiedenen M.-Arten auf und schrieb ihnen adstringierende, betäubende, erwärmende und austrocknende Kräfte zu. Plinius der Ältere mischte sie Mundwässern bei, um das Zahnfleisch zu festigen und Mundgeruch zu beheben. Später wurden kariöse Zähne u. a. mit Galläpfeln, Zedernharz und M. gefüllt; Hildegard von Bingen (1098–1179) versuchte gar, den Zahnwurm durch Räucherung mit Aloe und M. zu bekämpfen.

Namen der Droge, Botanik: M., lat. Myrrha, ist ein aus den Wunden der Stämme und Zweige von verschiedenen Commiphora- (Balsamodendron-) Arten als Milchsaft ausgetretenes und an der Luft zu gelblichen oder rötlich-braunen, unregelmässigen Körnern erhärtetes Gummiharz von aromatischem Geruch und bitterem Geschmack. Der Name Myrrha stammt vom arabischen mur = bitter. Der zur Familie der Balsambaumgewächse, Burseraceae, gehörende Balsamodendron myrrha Nees u. a. (Synonyma: Commiphora molmol Engl.; Commiphora myrrha Holm.) ist ein bis zu 3 m hoher, dorniger Strauch oder Baum, der im Wuchs unserem Schwarzdorn gleicht. Der Hauptteil der Handelsware stammt aus Somaliland.

Wirkstoffe: Als wirksame Inhaltsstoffe der M. werden etwa 2–10% ätherisches Öl (M.-öl), 25–50% Harz, 30–50% Gummi sowie Bitterstoffe mit desinfizierenden, desodorierenden und adstringierenden Eigenschaften erwähnt. Spezielle Indikation in der Zahnmedizin: «Die Myrrhe ist eines der wirksamsten und gebräuchlichsten Mittel, um das Zahnfleisch zu stärken und den Weinstein aufzulösen, sowie der Caries vorzubeugen» (Schmidt 1838). Die M.-tinktur, ein alkoholischer Auszug aus M. mit adstringierender Wirkung, dient hauptsächlich zu Mundspülungen und Pinselungen entzündeten Zahnfleisches. Sie ist auch enthalten in galenischen Zubereitungen wie z. B. fettfreie Salben zur lokalen Behandlung von Nachschmerzen nach Zahnextraktion, Zahndurchbruchstörungen, Dekubitalulzera usw. sowie in Endodontiepräparaten für desinfizierende und schmerzstillende Wurzelkanaleinlagen. Letztere werden heute allerdings nur noch selten verwendet. Dank ihrer bakteriostatischen und antiphlogistischen Wirkung wird M. in Kombination mit andern Pflanzenextrakten verschiedenen Zahnpasten und Mundwässern beigemischt.

(Literatur bei der Redaktion)

Tollkirsche
(Atropa belladonna L.)

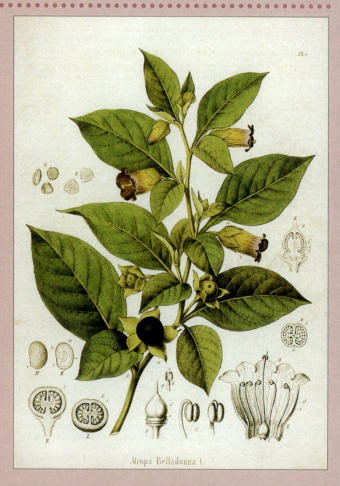

Atropa Belladonna L.

Die Tollkirsche, die schon in der griechischen Mythologie eine Rolle spielte, gelangte im europäischen Mittelalter als Halluzinogen und magische Pflanze zu aussergewöhnlichem Ruf: Neben Auszügen aus andern Nachtschattengewächsen (Solanaceae) bildete Atropa belladonna (A.b.) eine der Hauptzutaten zu den von Hexen und Zauberkünstlern verabreichten Tränken und Salben, die Rauscherlebnisse hervorriefen. Eigentliche medizinische Verwendung fand die Droge erst im 18. Jahrhundert, z.B. bei Nervenkrankheiten, «tollem Hundbiss», Wassersucht, Keuchhusten usw.

Pflanzenname: Der Gattungsname Atropa stammt von der griechischen Schicksalsgöttin Atropos, der Unerbittlichen, die den Lebensfaden durchschneidet. Linné gab der Pflanze diesen Namen wohl in Anspielung auf ihre Giftigkeit. Der Beinamen belladonna bedeutet schöne Frau: Im Altertum und im Mittelalter wurden Extrakte aus den schwarzen Beeren von A.b. von den feinen italienischen Damen in Form von Augentropfen als «Kosmetikum» benützt, um durch erweiterte Pupillen ein attraktiveres Aussehen zu erlangen. Die berauschenden Eigenschaften der Droge finden in verschiedenen Volksnamen wie Tollkraut, Taumelstrauch, Wolfsbeere usw. ihren Widerhall.

Vorkommen, Botanik: Die stark verzweigte, bis 90 cm hohe Stammpflanze ist in Mittel- und Südeuropa, Westasien und Nordafrika beheimatet. Man findet sie hauptsächlich in lichten Wäldern und auf Kahlschlägen von Gebirgsgegenden bis auf etwa 1600 m ü. M. Wie der Stengel sind auch die grünen Blätter drüsig-behaart. Die einzelstehenden glockenförmigen Blüten sind aussen blauviolett, innen schmutziggelb und purpurrot geadert, die vielsamigen Beeren glänzend schwarz.

Hauptinhaltsstoffe und Wirkung: Als Droge werden Blatt, blühendes Kraut und Wurzel, getrocknet oder auch frisch, verwendet. Sie enthalten sehr stark wirkende Tropanalkaloide, z. B. Hyoscyamin, Atropin und Scopolamin mit parasympatolytischem Effekt sowie Nebenalkaloide. In medizinisch gebräuchlichen Gaben werden u.a. die Nerven des Magen-Darm-Traktes beruhigt, die Sekretionstätigkeit verschiedener Drüsen, z.B. der Schweiss- und Speicheldrüsen, herabgesetzt und die Pupillen erweitert. Die ganze Pflanze ist sehr giftig.

Spezielle Indikation in der Zahnmedizin: Der therapeutische Nutzen der Tollkirsche wurde schon vor längerer Zeit auch in der Zahnmedizin erkannt. Nach Schmidt (in: Anleitung zur Zahnarzneikunst, Hannover 1838) ist A.b. die Pflanze, die den stärksten und betäubendsten narkotischen Stoff enthält: «Die Wirkung dieses Narcoticums ist schmerzstillend; man benützt in der Medicin diesen Stoff ausserordentlich viel, und auch in der Zahnheilkunde ist das aus der Pflanze bereitete Extractum belladonnae ein Zusatz oder Hauptwirkingredienz schmerzstillender Zahn- pillen. Von diesen Zahnpillen wird eine in die Höhlung eines schmerzhaften Zahnes gebracht.» In der Homöopathie wird A.b. in starker Verdünnung heute noch zur Linderung von Zahnschmerzen verschiedener Art eingesetzt. Belladonna ist eines der wichtigsten homöopathischen Arzneimittel, das auch zur Behandlung von Mundtrockenheit, akuter Stomatitis, Gingivitis, Dentitio difficilis, Trigeminusneuralgie, Zähneknirschen usw. eingesetzt wird. Ausserdem dient A.b. bzw. Atropin in der (allopathischen) Zahnmedizin: der medikamentösen Hemmung der Speichelsekretion bei störendem Speichelfluss; der Prämedikation vor – meist chirurgischen – Eingriffen; in Kombinationspräparaten (z.B. Gurgelwasser) der Prophylaxe und Therapie von entzündlichen Prozessen im Mund- und Halsbereich.

(Literatur bei der Redaktion)

Purpurfarbiger Sonnenhut – Echinacea purpurea (L.) Moench (Syn. = purpurfarbige Rudbeckie – Rudbeckia purpurea L.)

G. H. v. Schubert, aus dessen Werk «Naturgeschichte des Pflanzenreichs», 1887, unsere farbige Abbildung stammt, beschrieb den purpurfarbigen Sonnenhut – Echinacea purpurea (L.) Moench – unter dem zur damaligen Zeit gebräuchlichen Namen purpurfarbige Rudbeckie (Rudbeckia purpurea). Echinacea (E.) purpurea und andere Sonnenhutarten gehörten schon zum Arzneischatz der indianischen Ureinwohner Nordamerikas. Sie zerquetschten die Frischpflanzen oder die Wurzeln zwischen Steinen und benützten den Brei bei eitrigen Wunden, fieberhaften Erkrankungen, Klapperschlangenbissen u. a. als Heilmittel. Zur Linderung von Zahn- und Halsschmerzen wurden die Wurzeln gekaut. Erste Berichte über die arzneiliche Verwendung von E. durch die weissen Siedler Nordamerikas datieren zurück in die Mitte des 18. Jh. Es dauerte dann noch gut 100 Jahre, bis E. angustifolia (schmalblättriger Sonnenhut) und später auch E. purpurea in Europa als gleichwertige Arzneipflanzen in die Therapie eingeführt wurden.

Herkunft des Namens: Der Gattungsname Echinacea, abgeleitet vom griechischen Wort «echinos» = Igel, bezieht sich auf den stacheligen Blütenboden, der Beiname purpurea auf die purpurfarbigen Blüten der Pflanze. Die grosse, gewölbte (der Sonne zugeneigte) Blüte gleicht einem Sonnenhut. Entsprechende deutsche Pflanzenbezeichnungen sind roter Sonnenhut, purpurfarbiger Igelkopf, purpurfarbene Kegelblume usw.

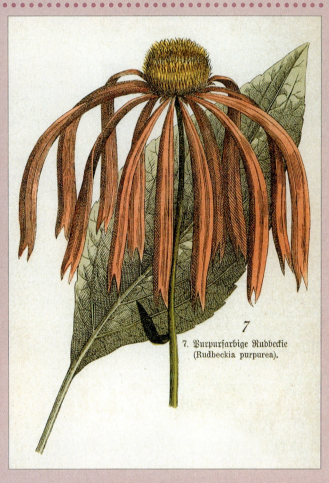

7. Purpurfarbige Rudbeckie (Rudbeckia purpurea).

Botanik, Vorkommen: Die zur Familie der Asteraceae = Korbblütler gehörende E. purpurea ist eine mehrjährige Staude von 50–150 cm Höhe mit schwach rauhaarigem oder kahlem Stengel und eiförmigen, meist gezähnten Blättern. Der Blütenstand besteht aus 10–20 purpurvioletten Zungenblüten und einem schwach gewölbten Blütenboden mit Röhrenblüten. Blütezeit: Juni–Oktober. Von den insgesamt 9 verschiedenen E.-Arten ist E. purpurea in den (zentralen und östlichen) Vereinigten Staaten von Nordamerika am häufigsten vertreten und am weitesten verbreitet. Die Pflanze war in Europa bereits im 18. Jh. als Zierstrauch bekannt. Um 1930 begann die Fa. Madaus in Deutschland erstmals mit dem Anbau für pharmazeutische Zwecke. Heute wird der purpurfarbige Sonnenhut in verschiedenen Ländern Europas, u.a. auch in der Schweiz, kultiviert.

Hauptinhaltsstoffe, Wirkung: Als Droge werden die frischen, zur Blütezeit geernteten oberirdischen Teile und die Wurzeln von E. purpurea verwendet. Genutzt werden auch E. angustifolia und E. pallida als Ganzpflanze, Kraut, Wurzel in frischer oder getrockneter Form. Hauptinhaltsstoffe sind Kaffeesäurederivate, Polyacetylene, Alkylamide, Polysaccharide. Beim Menschen wie im Tierversuch haben E.-Zubereitungen bei parenteraler und oraler Gabe eine immunbiologische Wirkung. Sie steigern die natürliche (unspezifische) Immunabwehr. Die Droge wird innerlich zur unterstützenden Therapie von rezidivierenden Infektionen, besonders im Bereich der Atemwege und der ableitenden Harnwege, äusserlich bei schlecht heilenden oberflächlichen Wunden usw. eingesetzt.

Spezielle Verwendung in der Zahnmedizin: Dank der bakteriostatischen und wundheilungsfördernden Wirkung wird E. neben anderen Pflanzenextrakten (Kamille, Salbei, Pfefferminze, Myrrhe, Ratanhia) Zahnpasten und Mundwässern beigefügt, die speziell zur Vorbeugung und unterstützenden Behandlung von Zahnfleisch- und Mundschleimhautentzündungen sowie nach zahnärztlich-chirurgischen Eingriffen empfohlen werden. Der Sonnenhut wird auch als homöopathisches Arzneimittel bei entzündlichen oralen Schleimhauterkrankungen und zur Wundheilungsförderung nach zahn- und kieferchirurgischen Operationen genützt.

(Literatur bei der Redaktion)

*Gemeiner Tormentill –
Tormentilla erecta L.u.a.,
syn. Potentilla erecta (L.)
Räuschel*

Tormentilla erecta L.u.a.– syn. Potentilla erecta (L.) Räuschel – galt schon vor Jahrhunderten als wunderkräftiges Heilmittel bei Erkrankungen und Beschwerden verschiedenster Art: Die Wurzel diente der Behandlung von Zahnschmerzen, Mundfäule, Ruhr, Gicht u. dgl. «Die Wurzel im Mund gehalten und gekewet heylet desselbigen faulen Geschwür» (Fuchs 1543). Die Blätter fanden bei Fieber, Epilepsie, Gelbsucht sowie als Wundumschläge Verwendung. Ausserdem genoss die Tormentilla einen ausgezeichneten Ruf als Mittel zur Blutstillung und in Pulverform zur Zahnreinigung.

Bedeutung des Namens: Der Gattungsname Potentilla, abgeleitet vom lateinischen potens (=mächtig), deutet auf den kräftigen Wuchs der Pflanze mit ihrer dicken, knolligen Wurzel hin. Die seit dem Mittelalter gebräuchliche Apothekerbezeichnung Tormentill ist ebenfalls lateinischen Ursprungs: Tormen (lat.) bedeutet Kolik, womit auf die adstringierenden, Koliken lindernden Eigenschaften der Droge verwiesen wird. Der lateinische Beinamen erecta (aufrecht) bezieht sich auf den aufrecht wachsenden Stengel der Pflanze. Beim Durchtrennen der frischen Tormentillwurzel verfärbt sich die Schnittfläche fleischrot, weshalb die Tormentill auch Blutwurz genannt wird. Volksnamen sind Rotwurz, Ruhrwurz, Siebenfingerkraut, Goldwurzel, Turbatil usw.

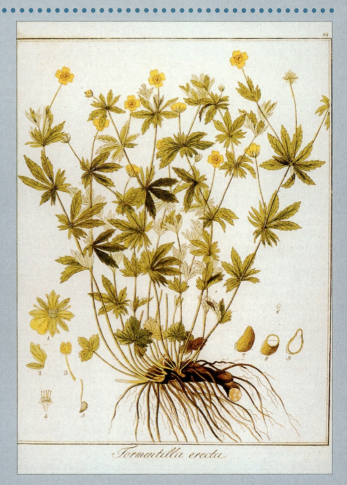

Tormentilla erecta

Botanische Merkmale, Vorkommen: Potentilla erecta ist eine mehrjährige Pflanze aus der Familie der Rosaceae = Rosengewächse. Aus dem knolligen, rotbraunen Wurzelstock wachsen mehrere 5–50 cm lange beblätterte Stengel aus. Die intensiv gelben Blüten weisen vier Kronblätter auf; dadurch unterscheidet sich die Blutwurz von den andern ähnlichen Potentillaarten, die alle fünf Kronblätter besitzen. Die Pflanze ist in ganz Europa vorwiegend auf mageren Wiesen, besonders häufig auf nicht zu feuchten Mooren bis auf etwa 2500 m Höhe zu finden.

Inhaltsstoffe, Wirkung: Arzneilich verwendet wird ausschliesslich nur der Tormentillwurzelstock, der viel Gerbstoffe und wenig ätherisches Öl enthält. Aufgrund des hohen Gerbstoffgehaltes – Tormentill zählt zu den gerbstoffreichsten einheimischen Arzneipflanzen – weist die Droge stark adstringierende, daneben auch entzündungswidrige, schmerzlindernde und vernarbende Eigenschaften auf. In der Pflanzenheilkunde hat die Blutwurz einen sicheren Platz als Mittel gegen akuten Durchfall und Entzündungen des Darmes.

Spezielle Verwendung in der Zahnmedizin: Die adstringierende Wirkung der Tormentillwurzel wird auch in der Zahnmedizin seit alters genützt. So empfiehlt Thomas Berdmore in seiner 1771 erschienenen «Abhandlung von den Zähnen und des Zahnfleisches», eitrige Geschwüre des Zahnfleisches zuerst mit balsamischen Mitteln wie Myrrhentinktur anzugehen und «wenn die Krankheit bey nahe heil ist, wird der Mund täglich vier oder fünf mal mit zusammenziehenden Gurgelwassern, ausgespühlt; dergleichen sind Decocte von Tormentil, Natterwurzel usw. damit das junge Fleisch um den Zahn befestigt und stark wird.» Seither hat sich die Indikation von Blutwurz in der Zahnmedizin kaum geändert: Die Gerbstoffdroge wird nach wie vor in Form von Mundspülungen oder Einpinselungen (Teeaufguss, Tinktur, Mund- und Gurgelwasser) zur Behandlung von leichten Entzündungen der Mund- und Rachenhöhle empfohlen. Ausserdem ist sie heute noch adstringierender Bestandteil von Zahnpulvern und Kräuter-Zahnpasten.

(Literatur bei der Redaktion)

Eukalyptus
(Eucalyptus globulus
Labill.)

Der in Südostaustralien und Tasmanien beheimatete Eucalyptus globulus wurde 1792 von J. J. De Labillardiere entdeckt und Mitte des 19. Jh. durch Ramel in Europa eingeführt. Da der rasch wachsende Eukalyptusbaum mit seinen langen Wurzeln dem Boden viel Wasser entzieht, begann man bald darauf, ihn in fieberverseuchten Sumpfgegenden zur Trockenlegung anzubauen (Fieberbaum). Ausserdem fanden Eukalyptusblätter und das aromatische Eukalyptusöl schon damals zu verschiedenen Heilzwecken, u.a. auch zur Herstellung von Gurgelwässern und Wundverbänden sowie zur Abwehr von Insekten, Verwendung. Eucalyptus globulus, oft einfach Eukalyptus genannt, gehört zur Familie der Myrtaceae = Myrtengewächse.

Herkunft des Namens: Die Bezeichnung «Eukalyptus», abgeleitet vom griechischen eu = wohl und kalyptos = bedeckt, weist auf ein hervorstechendes Merkmal hin: Die Blütenblätter der Eukalyptusarten verwachsen zu einem haubenartigen Gebilde, das später von den sich streckenden Staubblättern abgestossen wird. Volksnamen für Eucalyptus globulus sind Blaugummibaum, Eisenveilchenbaum, Fieberbaum und andere. Der Name «Gummibaum» wird auf die ledrigen, mit einer Wachsschicht überzogenen Blätter des immergrünen Baumes zurückgeführt.

Verbreitung, botanische Merkmale: Eucalyptus globulus gehört zu den ausserhalb Australiens am häufigsten angepflanzten Eukalyptusarten. Er ist heute in allen subtropischen Regionen, oft als Strassenbaum,

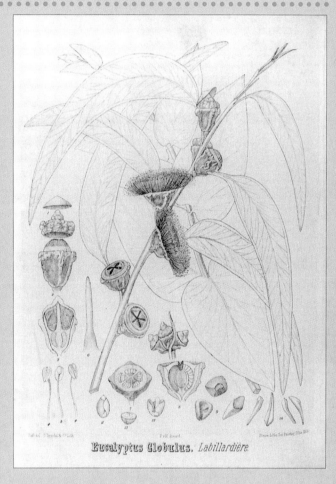

Eucalyptus Globulus. *Labillardière.*

anzutreffen. Der im Mittelmeerraum bis zu 60 m hoch werdende Baum ist leicht an den schmalen, sichelförmigen und senkrecht herabhängenden Blättern sowie der glatten, sich vom Stamm in länglichen Streifen ablösenden Rinde zu erkennen.

Inhaltsstoffe, Wirkung: Die Blätter aller Eukalyptusarten enthalten stark riechende ätherische Öle, von denen einige medizinisch und technisch genützt werden. Am bekanntesten ist das Oleum Eucalypti globuli, das überwiegend aus Cineol (ältere Bezeichnung = Eukalyptol) besteht. Arzneilich werden sowohl die getrockneten Laubblätter älterer Eukalyptusbäume als auch das aus frischen Blättern oder Zweigspitzen von Eucalyptus globulus und andern cineolreichen Eukalyptusarten durch Wasserdampfdestillation gewonnene Eukalyptusöl verwendet. Wirkung: expektorierend, schwach spasmolytisch, antiseptisch, desodorierend. Blattdroge und ätherisches Öl werden in verschiedenen Darreichungsformen hauptsächlich bei Erkältungskrankheiten der Atemwege eingesetzt. Als aktiver antiseptischer Bestandteil von Eukalyptusöl ist Cineol auch gegen pathogene orale Organismen (Bakterien und Pilze) wirksam.

Spezielle Verwendung in der Zahnmedizin: Gegen Ende des 19. Jh. fanden ätherische Öle zunehmend Eingang in die Zahnheilkunde. Das kampferartig riechende Eukalyptusöl z.B. wurde zur Wurzelkanaldesinfektion und zur Versorgung von infizierten Extraktionswunden u. dgl. beigezogen, später dann aber teilweise durch wirk-

samere Substanzen ersetzt. Heute finden Eukalyptusöl und Cineol im Wesentlichen folgende zahnmedizinische Nutzung:
– in Fertigpräparaten wie Mund- und Gurgelwasser, Pastillen, Kapseln usw. zur Vorbeugung und Behandlung von entzündlichen Erkrankungen der Mund- und Rachenhöhle, besonders auch bei foetor ex ore
– als Zusatz zu Zahnpasten
– als Lösungsmittel für Guttapercha (anstelle von Chloroform) zur Zubereitung von Guttapercha-Wurzelfüllpasten und Wurzelkanalsealern sowie zur Auflösung/Entfernung von bestehenden Guttapercha-Wurzelfüllungen
– als Lösungsmittel in der Zahntechnik zum Glätten der Wachsmodelle vor dem Einbetten für den Modellguss (wachslösend).

(Literatur bei der Redaktion)

Malva vulgaris –
Gemeine Pappel

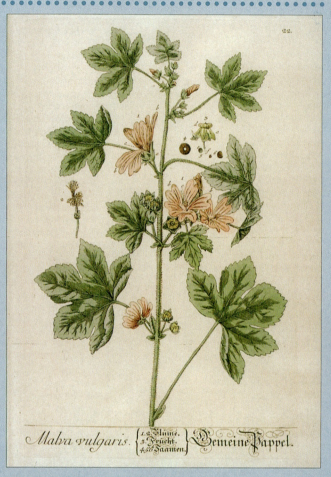

Malva vulgaris. [1.2. Blume. 3. Frücht. 4.5.6. Saamen.] Gemeine Pappel.

Die Malve (M.) gehört zu den ältesten Heilpflanzen. Verschiedene M.-Arten wurden bereits im Altertum für Gurgelwässer, Beruhigungsmittel, erweichende Umschläge und vieles mehr verwendet. Die Römer nannten sie Omnimorbium – Arznei gegen alle Krankheiten. Noch während des ganzen Mittelalters galt M. als beliebtes Universalheilmittel, das auch bei Zahnschmerzen helfen sollte.

Nomenklatur: M. vulgaris ist eine sehr alte Bezeichnung für M. neglecta Wallr. (syn. M. rotundifolia L.p.p.) mit deutschem Namen «übersehene Malve». Malva (lat.) und malakos (griech.) bedeuten weich und beziehen sich auf die erweichenden Schleimstoffe der Pflanze. M. sylvestris L., die wilde (Wald-) Malve, und die oft an gleichen Standorten vorkommende M. neglecta Wallr. gehören zu den in der Phytotherapie am häufigsten verwendeten M.-Arten. Sie entwickeln beide flache, käselaibartige Samenstände, weshalb sie bei uns auch als grosses (M. sylvestris) bzw. kleines Käslikraut (M. neglecta) bekannt sind.

Botanische Merkmale, Vorkommen:
«Diese Pappeln (M.vulgaris) wachsen bis 3. Fus hoch, die Stengel sind etwas haarigt, das Kraut ist gelblich grün, die Blume hellröthlichtpurpur mit duncklen purpur Streifen» (E. Blackwell, 1750). Wie M. neglecta ist auch M. sylvestris weltweit in subtropischen und gemässigten Zonen an Ödplätzen, Schutthaufen, Wegrändern und auf Äckern bis etwa 1500 m ü. M. zu finden.

Inhaltsstoffe, Wirkung: Gesammelt werden die getrockneten Blätter von M. neglecta und M. sylvestris sowie die getrockneten Blüten der letzteren. Sie enthalten Schleimstoffe, Flavonoide, ätherisches Öl und wenig Gerbstoffe mit entzündungswidriger und reizlindernder Wirkung z.B. bei Erkältungskrankheiten und Katarrhen der oberen Atemwege.

Verwendung in der Zahnmedizin: Dank ihrem Gehalt an Schleimstoffen wird M. bei Schleimhautentzündungen im Mund- und Rachenraum und damit verbundenen Schluckbeschwerden und/oder trockenem Reizhusten zur Reiz- und Schmerzlinderung empfohlen. Anwendung: als Teeaufguss oder in Fertigpräparaten – evtl. in Kombination mit andern Muzilaginosa wie Salbeiblättern oder Eibischwurzeln – zu Mundspülungen und Schleimhautpinselungen u.a. bei Aphten; seltener auch orale Einnahme.

(Literatur bei der Redaktion)

Dank: Mit diesem Heft wird die Reihe der Pflanzenabbildungen auf den Titelseiten unserer Monatsschrift abgeschlossen. Wir danken der Zentralbibliothek Zürich, der ETH-Bibliothek Zürich und der Universitätsbibliothek Erlangen-Nürnberg herzlich für die Überlassung der Abbildungen.

Die Redaktion

Arnika
(Arnica montana L.)

Die zur Familie der Korbblütler (Asteraceae) gehörende Arnika (A.) war bereits den Germanen als Heilpflanze bekannt. Sie galt auch als magisches Kraut, das vor Blitzschlag und dem bösen Treiben der Hexen schützen sollte. Nach Brockhaus wurde A. im 16. Jh. vom schweizerischen Arzt und Naturforscher Conrad Gesner (1516–1565) in die therapeutische Praxis eingeführt, jedoch erst nach 1712 von den Ärzten bei chronischem Rheumatismus, Lähmungen, Gehirnerschütterungen, blauen Flecken nach Stoss oder Fall u. a. m. häufiger verwendet.

Conrad Gesner, aus dessen botanischem Nachlass unsere Pflanzen-Abbildung stammt, war Professor der griechischen Sprache in Lausanne, dann Arzt und Professor der Naturheilkunde in seiner Geburtsstadt Zürich, ab 1558 Chorherr am Grossmünster. Er gründete in Zürich eine Naturaliensammlung und einen Botanischen Garten.

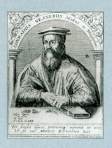

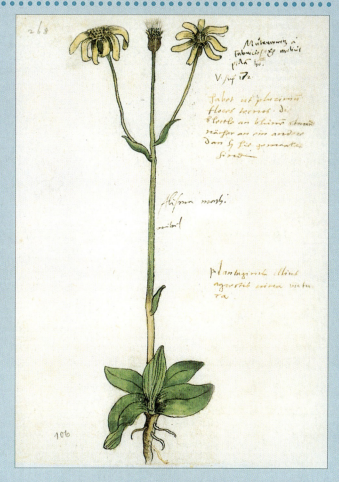

Nomenklatur: Der im 14. Jh. erstmals erwähnte Name «Arnika» wird auf das griechische Wort «arnakis» = Lammpelz zurückgeführt und dürfte mit der wolligen Behaarung der Pflanze in Beziehung stehen. Montana, abgeleitet von lateinisch mons = Berg, deutet auf den Standort der Pflanze – den Bergen – hin. Volksnamen sind Bergwohlverleih, Blutblume, Gemsblume, Kraftwurz, Wundkraut usw.

Botanik, Vorkommen: A. ist ein mehrjähriges, 20–60 cm hohes Kraut, das auf Bergwiesen der nördlichen Hemisphäre, besonders Mitteleuropas, von etwa 600 bis 2800 m ü. M. wächst. Die dottergelben, aromatisch riechenden Blüten blühen von Juni bis August. Die Handelsware stammt hauptsächlich aus dem ehemaligen Jugoslawien, aus Italien, Österreich, Spanien und der Schweiz.

Inhaltsstoffe, Wirkung: Offizinell sind die getrockneten Blüten, Flores arnicae; in der Volksmedizin werden aber auch das ganze Kraut und die Wurzeln verwendet. Hauptinhaltsstoffe sind Sesquiterpenlactone, Flavonoide, ätherisches Öl, Phenolcarbonsäure und Cumarine mit antiphlogistischer, analgetischer und wundheilungsfördernder Wirkung. Die Droge ist ein vielgebrauchtes Hausmittel, das u. a. äusserlich bei Prellungen, Quetschungen, Blutergüssen, rheumatischen Muskel- und Gelenkbeschwerden, innerlich bei Herzbeschwerden eingesetzt wird.

Spezielle Verwendung in der Zahnmedizin: A. ist in Kombination mit andern Pflanzenextrakten in (Kräuter-)Mundwässern enthalten und wird auch in Form von Teeaufgüssen oder alkoholischen Auszügen der Blüten bzw. in Fertigarzneimitteln zur Prophylaxe und Therapie von entzündlichen Prozessen in der Mundhöhle, speziell der Schleimhaut, verwendet. Feldhaus (1996) bezeichnet A. als das klassische homöopathische Mittel für die Zahnarztpraxis, das sich dank seiner entzündungshemmenden und wundheilungsfördernden Eigenschaften zur Verabreichung vor und nach zahnärztlich-chirurgischen Eingriffen/Extraktionen, bei Quetschungen und Verletzungen der Mundgewebe, Beschwerden nach Präparationstrauma, Wundheilungsstörungen, Mundtrockenheit u.a.m. bewähren soll.

(Literatur bei der Redaktion)

23.4 Zusammensetzung empfohlener Zahnpasten

Stand 01.03.2004

➤ **Pflanzen-Zahngel:** *Putzkörper* Kieselsäure – *Pflanzenzusätze* Myrrhe, Ratanhia Zitronensaft, Äskulinum – *Geschmacks- und Aromastoffe* Krauseminzöl, Anisöl, Fenchelöl u.a. – *Bindemittel* Alginate

➤ **Sole-Zahncreme** (Ökotest 8/2003: »sehr gut«): *Putzkörper* Natriumbicarbonat, Natriumsulfat – *Pflanzenzusätze* Myrrhe, Ratanhia, Rosskastanienrinde, Äskulinum, Schlehensaft – *Geschmacks- und Aromastoffe* Pfefferminzöl, Anisöl, Eukalyptusöl u.a. – *Bindemittel* Zellulosederivat (1).

➤ **Ratanhia-Zahncreme:** *Putzkörper* Calciumcarbonat – *Pflanzenzusätze* Myrrhe, Ratanhia – *Geschmacks- und Aromastoffe* Pfefferminzöl, Anisöl, Eukalyptusöl u.a. – *Bindemittel* Guarmehl

➤ Das neue **Kinder-Zahngel** enthält auch das plaquehemmend wirksame Äskulin, was den Fluoridzusatz entbehrlich macht (vgl. Kapitel 3).

➤ Besonders mild und homöopathieverträglich (ohne Pfefferminze!) ist die neue **Calendula-Zahncreme**, auch gut geeignet bei dünnem Gewebe und Zahnhalshypersensibilitäten sowie postoperativ.

Cave!
Selten können ätherisch starke Individuen (besonders Kinder) mit der den Ätherleib stark anregenden und aufbauenden *Calendula* Probleme haben (Überempfindlichkeiten im Sinne einer homöopathischen Erstverschlimmerung). Falls die Reaktionen anhalten, sollte problemlos auf die zahlreichen anderen hier erwähnten calendulafreien Präparate ausgewichen werden.

Pfefferminzhaltige natürliche Zahnpflegemittel sind aus anthroposophisch-zahnärztlicher Sicht unbedenklich zu verwenden. Sie bewirken, dass die Pasten nach Anwendung ein hervorragendes Frischegefühl im Mund verschaffen.

Antimikrobiell wirksame Stoffe, Enzyme, Farbstoffe, *künstliche* Fluoride, Konservierungsmittel und Schaumstoffe sind allen Präparaten bewusst *nicht* zugesetzt, weil das Resorptionspotenzial der Mundschleimhäute für Fremdstoffe beträchtlich ist!

Fluoridfreie Zahncremes sind meist über den Naturkosthandel zu beziehen von den Firmen:

➤ laverana GmbH: lavera Neutral Zahngel, lavera Zahncreme basis sensitiv (enthält u.a. Propolis – s. Rp. Nr. 1 – und Echinacea), laveraMed Kinderzahngel

➤ Eubiona GmbH: Zahnpasta

➤ Fa. Bioforce: Dr. Vogel

➤ Fa. Logodent: Logona.

Der auch ratanhiahaltigen *Parodontax* (Fa. GlaxoSmithKline) ist leider *künstliches* Fluorid zugesetzt worden (vgl. Abschnitt 3.4.2). Wohlweislich enthält sie neben Sole u.a. auch noch Echinacea, Myrrhe und Salbei. Aus unserer Sicht empfehlen wir die fluoridfreie Parodontax-Variante »Classic«.

Seit 2004 erhältlich sind die beiden tensid- und fluoridfreien Naturzahncremes von *WalaVita*:

➤ *Citrisol* Zahncreme mit Sole- und Kieselputzkörpern, Pfefferminz- und mentholfrei

➤ *Meliamint* Zahncreme.

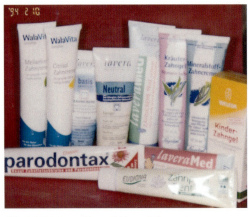

Abb. 23.**13** Auswahl empfohlener Zahncremes.

23.5 Präparateliste der Heilmittel

Aesculus, Cortex
Agropyron c(omp).
Amara-Tr.
Anagallis c.
Antimonit
Apis/Belladonna cum Mercurio
Apis mellifica
Argentum c.
Argentum/Echinacea
Argentum nitr. c.
Argentum/Quarz
Arnika
Aurum/Apis regina c.
Avena sativa c.
Balsamischer Melissengeist
Belladonna
Berberis c.
Berberis/Prunus
Berberis/Quarz
Betula
Biodoron
Bryophyllum
Calendula
Camphora
Cardiodoron
Carduus marianus
Caryophyllus aromaticus
Cheliodonum
Cichorium/Pancreas c.
CMP-Paste
Combudoron
Conchae c.
Cordiodoron
Corallium rubrum
Digestodoron
Echinacea
Echtrosept
Equisetum/Silicea
Equisetum/Stannum
Eucalyptus c.
Ferrum
Fluorit
Gentiana lutea
Gingiva
Hepar sulfuris c.

Hydrastis canadensis
Hypericum
Kalium phosphoricum c.
Kephalodoron
Kieserit
Mandibula (feti)
Marmor
Maxilla (feti)
Membrana Sinus maxillaris
Mercurialis perennis
Mercurius vivus nat.
Mesenchym/Calc. carbonic. c.
Mundbalsam
Myrrha
Myristica sebifera c.
Narben-Gel
Nervus trigeminus
Lachesis c.
Lavendel
Odonton-Echtroplex
Pasta Thymi
Periodontium
Periodontium/Silicea c.
Periodontium/Stannum c.
Phosphorus
Plumbum/Stannum
Prunuseisen
Prunus spinosa
Pyrogenium
Quercus
Quarz
Ratanhia c.
Resina Laricis
Rosmarin
Salvia c.
Scleron
Silicea c.
Stannum
Staphisagria
Stibium met.
Sulfur
Symphytum
TÄLMA
Thuja
Tormentilla c.
Urtica urens
Veratrum
Vespa crabro
Zahnfleischbalsam
Zincum valerianicum

23.6 Praxisapotheke – Grundausstattung mit häufig verwendeten Heilmitteln

23.6.1 Äußerlich

Aesculus Cortex ethanol Decoctum D 1 (OP Weleda)

Aesculus-Essenz (OP Wala)

Aesculus Cortex Gel 5% (Apotheke)

Arnika-Essenz (OP Wala, OP Weleda)

Berberis/Prunus D 2 (OP Weleda)

Calendula-Essenz (OP Wala, OP Weleda)

Ceratum Ratanhiae comp. (OP Weleda)

CMP-Paste (OP Weleda)

Combudoron-Gel (OP Weleda)

Echinacea Mund- und Rachenspray (OP Wala)

Echtrosept Mundspülung (OP Weber & Weber)

Eucalyptus comp. Paste (OP Weleda)

Mercurialis-Heilsalbe (OP Weleda)

Mundbalsam flüssig (OP Wala)

Mundbalsam (OP Wala)

Pasta Thymi comp. (Apotheke)

Ratanhia comp. Tinktur (OP Weleda)

Resina Laricis/Solutio Myrrhae balsamica (Sdf. Weleda)

Spiritus balsamicus (OP Weleda)

Solutio Myrrhae balsamica (OP Weleda)

Zahnfleisch-Balsam (OP Weleda)

23.6.2 Innerlich

Argentum D 30/Echinacea D 6 aa Amp. (OP Weleda)

Arnica e planta tota D 6 u. D 12 Amp. (OP Wala, OP Weleda)

Corallium rubrum D 6/Stibium D 6 aa Amp. (OP Weleda)

Hepar Sulfuris D 6 Amp. (OP Weleda)

Hepar Sulfuris D 6 Trit. (OP Weleda)

Mercurius vivus naturalis D 6 Tbl. (OP Weleda)

Odonton Echtroplex Tr. (OP Weber & Weber)

Periodontium/Silicea comp. Amp. (OP Wala)

Periodontium/Stannum comp. (OP Wala)

Pulpa dentis D 15 u. D 30 Amp. (OP Wala)

Silicea comp. Amp. (OP Wala)

Symphytum D 6 Amp. (OP Weleda)

Symphytum comp. Amp (OP Wala)

Tormentilla comp. Amp. (OP Wala)

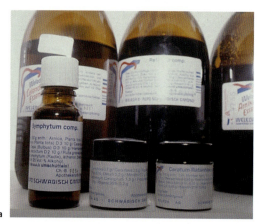

a

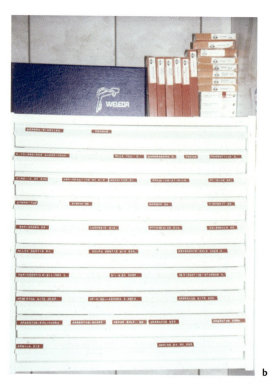

b

Abb. 23.**14 a, b** Auswahl der Heilmittelpräparate (Lösungen und Heilwachse zu äußerlichen Anwendungen) für die Praxisapotheke (**a**) und Aufbewahrung der Präparate in Ampullenform ggf. in besonderem Ampullenschrank (**b**).

24 Index der Abkürzungen

SB	Spiritus Balsamicus	Summ.	summitates: Triebspitzen
SBI	Sulkusblutungsindex	TÄLMA	Torf-Äskulin-Lavendel-Malvenschleim-Antimon
s. c.	sub cutis: subkutan		
Sdf.	Sonderanfertigung	Tbl.	Tablette
SM	Solutio Myrrhae	T. d.	Treponema denticola
Sn	Stannum: Zinn	Tinct.	Tinktur: alkoholischer oder. ätherischer
SOH	Schmelzoberhäutchen		pflanzlicher oder tierischer Auszug
SRP	(deep) scaling and root planing: Scaling und Wurzelglättung	TL	Teelöffel
		Tr.	Tropfen
SSI	Société Suisse d'Implantologie (SGI)	Trit.	Verreibung, Pulver
SSO	Société Suisse d'Odontologie (Schweizer Zahnärzte Gesellschaft)	Urtinct.	Urtinktur, Pflanzenauszug in 10 %-iger Verdünnung (= D1)
SSP	Société Suisse de Parodontologie (SGP)	WALA	Wärme-Asche-Licht-Asche

25 Literatur

25.1 Zeitschriftenbeiträge, Vorträge und persönliche Mitteilungen

Geisteswissenschaftlich orientierte Beiträge sind am Ende mit einem »G« gekennzeichnet.

1   Abendroth W: Weleda Sole-Zahncreme Eine Neuent-
    wicklung aus der Sicht des Pharmazeuten. Sonder-
    druck Weleda Korrespondenzbl f Ärzte 84 (1973) 49 G
2   Allen EP, Miller PD: Coronal positioning of existing
    gingiva. Short term results in the treatment of shallow
    marginal tissue recession. J Periodontol 60 (1989) 316
3   Allen EP: persönliche Mitteilungen (1995, 2001)
4   AAP: Amerikanische Akademie für Parodontologie:
    Periodontal Disease as a Potential Risk Factor for
    Systemic Diseases. Positionspapier (1998)
5   AAP: Amerikanische Akademie für Parodontologie:
    Die Rolle kontrollierter Abgabe von Arzneimitteln für
    die Parodontitis. Positionspapier (2002)
6   Beck JD, Offenbacher S: Orale Gesundheit und syste-
    mische Erkrankungen: Parodontitis und kardiovasku-
    läre Erkrankungen. Acta Med Dent Helv 5 (2000) 56.
    In: Schweiz Monatsschr Zahnmed 110 (2000)
7   Bopp W: Zur Frage des Herdinfektes. Beitr z einer Erw
    d Heilkunst n geisteswissensch Erkenntnissen.
    Stuttgart 3/4 (1958) 45 G
8   Brochut PF, Cimasoni G: Auswirkungen des Rauchens
    auf das Parodont. Schweiz Monatsschr Zahnmed 107
    (1997) 681
9   Brochut PF, Cimasoni G: Auswirkungen des Rauchens
    auf das Parodont (II). Schweiz Monatsschr Zahnmed
    107 (1997) 781
10 Buser D, Belser UC: Fortschritte und aktuelle Trends in
    der oralen Implantologie. Schweiz Monatsschr
    Zahnmed 108 (1998) 327
11 Cate RT, Caton J (verantw.): Emdogain. A biological
    approach to periodontal regeneration.
    J Clin Periodontol 24 (9) II (1997)
12 Cobb CM: Clinical significance of non-surgical
    periodontal therapy: an evidence-based perspective of
    scaling and root planing. J Clin Periodontol 29 Supp 2
    (2002) 6

13 Dtsch. Ges. f. Parodontologie (DGP) u. Dtsch. Ges. f.
    Zahn- Mund- Kieferheilkunde (DGZMK): 5 Stellung-
    nahmen:
a   Adjuvante Antibiotika bei der Therapie marginaler
    Parodontopathien (1998) (aktualisiert: 2002)
b   Regenerative Therapie (GTR) (2000)
c   Laser in der Parodontologie (1994, 2000; aktualisiert:
    2003)
d   Mikrobiologische Diagnostik bei marginalen Parodon-
    topathien (2000)
e   Regenerative Therapie mit einem Schmelzmatrix-
    protein (EMP) (2000; aktualisiert: 2002)
14 Dtsch. Ges. f. Parodontologie (DGP): Psychosozialer
    Stress und parodontale Wundheilung, 3. Workshop
    Rauischholzhausen/Gießen. Parodontologie 13 (2002)
    269
a   Dtsch. Ges. f. Parodontologie (DGP): PSI – Der
    Parodontale Screening Index. DGP-Fachreihe (2002)
b   Dörsch S: Anwendung von Mundheilpasten in
    Verbindung mit der modifizierten Miniplastschiene.
    Sonderdruck Weleda Korrespondenzbl f Ärzte (1973)
    84 G
15 Diederich K: persönliche Mitteilung (2003)
16 Dragoo MR, Williams GB: Periodontal tissue reactions
    to restorative procedures. Int J Periodont Restor Dent 1
    (1981) 9
17 Dragoo MR, Williams GB: Periodontal tissue reactions
    to restorative procedures. Part II. Int J Periodont Restor
    Dent 2 (1982) 35
18 Dragoo MR: A clinical evaluation of hand and ultra-
    sonic instruments on subgingival debridement. Part 1.
    With unmodified and modified ultrasonic inserts. Int J
    Periodont Restor Dent 12 (1992) 311
19 Dragoo MR: persönliche Mitteilungen (1992, 2004)
a   Dragoo MR: Clinical and histological assessment of a
    one-piece implant system: a pilot study. Clin Implant
    Dent Relat Res 6 (2004) in press
20 Duroux P, Cimasoni G: Les hypersensibilités dentaires
    et leur traitement. Rev Mens Odontostomatol 101
    (1991) 126
21 Eickholz P: persönliche Mitteilungen (2001, 2004)
22 Einwag J: persönliche Mitteilung (2001)
23 Erpenstein H: Ästhetik in der Parodontologie. Schweiz
    Monatsschr Zahnmed (105) 3 (1995) 341
24 Erpenstein H: persönliche Mitteilung (2002)
25 Farkas W: In aller Munde. Die Zeit 9 (2002) 54
26 Feneis H: Gefüge und Funktion des normalen
    Zahnfleischbindegewebes.
    Dtsch Zahnärztl Z 7 (1952) 467

27 Fine DH, Jensen ME, Yankell SL (eds.): The role of natural products in modern oral hygiene – An international clinical symposium – St. Petersburg Beach, Florida. January 12–15, 1988. In: J Clin Dent Vol 1 Suppl A (1988)

28 Flores-de-Jacoby L: Der modifizierte Widman-Lappen – Ein Standardverfahren. Parodontologie 1 (1990) 33

29 Flores-de-Jacoby L: persönliche Mitteilung (1990)

30 Flores-de-Jacoby L: persönliche Mitteilung (2000)

31 Frenkel G: persönliche Mitteilung (1978)

32 Gaa U, Kubein-Meesenburg D, Nägerl H, Hüls A: Biomechanisch optimierte Aufbissbehelfe – Herstellung und subjektive Bewertung durch Probanden. Dtsch Zahnärztl Z 45 (1990) 18

33 Gaberthüel T: persönliche Mitteilung (1991)

34 Glauser R.: persönliche Miteilung (2000)

35 Glickman I: Inflammation and trauma from occlusion; co-destructive factors in chronic periodontal disease. J Periodentol 34 (1963) 5

a Glickman I, Smulow JB: Alteration in pathway of gingival inflammation into the underlying tissues induced by excessive occlusal forces. J Periodontol 33 (1962) 1

b Glickmann I, Smulow JB: The combined effects of inflammation and trauma from occlusion in periodontitis. Int Dent J 19 (1969) 393

c Gómez-Román G: Flap methods and implant positioning. Z Zahnärztl Implantol 19 (2003) 223

36 Gottlieb B: Zur Aetiologie und Therapie der Alveolarpyorrhoe. Österr Z Stomatol 18 (1920) 2

a Griesbeck A: Transfer von anatomischen und funktionellen Registraten in den Präzisions-Vertikulator. Eine modifizierte FGP-Methode. Quintessenz 54 (2003) 415

37 Grossi SG: Parodontale Erkrankungen und Diabetes mellitus: Eine wechselseitige Beziehung. Acta Med Dent Helv 5 (2000) 51. In: Schweiz Monatsschr Zahnmed 110 (2000)

38 Grunder U Gaberthüel T: Perioprothetisches Behandlungskonzept. Schweiz Monatsschr Zahnmed 100 (1990) 1481

39 Grunder U: persönliche Mitteilungen (1998, 2002)

40 Güldenstern W: Fluoreszenzmessungen des Präparates Aesculus Cortex und des Wirkstoffes Aesculinum. Der Merkurstab 5 (2001) 307 G

41 Guldener PHA: The relationship between periodontal and pulpal disease. Int J Endodont (1985) 41

42 Guldener PHA: persönliche Mitteilung (1983)

a Gysi JA: An attempt to explain the sensitiveness of dentin. Br J Dent Sci 28 (1900) 865

43 Hess D, Buser D, Dietschi D, Grossen G, Schönenberger A, Belser UC: Aesthetischer Einzelzahnersatz mit Implantaten – Ein Team-Approach. Implantologie 3 (1996) 245

44 Hess D: persönliche Mitteilung (1998, 2002)

45 Hermann JS, Rieder C, Rateitschak KH, Hefti AF: Sonic and ultrasonic scalers in a clinical comparison. A study in non-instructed patients with gingivitis or slight adult periodontitis. Schweiz Monatsschr Zahnmed 105 (1995) 165

a Hermann JS: persönliche Mitteilung (2003)

46 Himmelsbach J, Titze O, Zwiauer J (Hrsg.): Magen-Darm-Erkrankungen. Weleda Korrespondenzbl f Ärzte 153 (2001) G

47 Höhnle T: Ein neues Gerät zur automatischen Berieselung des Operationsfeldes bei Osteotomien. Dtsch Zahnärztl Z 29 (1974) 63

48 Hürzeler MB, Strub JR: Guided bone regeneration around exposed implants: a new bioresorbable device and bioresorbable membrane pins. Pract Periodontics Aesthet Dent 1 (995) 37

a Hürzeler MB: persönliche Mitteilungen (1996, 2002)

49 Iff M, Marinello CP: Ultraschallgeräte, Anwendung in der Parodontologie. Eine Literaturübersicht. Acta Med Dent Helv 3 (1998) 149 In: Schweiz Monatsschr Zahnmed 108 (1998)

50 Imfeld T: Allgemeinmedizinische Bedeutung der oralen Gesundheit. Acta Med Dent Helv 5 (2000) 49. In: Schweiz Monatsschr Zahnmed 110 (2000)

a Imoberdorf MJ: Parodontologie in der Allgemeinpraxis. Schweiz Monatsschr Zahnmed 100 (1990)

51 Jeffcoat MK: Parodontale Erkrankung: Risikofaktor für Frühgeburten? Acta Med Dent Helv 5 (2000) 69. In: Schweiz Monatsschr Zahnmed 110 (2000)

52 Jepsen K, Jepsen S: Gesteuerte Geweberegeneration parodontaler Rezessionsdefekte mit titanverstärkten e-PTFE-Membranen. Parodontologie 6 (1995) 121

a Jepsen K, Heinz B, Arjomand M, Jepsen S: Bewertung einer neuen resorbierbaren GTR-Membran in der Rezessionsbehandlung. Dtsch Zahnärztl Z 56 (2001) 4

53 Jepsen S: Wachstumsfaktoren und BMPs in der parodontalen Regeneration. Parodontologie 1 (1996) 131

a Jepsen S, Heinz B, Kermanie MA, Jepsen K: Evaluation of a new bioabsorbable barrier for recession therapy. A feasibility study. J Periodontol 71 (2000) 1433

54 Jovanovic SA: The management of periimplant breakdown around functionally osseointegrated dental implants. J Periodontol 64 (1993) 64

a Jovanovic SA, Nevins M: Bone formation utilizing titanium-reinforced barrier membranes. Int J Periodont Restor Dent 15 (1995) 56

b Jovanovic SA: persönliche Mitteilungen (1996, 2002, 2004)

55 Kinsel RP, Lamb RE, Ho D: The treatment dilemma of the furcated molar: Root resection versus single-tooth implant restoration. A literature review. Int J Oral Maxillofac Implants 13 (1998) 322

56 Kisselova-Janeva A: Klinische und paraklinische Methoden in der komplexen fokalen Diagnostik. Dtsch Z Biol Zahnmed 14 (1998) 156

57 Kleinfelder JW, Müller RF, Lange DE: Antibiotic susceptability of putative periodontal pathogens in advanced periodontitis patients. J Clin Periodontol 26 (1999) 347

58 Kleinfelder JW, Müller RF, Lange DE: Bacterial suseptability to amoxicillin and potassium clavanulate in advanced periodontitis patients not responding to mechanical therapy. J Clin Periodontol 27 (2000) 846

59 Kleinfelder W: persönliche Mitteilungen (2001–2004)

60 Lamb RE: persönliche Mitteilungen (1999, 2000)

61 Lamb RE: persönliche Mitteilung (2002)

62 Lange DE: Qualitätsgesicherte PAR-Behandlung. Zahnärztl Mitt 24 (1989) 2854

63 Lauffer H: Antimon und Wundheilung. Sonderdruck Weleda Korrespondenzbl f Ärzte 73 (1969) 12 G

64 Lauffer H: Zum Krankheitsbild der Parodontose. Sonderdruck Weleda Korrespondenzbl f Ärzte (1973) 84 G

65 Lauffer H, Runte H, Schwertfeger HD (verantw.): Arbeitskreise in Baden-Württemberg: Arbeitsgemeinschaft Anthroposophischer Zahnärzte Stuttgart. Zahnärztebl Bad Württ 12 (1988) 693 G

66 Lauffer H: persönliche Mitteilungen (1985, 1988) G

67 Ley F: Die Rolle natürlicher Produkte in der modernen Mundhygiene. Swiss Dent 10/5 (1989) 45

68 Liehr E: persönliche Mitteilungen (1982–1992) G

69 Lindhe J, Svanberg G: The influence of trauma from occlusion on progression of experimental periodontitis in the beagle dog. J Clin Periodontol 1 (1974) 110

70 Lindhe J: persönliche Mitteilung (1997)

71 Marggraf E, Wachtel HC, Bernimoulin J-P: Langzeitergebnisse nach einzeitiger bilateral gestielter koronaler Verschiebeplastik. Dtsch Zahnärztl Z 42 (1987) 480

72 Mengel R, Broens I, Grigo C, Flores-de-Jacoby L: Osseointegrierte Implantate bei Patienten mit behandelter rasch fortschreitender Parodontitis. Dtsch Zahnärztl Z 52 (1997) 673

73 Mengel R, Luzzi V, Stähler S, Flores-de-Jacoby L: Osseointegrated implants in patients treated for progressive periodontal disease. J Clin Periodontol 27 Supp 1 (2000) 27

74 Mengel R, Schröder T, Flores-de-Jacoby L: Osseointegrated implants in patients treated for rapidly progressive periodontitis. J Clin Periodontol 27 Supp 1 (2000) 76

75 Mengel R: persönliche Mitteilungen (2000, 2002)

76 Menzel R: Die Zähne – Spiegel der menschlichen Wesenheit. Med Päd Konf Stuttgart (1999) 9 G

77 Menzel R: Zu den Stoffwechselgeheimnissen am Zahn. Med Päd Konf Stuttgart (1999) 18 G

78 Menzel R: persönliche Mitteilung (2002) G

79 Meyle J, Jenss H, Scherwitz C: Funktionsstörungen neutrophiler Granulozyten bei oralem und intestinalem Morbus Crohn. Dtsch Zahnärztl Z 42 (1987) 751

80 Meyle J: The role of the material surface in the implant-tissue interface. J Clin Periodontol 27 Supp 1 (2000) 12

81 Mombelli A, Gusberti FA, van Oosten MAC, Lang NP: Gingival health and gingivitis developing during puberty. A 4-year longitudinal study. J Clin Periodontol 16 (1989) 451

82 Mombelli A: Mikrobiologische Diagnostik und antimikrobielle Therapie im Rahmen eines Behandlungskonzepts. DFZ 11 (1998) 60

83 Mombelli A: Antibiotika in der Parodontaltherapie. Der Einsatz im Rahmen eines Behandlungskonzepts. Schweiz Monatsschr Zahnmed 108 (1998) 969

84 Mombelli A: persönliche Mitteilungen (1998, 2003)

85 Mühlemann HR, Herzog H: Tooth mobility and microsopic tissue changes produced by experimental occlusal trauma. Acta Med Dent Helv 5 (1961) 33

a Müller H-P: persönliche Mitteilung (2003)

86 Mutschelknauss RE: Endodontie in der Parodontologie. Dtsch Zahnärztl Z 30 (1975) 372

a Neiva RF, Steigenga J, Al-Shammari KF, Wang H-L: Effects of specific nutrients on periodontal disease, onset progression and treatment. J Clin Periodontol 30 (2003) 579

87 O'Leary TJ, Drake RB, Naylor JE: The plaque control record. J Periodontol 43 (1972) 38

88 Pöllmann L, Peters R: Zur Beeinflussung der Gingiva-Temperatur durch Zahnpasten. Dtsch Zahnärztl Z 41 (1986) 237

89 Pontoriero R, Lindhe J, Nyman S, Karring T, Rosenberg E, Sanavi F: Guided tissue regeneration in degree II furcation-involved mandibular molars. J Clin Periodontol 15 (1988) 247

90 Pontoriero R, Wennström JL, Lindhe J: The use of barrier membranes and enamel matrix proteins in the treatment of angular bone defects. J Clin Periodontol 26 (1999) 833

91 Pontoriero R: persönliche Mitteilung (2000)

92 Römer O (zit. n. Gottlieb B): Zur Aetiologie und Therapie der Alveolarpyorrhoe. Österr Z Stomatol 18 (1920) 2 G

93 Roemer F: persönliche Mitteilung (1998) G

94 Runte HR: persönliche Mitteilungen (1988–1992) G

95 Sachse G: Zur Mundgesundheit, zum Ernährungsverhalten und zur sozio-ökonomischen Situation von Jugendlichen. Dtsch Zahnärztl Z 41 (1986) 191

a Sastravaha G, Yotnuengnit P, Grimm W-D: Herbal extracts as adjunct in periodontal therapy. J Clin Periodontol 30 Supp 4 (2003) 61

b Sastravaha G, Yotnuengnit P, Booncong, P, Sangtherapitikul P: Adjunctive periodontal treatment with Centella asiatica and Punica granatum extracts. A preliminary study. J Int Acad Periodontol 4 (2003) 106

c Sastravaha G, Yotnuengnit P, Grimm W-D: Phytopharmaka zur Unterstützung in der Parodontaltherapie. Quintessenz 55, 2 (2004) 165

96 Schlagenhauf U, Löst C: Subgingivale Taschenspülung in der systematischen Parodontaltherapie. Parodontologie 2 (1991) 151

a Schlagenhauf U: Bakterien auf dem Zahn – ein physiologischer und psychologischer Kriegsschauplatz. Vortrag auf der 17. Karlsruher Konferenz. Zahnärztebl Bad Württ 5 (2002) 35

97 Schulte W: persönliche Mitteilung (2002)

98 Schüle H: Untersuchungen zur Bewertung konservativer und chirurgischer Maßnahmen bei Kiefergelenksdysfunktion. Dtsch Zahnärztl Z 27 (1972) 826

a Schürholz J: persönliche Mitteilungen (2002, 2003) G

99 Schwertfeger HD: Bericht über Ernährungskurse für Zahnärzte und Hilfspersonal. Bad Liebenzell Ernährungsrundbrief 58 (1986) 34 G

100 Schwertfeger HD: Die homöopathische Betrachtungsweise – Wegfindung zu Homöopathie und Anthroposophischer Medizin über psychosomatischen Ansatz. Vortr.-Manuskr. Uni Witten/Herdecke 1988 G

101 Schwertfeger HD: Typische Heilmittel bei Parodontopathien und Kiefergelenkerkrankungen. Vortr.-Manuskr. Uni Witten/Herdecke 1988 G

102 Schwertfeger HD: Der Mensch und die Pflanzenwesenheit. Umkehrprinzip der Dreigliederung. Vortr.-Manuskr. Uni Witten/Herdecke 1989 G

103 Schwertfeger HD: Das Erscheinungsbild der Parodontopathien in erweiterter Sicht. Vortr.-Manuskr. Uni Witten/Herdecke 1989 G

104 Schwertfeger HD: Das Heilmittelbild der Tinctura Ratanhiae comp. – Der Weg vom Vergleich zwischen Naturprozess und Krankheitsprozess zur rationalen Parodontaltherapie. Vortr.-Manuskr. Uni Witten/Herdecke, 1989 G

105 Schwertfeger HD: Zahnpasten aus Natursubstanzen. Vortr.-Manuskr. Uni Witten/Herdecke 1989 G

106 Schwertfeger HD: Die Dreigliederung des Menschen – Schema oder Behandlungshilfe? Vortr.-Manuskr. Uni Witten/Herdecke 1991 G

107 Schwertfeger HD: Die vier Wesensglieder des Menschen – Signale für Diagnostik und Therapie. Vortr.-Manuskr. Uni Witten/Herdecke 1991 G

108 Schwertfeger HD: Ernährung und Isolation. Geisteswissenschaftliche Gesichtspunkte. Vortr.-Manuskr. Uni Witten/Herdecke 1992 G

109 Schwertfeger HD: Organpräparate – Wirkungsweise und Anwendungsbeispiele. Vortr.-Manuskr. Uni Witten/Herdecke 1992 G

110 Schwertfeger HD: Erweiterte Gesichtspunkte zur Schienentherapie – von rein technischen zu biologischen Problemlösungen bei Dysfunktionen im Bewegungsorganismus. Vortr.-Manuskr. Uni Witten/Herdecke 1992 G

111 Schwertfeger HD: Paracelsus – Goethe – Steiner. Von der reformierten altertümlichen und mittelalterlichen Heilkunst am Beginn der Neuzeit zu einer zukünftigen salutogenetischen Medizin der Integration. Vortr.-Manuskr. Uni Witten/Herdecke 1992 G

112 Schwertfeger HD: Paracelsus – Goethe – Steiner. Eine Entwicklung. Dtsch Z Biol Zahnmed 11, 4 (1995) 16 G

113 Schwertfeger HD: Periimplant infection in a complex case. J Clin Periodontol 27 Supp 1 (2000) 70

114 Schwertfeger HD: Ernährung und Isolation. Naturheiltherapien Stuttgart (2001) 20 G

116 Schwertfeger HD, Selke-Lodhia R: Langzeitdokumentation über 15 Jahre bei einer Klasse III (aggressive Par. prof.)-Parodontitis-Patientin: von der rein festsitzenden (1988) zur kombinierten Sanierung mittels Implantaten im Unterkiefer und stable base appliances in beiden Kiefern (2003). J Dent Implantol/zzi/Z Zahnärztl Implantol 19, 4 (2003) 251

117 Simion M, Jovanovic S, Trisi P, Scarano A, Piatelli A: Vertical ridge augmentation around implants using a membrane technique and autogenous bone or allografts in humans. Int J Periodont Restor Dent 18 (1998) 8

a Simion M, Jovanovic SA, Tinti C, Benfenati SP: Long-term evaluation of osseointegrated implants inserted at the time of or after vertical ridge augmentation. A retrospective study on 123 implants with 1–5 years follow-up. Clin Oral Implants Res 12 (2001) 35

118 Simon B, Mutschelknauss RE: Kriterien zur Recallfrequenz in einer parodontologischen Praxis. Dtsch Zahnärztl Z 44 (1989) 360

119 Spahr A, Lyngstadaas SP, Boekh C, Andersson C, Podbielski A, Haller B: Effect of the enamel matrix derivate Emdogain on the growth of periodontal pathogens in vitro. J Clin Periodontol 29 (2002) 62

120 Spiekermann H: persönliche Mitteilung (2003)

121 Spielberger F: Stannum und Phosphor bei degenerativen Gelenkerkrankungen. Weleda Korrespondenzbl f Ärzte 122 (1988) 100 G

122 Stelzel M, Mengel R, Braunberger F, Dieckwisch T, Flores-de-Jacoby L: In-vitro-Untersuchung zur Säuberung und Glättung der Wurzeloberfläche mit verschiedenen Instrumenten. Dtsch Zahnärztl Z 48, 4 (1993)

a Stelzel M, Flores-de-Jacoby L: Topical metronidazol application as an adjunct to scaling and root planing. J Clin Periodontol 27 (2000) 447

123 Stillman PR: The management of pyorrhea. Dental Cosmos 59 (1917) 405

124 Stroemer B, Schröder FW: Zahnpasten sind mehr als nur ein Putzmittel. Zahnärztl Mitt 11 (1990) 1272

125 Studer SP, Kadl P, Glauser R, Schärer P: Semi-quantitative short-term results of three different soft tissue augmentation procedures in multiple tooth defects. Acta Med Dent Helv 3 (1998) 68. In: Schweiz Monatsschr Zahnmed 108 (1998)

126 Takei HH: The interdental space. Dent Clin N Am 24 (1980) 169

a Takei HH, Han TJ, Carranza FA Jr, Kenney EB, Lekovic V: Flap technique for periodontal bone implants – papilla preservation technique. J Periodontol 56 (1985) 204

b Takei HH: persönliche Mitteilung (1997)

127 Tarnow DP: Semilunar coronally repositioned flap. J Clin Periodontol 13 (1986) 182

128 Tarnow DP: The effect of the distance from the contact point to the crest of bone on presence or absence of the interproximal dental papilla. J Periodontol 63 (1992) 995

129 Tinti C, Vincenzi G, Cortellini P, Pini Prato GP, Clauser C: Guided tissue regeneration in the treatment of human facial recession. A twelve-case report. J Periodontol 63 (1992) 554

130 Tinti C, Vincenzi G, Cocchetto R: Guided tissue regeneration in mucogingival surgery. J Periodontol 64 (1993) 1184

131 Tinti C, Vincenzi GP: Expanded tetrafluorethylene titanium-reinforced membranes for regeneration of mucogingival recession defects. A 12-case report. J Periodontol 65 (1994) 1088

132 Tinti C: persönliche Mitteilung (2001)

133 Titze O: Die Modifikation des Hahnemannschen Simileprinzips durch Rudolf Steiner. Deutscher Apotheker, (1988) G

134 Vasel D: Gentest für die Abschätzung des Parodontitisrisikos. Zahnärztebl Bad Württt 3 (2000) 22

135 Vasel D: Kommt ein Impfstoff gegen die Parodontitis marginalis? Zahnärztebl Bad Württt 6 (2000) 28

136 Völlm L, Wolf M: Bedingt abnehmbarer Brückenersatz auf Steri-Oss Implantaten. Dental Labor Sonderdruck 3. Neuer Merkur München (1992)

137 von der Ohe H-G: persönliche Mitteilung (2002)

138 Wachtel HC, Vogeley E, Purucker P, Bernimonlin J-P: Einfluss der Gingivaextension mit freiem Schleimhauttransplantat auf Gingivarezessionen mit klinischen Entzündungszeichen. Dtsch Zahnärztl Z 41 (1986) 597

a Wachtel HC: persönliche Mitteilungen (1998, 2000, 2003, 2004)

139 Weingart D: persönliche Mitteilungen (2002, 2004)

140 Weng D, Hürzeler MB, Quinones CR, Pechstädt B, Mota L, Caffesse RG: Healing patterns in recession defects treated with e-PTFE membranes and with free connective tissue grafts. J Clin Periodontol 25 (1998) 238

141 Weng D: persönliche Mitteilung (2000)

a Weng D: Aktueller Stand der geführten parodontalen Geweberegeneration unter Verwendung von Membranen. Parodontologie 12 (2001) 135

142 Weng D: persönliche Mitteilungen (2002, 2003)

143 Willemsen G: Das Fluor, ein menschengestaltender Prozess. Med Päd Konf Stuttgart (1999) 28 G

144 Wimmer G, Parsche E, Ruda C, Lorenzoni M, Polansky R, Bratschko RO: Präprothetische plastische Weichgewebe-Chirurgie. Schweiz Monatsschr Zahnmed 110 (2000) 485

145 Wennström JL, Newman HN, MacNeill SR, Killoy WJ, Griffiths GS, Gillam DG, Krok L, Needleman IG, Weiss G, Garrett S: Utilisation of locally delivered doxycycline in non-surgical treatment of chronic periodontitis. J Clin Periodontol 28 (2001) 753

146 Wennström JL, Lindhe J: Some effects of enamel matrix proteins on wound healing in the dento-gingival region. J Clin Periodontol 29 (2002) 9

147 Wennström JL: persönliche Mitteilung (2003)

a Wöhrle PS: Nobel perfect esthetic scalloped implant. Rationale for a new design. Clin Implant Dent Relat Res 5 Suppl 1 (2003) 64

b Wöhrle PS: persönliche Mitteilungen (2003, 2004)

148 Wolff O: Die Zahnbildung als gesamtmenschliches Problem. Sonderdruck Weleda Korrespondenzbl f Ärzte 73 (1969) 5 G

149 Wolff O: persönliche Mitteilung (1993)

150 Wolff O: persönliche Mitteilung (2002)

151 Yankell SL, Dolan MM, Emling RC: Laboratory evaluations of a herbal sodiumcarbonate dentifrice. J Dent Res 3 (1988)

152 Zitzmann NU, Naef R, Schüpbach P, Schärer P: Sofort- oder verzögertes Sofortimplantat versus Spätimplantat bei Anwendung der Prinzipien der gesteuerten Knochenregeneration. Acta Med Dent Helv 10 (1996) 221. In: Schweiz Monatsschr Zahnmed 106 (1996)

25.2 Bücher

Buchangaben in (Klammern) beziehen sich auf weiterführende Arbeiten.

153 Allen EP (ed.): Aesthetics and plastic surgery in periodontics. Periodontology 2000. Munksgaard Copenhagen 11 (1996) 7

154 Arbeitsgemeinschaft Anthroposophischer Zahnärzte (Lauffer H, Liehr E, Schwertfeger HD, Striebel H-M [verantw.], et al.): Heilmittel und Behandlungsmethoden für die zahnärztliche Praxis nach Anregungen der Anthroposophischen Medizin. Selbstverlag Stuttgart (1985, 3. Aufl. 1991) G

a Biegel W Deutloff A Höhnle T Lopp U (verantw.) et al. (Fachgruppe Zahnärzte in der Ges. Anthropos. Ärzte Deutschlands): Arzneimittel und Behandlungsmethoden für die zahnärztliche Praxis. 4. Aufl. Stuttgart (2004)
Bestelladresse: www.anthroposophischeaerzte.de G

155 Bertzbach K (Hrsg.): Geschiche der ARPA–DGP 1924–1974. Selbstverlag, DGP Köln (1982)

156 Besimo CE: Removable partial dentures on osseointegrated implants. Principles of treatment planning and prosthetic rehabilitation in the edentulous mandible. Quintessence, Chicago (1997)

157 Bücking W. In Suckert R (Hrsg.): Okklusionskonzepte. Neuer Merkur München (1992)

a Bücking W, Suckert R: Implantat-Prothetik. Neuer Merkur München (1996)

158 Bürger F: Handbuch für die klinische Anwendung des CO2-Lasers SC 20. Umschau, Breidenstein (1996)

159 Bürger F: Handbuch für die klinische Anwendung des Nd: YAG-Lasers EN 060. Umschau, Breidenstein (1996)

160 Buser D, Dahlin C, Schenk RK (eds.): Guided bone regeneration in implant dentistry. Quintessence, Chicago (1994)

161 Caffesse RG, et al. (eds.): Surgical, nonsurgical, occlusal and furcation therapies. Periodontology 2000. Munksgaard Copenhagen 9 (1995)

a Carranza FA Jr, Shklar G (eds.) History of periodontology. Quintessence, Chicago (2003)

162 Chiche CJ, Pinault A: Ästhetische Gestaltung festsitzenden Frontzahnersatzes. Quintessenz, Berlin (1994)

163 Cresson E: Unvonventional medicine. Final report of the management committee (1993–1995). European Commission (1998)

164 Deutsche Gesellschaft für Parodontologie (DGP) et al. (Hrsg.): Klassifikation der Parodontalerkrankungen. Quintessenz, Berlin (2002)

165 Deutsche Gesellschaft für Parodontologie (DGP) et al. (Hrsg.): Risikokompendium Parodontitis. Quintessenz, Berlin (2002)

a Rauchen. Intervention in der Zahnarztpraxis. (2003)

166 Dragoo MR, Marinello CP: Handbook for scaling and root planing with power driven instruments. Renaissance, Tempe USA (1995)

167 Drum W: Parafunktionen und Autodestruktionsprozesse. Ein neues Parodontose-Bild. Quintessenz,
Berlin (1969)

168 Ebner N: Die Quintessenz der endogenen Resistenz
gegen Parodontopathien. Quintessenz Pocket, Berlin
21 (1984)

169 Fintelmann V: Intuitive Medizin – Einführung in eine
anthroposophisch ergänzte Medizin. 2. Aufl. Hippokrates, Stuttgart (1988) G

170 Fintelmann V, Menssen HG, Siegers C-P: Phytotherapie
Manual – Pharmazeutischer, pharmakologischer und
therapeutischer Standard. Hippokrates, Stuttgart
(1993) G

171 Frenkel G: Immediatzahnersatz und präprothetische
Chirurgie. Hanser, München (1970)

172 Frenkel G, Aderhold L, Lambrecht JT, Leilich G, Raetzke
P: Die ambulante Chirurgie des Zahnarztes. Hanser,
München (1997)

173 Germann B: Parodontale Vorbehandlung. In: Schärer P,
Strub JR, Belser UC (Hrsg.): Schwerpunkte der moder-
nen kronen- und brückenprothetischen Behandlung.
Quintessenz, Berlin (1979) 27

174 Glöckler M, Schürholz J, Walker M: Anthroposophische
Medizin. Ein Weg zum Patienten. Freies Geistesleben,
Stuttgart (1999) G

a   Graf E: Getreideküche im Rhythmus der Wochentage.
Ernährung im Hinblick auf das physisch-seelisch-
geistige Wesen des Menschen. 5. Aufl. Hermetika,
Kinsau 1987

b   Graf E: Bewusst ernähren im Rhythmus der Wochentage. Bd. 2. Michaels, Peiting 1989

175 Grimm H-U: Die Suppe lügt. Die schöne neue Welt des
Essens. Klett-Cotta, Stuttgart (1997)

a   Grossarth-Maticek R: Systemische Epidemiologie und
präventive Verhaltensmedizin chronischer
Erkrankungen. de Gruyter, Berlin (1999)

176 Guldener PHA: Kompendium der Praktischen
Endodontie. Selbstverlag, Bern (1977)

177 Gysi JA: Beitrag zum Artikulationsproblem.
Hirschwald, Berlin (1908) G

a   Han TJ, Takei HH: Progress in gingival papilla re-
construction. In: Periodontology 2000. Munksgaard,
Copenhagen 11 (1996)

178 Hemleben J: Rudolf Steiner. Rowohlt, Hamburg (1990)

179 Heusser P (Hrsg.): Akademische Forschung in der
Anthroposophischen Medizin. Beispiel Hygiogenese:
Natur- und geisteswissenschaftliche Beiträge zur
Selbstheilungskraft des Menschen. Lang, Bern (1999) G

180 Hildebrandt H: Pschyrembel Wörterbuch Naturheilkunde und alternative Heilverfahren. de Gruyter,
Berlin (1996)

181 Husemann AJ: Der Zahnwechsel des Kindes. Ein Spiegel
seiner seelischen Entwicklung. Freies Geistesleben,
Stuttgart (1996) G

182 Husemann F, Wolff O (Hrsg.): Das Bild des Menschen
als Grundlage der Heilkunst. 3 Bände. Freies Geistesleben, Stuttgart. Bd. III: 3. Aufl. (1986); Bd. I: 10. Aufl.;
Bd. II: 5. Aufl. (1991) G

183 Institut der Deutschen Zahnärzte (IDZ): Mundgesundheit in der Bundesrepublik Deutschland. Ausgewählte
Ergebnisse einer bevölkerungsrepräsentativen Erhe-
bung des Mundgesundheitszustandes und -verhaltens
in der Bundesrepublik Deutschland. Broschürenreihe
Bd. 3, Deutscher Ärzte-Verlag, Köln (1990)

184 Jens W: Eine deutsche Universität. 500 Jahre Tübinger
Gelehrtenrepublik. Kindler, München (1977)

185 Kager K: Anthroposophie und Zahnmedizin. Reihe
alternative Zahnmedizin. Spitta, Balingen (2000) G

186 Kinane DF (ed.): Periodontal disease in children and
adolescents. Periodontology 2000. Munksgaard,
Copenhagen 26 (2001)

187 Kohlhase M (Hrsg): Biodoron/Kephalodoron. Beiträge
zu einem erweiterten Verständnis. Goetheanum,
Dornach (1998) G

188 Kramer F: Elektroakupunktur in der zahnärztlichen
Praxis. Haug, Heidelberg (1994)

189 Kühne P: Lebensmittelqualität und bewusste
Ernährung. Freies Geistesleben, Stuttgart (1985) G

190 Kühne P: Unser täglich Brot. Verein f Anth Heilw Bad
Liebenzell 133 (1988) G

191 Kühne P: Ernährungssprechstunde. Urachhaus,
Stuttgart (1993) G

192 Kühne P: Zeitgemäße Ernährungskultur zwischen
Natur und Labor. Menon, Heidelberg (2000) G

193 Lang NP, et al. (eds.): Implant and crown and bridge
therapy in the periodontally compromised patient.
Periodontology 2000. Munksgaard, Copenhagen 4
(1994)

194 Lang NP (ed.): Implant dentistry. Periodontology 2000.
Munksgaard, Copenhagen 17 (1998)

195 Lang NP, Karring T, Lindhe J (eds.): Proceedings of the
3rd European Workshop on Periodontology. Implant
Dentistry. Karthause, Ittingen TG. (CH) Quintessenz,
Berlin (1999)

196 Lauffer H: Unsere Zähne – Opfer der Zivilisation?
Verein f Anthrop Heilw Bad Liebenzell 132 (1988) G

197 Lechner J: Herd, Regulation und Information. Hüthig,
Heidelberg (1993)

198 Lee RL: In: Advances in occlusion. Anterior Guidance.
Wright, Boston (1982) 51

199 Lee RL: Frontzahnführung. Dt. Übersetzung von
Bücking W, Marbaise J. Hanser, München (1985)

200 Lindhe J, Nyman S: In: Oral sciences reviews. The role
of occlusion in periodontal disease and the biological
rationale for splinting in treatment of periodontitis.
Munksgaard, Copenhagen (1977) 11

201 Lindhe J, Karring T, Lang NP (eds.): Clinical periodontology and implant dentistry. Munksgaard,
Copenhagen (1998)

202 Löe H, et al. (eds.): Classification and epidemiology of
periodontal diseases. Periodontology 2000.
Munksgaard, Copenhagen 2 (1993)

203 Lundeen HC, Gibbs CH (eds.): Advances in occlusion.
Wright, Boston (1982)

204 Melcher AH, Zarb GA (eds.): The scientific basis of
reconstructive dentistry. Oral Sciences Reviews.
Munksgaard, Copenhagen 10 (1977)

205 Mieg R: Zähne als Krankheitsherde – Schnelle Heilung
durch Erkenntnisse der Herdforschung. 3. Aufl. Ratgeber Ehrenwirth. Lübbe, München (2001)

206 Micheelis W, Bauch J (Hrsg): Mundgesundheitszustand
und -verhalten in der Bundesrepublik Deutschland.

Ergebnisse des nationalen IDZ-Survey 1989. Materialienreihe Bd. 11.1. IDZ Deutscher Ärzte-Verlag, Köln (1991)

a Micheelis W, Reich E: Dritte Deutsche Mundgesundheitsstudie (DMS III). Ergebnisse, Trends und Problemanalysen auf der Grundlage bevölkerungsrepräsentativer Stichproben in Deutschland 1997. IDZ-Materialienreihe Bd. 21. Deutscher Ärzte-Verlag, Köln (1999)

207 Mutschelknauss RE (Hrsg): Lehrbuch der klinischen Parodontologie. Quintessenz, Berlin (2000)

208 Nowzari H (ed.): Aesthetic periodontal therapy. Periodontology 2000. Munksgaard, Copenhagen 27 (2001)

209 Orban BJ Grant D Stern IB Everett FG (Hrsg): Parodontologie. Quintessenz ,Berlin (1965) 62, 144

210 Page RC, et al. (eds.): The pathogenesis of periodontitis. Periodontology 2000. Munksgaard, Copenhagen 14 (1997)

211 Philstrom BL (ed.): Periodontology for the general practitioner. Periodontology 2000. Munksgaard, Copenhagen 25 (2001)

212 Rees TD (ed.): Disorders affecting the periodontium. Periodontology 2000. Munksgaard, Copenhagen 21 (1999) 145 ff.

a Rees TD (ed.): Periodontal risk factors and indicators. Periodontology 2000. Blackwell Munksgaard, Oxford 32 (2003)

213 Reichert P, Treuenfels Hv (Hrsg): Biologische Zahnmedizin. Medizinisch literarische Verlagsgesellschaft, Uelzen (1992)

214 Renzenbrink U: Ernährung in der zweiten Lebenshälfte. Freies Geistesleben, Stuttgart (1981) G

215 Renzenbrink U: Umweltkrise – Immunschwäche – Wie ernähren wir uns? Geering, Dornach (1988) G

216 Römer O: Über die Zahnkaries mit Beziehung auf die Ergebnisse der Geistesforschung Dr. Rudolf Steiners. Der Kommende Tag, Stuttgart (1921) G

217 Roemer O: Wala Vademecum. Selbstverlag, Bad Boll-Eckwälden 2. Aufl. (2002)

218 Rossaint AL: Ganzheitliche Zahnheilkunde. Hüthig, Heidelberg (1997)

219 Runte HR: … Und an den Zähnen hängt der ganze Mensch. Das Wesen einer ganzheitlichen Zahnheilkunde. Reihe Krankheit/Gesundheit, Bd 7 a. Esslingen (2001) G

220 Salenbauch N, Klink V, Kriegel V: Al dente. Kulinarische Genüsse trotz Zahnbehandlung. Rezepte, Tipps und Ratschläge. 2. Aufl. Edition q. Quintessenz, Berlin (2003)

221 Schöhl H: Gebisskrankheiten und Gesundheit. Ätiologie und Prophylaxe auf Stoffwechselgrundlage. Medizinisch literarische Verlagsgesellschaft, Uelzen (1994)

222 Schüle H: Das Schmelzoberhäutchen. Morphologische, chemische und physikalische Eigenschaften. Thieme, Stuttgart (1962)

a Schüle H: Zahnärztliche Behandlung bei Allgemeinkrankheiten. Deutscher Zahnärztekalender 1973, 1 – 19. Hanser, München (1972)

223 Schulte W: Die exzentrische Okklusion. Folgeschäden im stomatognathen System. Diagnose, Therapie und Prophylaxe. Quintessenz, Berlin (1983)

224 Schramm H: Heilmittel-Fibel zur Anthroposophischen Medizin. Novalis, Schaffhausen (1983) G

225 Scully C (ed.): Oral pathology and medicine in periodontics. Periodontology 2000. Munksgaard, Copenhagen 18 (1998) 95 ff.

226 Selg P (Hrsg.): Anthroposophische Ärzte. Lebens- und Arbeitswege im 20. Jahrhundert. Nachrufe und Kurzbiografien. Goetheanum, Dornach (2000) G

227 Sieweke H: Gesundheit und Krankheit als Verwirklichungsformen menschlichen Daseins. Goetheanum Dornach (1967) G

228 Sieweke H: Anthroposophische Medizin Teil 1. Goetheanum, Dornach (1982) G

229 Slots J, Rams TE (eds.): Systemic and topical antimicrobial therapy in periodontics. Periodontology 2000. Munksgaard, Copenhagen 10 (1996)

230 Slots J (ed.): Actinobacillus actinomycetemcomitans and Porphyromonas gingivalis in periodontal disease. Periodontology 2000. Munksgaard Copenhagen 20 (1999)

231 Slots J (ed.): Microbiology and antimicrobial therapy of periimplantitis. Periodontology 2000. Munksgaard, Copenhagen 28 (2002) 177

232 Socransky SS, et al. (eds.): Microbiology and immunology of periodontal diseases. Periodontology 2000. Munksgaard, Copenhagen 5 (1994)

233 Steiner R: Geisteswissenschaft und Medizin. 20 Vortr. Dornach 1920. 7. Aufl. R. Steiner Dornach Gesamtausgabe (GA) 312 (1999) G

234 Steiner R, Wegman I: Grundlegendes für eine Erweiterung der Heilkunst. R. Steiner Dornach Gesamtausgabe (GA) 27 (1991) G

235 Strub JR, Gysi BE, Schärer P (Hrsg.): Schwerpunkte in der oralen Implantologie und Rekonstruktion. Quintessenz, Berlin (1983)

236 Thielemann K: Biomechanik der Paradentose. 2. Aufl. Barth, München (1956)

237 Tonetti MS, et al. (eds.): Diagnosis and treatment of periodontal osseous lesions. Periodontology 2000. Munksgaard, Copenhagen 22 (2000)

a Weingart D, Petrin G: Maxillofacial applications of implants in conjunction with bone grafts. In: Lang NP, Karring T, Lindhe J (eds.): Proceedings of the 3rd European Workshop on Periodontology Implant Dentistry. Quintessence Berlin (1999) 544

238 Weiss RF, Fintelmann V: Lehrbuch der Phytotherapie. Hippokrates, Stuttgart (1997) G

239 Williams RC, Offenbacher S (eds.): Periodontal medicine. Periodontology 2000. Munksgaard, Copenhagen 23 (2000)

240 Wolff O: Die Leber – Organ der Lebenskraft. Verein f Anthrop Heilw Bad Liebenzell 127 (1986) G

241 Wolff O: Heilmittel für typische Krankheiten. Zu den von Rudolf Steiner neu konzipierten Heilmitteln. 2. Aufl. Freies Geistesleben, Stuttgart (1992) G

242 Wolff O: Zucker – Die süße Sucht. Zucker und Zuckergenuss; unbeachtete Auswirkungen. Verein f Anthrop Heilw Bad Liebenzell 151 (1997) G

243 Wolff O: Was essen wir eigentlich? Praktische Gesichtspunkte zur Ernährung. Freies Geistesleben, Stuttgart (1998) G

244 Wolff O: Grundlagen einer geisteswissenschaftlich erweiterten Biochemie. Freies Geistesleben, Stuttgart (1998) G

245 Zeylmans van Emmichoven JE: Wer war Ita Wegman. Eine Dokumentation. 3 Bde. Bd. 1: 1876–1925 (1990), Bd. 2: 1925–1943 (1992), Bd. 3: Kämpfe und Konflikte 1924–1943 (1992). Georgenberg, Reutlingen G

25.2.1 Weiterführendes Schrifttum

Parodontologie/Implantologie/ Funktionstherapie

Eine neue *History of Periodontology* haben F. A. Carranza Jr. u. G. Shklar herausgegeben bei Quintessence, Chicago 2003.

Ein neuer *Atlas der Parodontalchirurgie* ist der von H. Erpenstein und P. R. Diedrich et al. bei Urban & Fischer, München 2003.

A. Gaerny hat schon früh verdienstvoll die parodontologische Prophylaxe mit der prothetischen Zahnmedizin in eine Beziehung gesetzt: *Der abnehmbare Interdentalraum-Verschluss (IRV). Unter besonderer Berücksichtigung der Herstellungstechnik individuell gefräster Geschiebe.* 2. Aufl. Quintessenz, Berlin 1974.

Auch in studentischen Kreisen weit verbreitet ist das aktuelle Kompendium *Parodontologie* von H.-P. Müller aus der Reihe »Checklisten der Zahnmedizin«, Thieme, Stuttgart 2001.

In der Reihe »Farbatlanten der Zahnmedizin« findet sich der große, preisgekrönte Band 1: *Parodontologie* von H.-F. Wolf, E. M. & K. H. Rateitschak, verst.; Thieme, Stuttgart, 3. Aufl., 2004.

Prophylaxe und Präventivmedizin heißt ein neues Standardwerk in der Reihe »Farbatlanten der Zahnmedizin« (Band 16) von J.-F. Roulet u. S. Zimmer. Thieme, Stuttgart 2003.

Das Standardwerk über die Guided Bone Regeneration in der Implantologie ist der Band von D. Buser et al. (160)

In der Reihe »Farbatlanten der Zahnmedizin« ist die *Implantologie* unter Federführung von H. Spiekermann als Band 10 erschienen. Thieme, Stuttgart 1994.

Weitere Empfehlungen:

Dawson PE: Evaluation, diagnosis and treatment of occlusal problems. Mosby, St. Louis 1974

Dawson PE: Grundzüge der Okklusion. Auswertung, Diagnose und Behandlung okklusaler Problemfälle. Dtsch. Übersetzung v. R.M. Wood et al. Zahnärztlich-medizinisches Schrifttum, München 1976

Drücke W, Klemt B (Hrsg.): Kiefergelenk und Okklusion. Quintessenz, Berlin 1980

Garliner D: Myofunctional therapy. Saunders, Philadelphia 1976

Geering AH: Das Kiefergelenk im zahnärztlich-prothetischen Fall. Eine anatomisch-radiographische Untersuchung. Karger, Basel 1978

Graber G: Gnathologie. Sonderdruck *Die Zahntechnik.* Einsiedeln 1978

Graf G, Geering AH: Rationale for clinical application of different occlusal philosophies. In: The scientific basis of reconstructive dentistry 10. Munksgaard, Copenhagen 1977

Hansson TL et al.: Funktionsstörungen im Kausystem. Hüthig, Heidelberg 1987

D. Kubein-Meesenburg u. G. Meyer et al. gaben in einem reich bebilderten Sonderdruck anschauliche Hinweise zur Behandlung der gestörten Artikulation (32, 157 a): Die praktische Anwendung des individuellen Frontzahn-Rekonstruktionskonzeptes: Handhabung des Kontur-Kurven-Formers (Contour-Curve-Former – CCF) (I + II). Quintessenz 38 (1987) 1–27

Kubein-Meesenburg D: Die kraniale Grenzfunktion des stomatognathen Systems. Hanser, München 1985

Lindhe J, Nyman S: The role of occlusion in periodontal disease and the biological rationale for splinting in the treatment of periodontitis. In: The scientific basis of reconstructive dentistry 10. Munksgaard, Copenhagen 1977

Lotzmann U: Okklusionsschienen und andere Aufbissbehelfe. Grundlagen zur Theorie und Praxis. Ein Nachschlagewerk. Neuer Merkur, München 1983

Motsch A: Funktionsorientierte Einschleiftechnik für das natürliche Gebiss. 2. Aufl. Hanser, München 1978

Ott K: Kiefergelenkfunktion. Geometrisch-klinische Analyse mit Hilfe der Pantografie nach Stuart. Hanser, München 1982

(Zahn-)Medizin/Ernährung

Auf die überarbeitete Neuauflage des Heilmittel-kompendiums der Fachgruppe Zahnärzte in der Gesellschaft Anthroposophischer Ärzte in Deutschland sei hingewiesen (154 b): Dort werden alle Gebiete der modernen Zahnheilkunde in komplementärem Sinne abgehandelt. Diese ist erhältlich bei der *Gesellschaft Anthroposophischer Ärzte in Deutschland*, Roggenstr. 82, D-70794 Filderstadt, Tel. 0711/7799-711, Fax -712, E-Mail: Ges.Anth.Aerzte@t-online.de

Der Bezug dieser Heilmittelliste ist sicher auch möglich über die Wala GmbH, Bosslerweg 2, D-73085 Bad Boll-Eckwälden, Tel. 07164/930-181, und Weleda AG, Möhlerstr. 2–5, D-73525 Schwäbisch Gmünd, Tel. 07171/919-414.

Feldhaus WH: Homöopathie und ganzheitliche Zahn-medizin. Ein Leitfaden für den Praktiker und interessierten Laien. 3. Aufl. Sonntag, Stuttgart 2002

Geerk F: Paracelsus – Arzt unserer Zeit. Leben, Werk und Wirkungsgeschichte des Theophrastus von Hohenheim. Benziger, Zürich 1992

Glöckler M et al.: Wie entsteht Gesundheit? Zur Salutogeneseforschung. Perspektiven und praktische Konsequenzen. Gesundheit aktiv Nr. 177 Bad Liebenzell 2003 G

Graf K-H: Ganzheitliche Zahnmedizin. Fakten, Wissenwertes, Zusammenhänge. Sonntag, Stuttgart 2000

Grönemeyer D: Mensch bleiben. High-Tech und Herz – eine liebevolle Medizin ist keine Utopie. 2. Aufl. Herder, Freiburg 2003

Heine H: Lehrbuch der biologischen Medizin. Grundlagen und Systematik. Hippokrates, Stuttgart 1991

Hemleben J: Rudolf Steiner. Rowohlts Bild Monografien (rm 79). Rowohlt, Hamburg 1963 (178) G

Kaiser E: Paracelsus. Rowohlts Bild Monografien (rm 149) Rowohlt, Hamburg 1969

Kager K: Anthroposophie und Zahnmedizin. (185) G

Kiel-Hinrichsen M, Kviske R: Wackeln die Zähne – wackelt die Seele. Der Zahnwechsel. Ein Handbuch für Eltern und Erzieher. 2. Aufl. Urachhaus, Stuttgart, 2002 G

Köhler G: Lehrbuch der Homöopathie. Grundlagen und Anwendung. Hippokrates, Stuttgart, 1981

Köhler G: Lehrbuch der Homöopathie. Bd. 1: Grundlagen und Anwendung. 8. Aufl. Hippokrates, Stuttgart 2003

Kühne P: Ernährung heute. Moderne Nahrungsmittel – wirklich zukünftig? Verein f. Anth. Heilw. Bad Liebenzell. Aktuelle Themen Heft 2, 1999 G

Meuris J: Homöopathie in der zahnärztlichen Praxis. Haug, Heidelberg 1983

Pischinger A: Das System der Grundregulation. Grundlagen für eine ganzheitsbiologische Theorie der Medizin. 8. Aufl. Haug, Heidelberg 1990

Schramm H: Heilmittel-Fibel zur Anthroposophischen Medizin (224) G

Schramm H: Märchen und Heilmittel. Eine imaginative Einführung in die anthroposophische Metalltherapie. Novalis, Schaffhausen 1988 G

Simon L: Schmerztherapie mit homöopathischen Heilpflanzen. Haug, Heidelberg 1987 G

Steiner R: Eine okkulte Physiologie. 8 Vorträge, Prag 1911 (GA 128). 4. Aufl. R. Steiner Verlag, Dornach 1978 G

Steiner R: Physiologisch-Therapeutisches auf Grundlage der Geisteswissenschaft. 11 Vorträge, Dornach, Stuttgart 1920 u. 1924 (GA 314). 2. Aufl. R. Steiner Verlag, Dornach 1975 G

Steiner R: Geisteswissenschaftliche Gesichtspunkte zur Therapie. 9 Vorträge Dornach, 1921 (GA 313). 4. Aufl. R. Steiner Verlag, Dornach 1984 G

Steiner R: Über Gesundheit und Krankheit. Grundlage einer geisteswissenschaftlichen Sinneslehre. 18 Vorträge, Dornach 1922–1923 (GA 348). 3. Aufl. R. Steiner Verlag, Dornach 1983 G

Steiner R: Meditative Betrachtungen und Anleitungen zur Vertiefung der Heilkunst. 13 Vorträge, Dornach 1924 (GA 316). 2. Aufl. R. Steiner Verlag, Dornach 1980 G

Steiner R: Die Kunst des Heilens vom Gesichtspunkte der Geisteswissenschaft. Taschenbuchausgabe (630) aus dem Gesamtwerk R. Steiners. R. Steiner Verlag, Dornach 1980 G

Steiner R: Gesundheit und Krankheit. Themen aus dem Gesamtwerk 10. Ausgewählt u. hrsg. v. O. Wolff. Freies Geistesleben, Stuttgart 1983 G

Steiner R: Geisteswissenschaft und Medizin. Taschenbuchausgabe (Bd. 677) der Bibliografie-Nr. 312 (GA). 2. Aufl. R. Steiner Verlag, Dornach 2000 (233) G

Wolff O: Die naturgemässe Hausapotheke. Praktischer Ratgeber für Gesundheit und Krankheit. 2. Aufl. Freies Geistesleben, Stuttgart 1988 G

Ferner sei an dieser Stelle auch noch auf folgende neuere Publikationen zu Heilmitteln verwiesen:

➤ Bahlmann B: Weleda Ratgeber: Häusliche Gesundheits- und Krankenpflege. Schwäbisch Gmünd 2000 G

➤ Roemer F: Wala Vademecum. Einführung in ausgewählte WALA Arzneimittel für Ärzte und Apotheker. Bad Boll-Eckwälden, 2002 (217) G

Praktische Kochrezepte im hier empfohlenen Sinne finden sich in folgenden 3 Rezeptbüchern:

➤ Graf E: Getreideküche im Rhythmus der Wochentage. Ernährung im Hinblick auf das physisch-seelisch-geistige Wesen des Menschen. 5. Aufl. Hermetika, Kinsau 1987 G

➤ Graf E: Bewusst ernähren im Rhythmus der Wochentage. Bd. 2. Michaels, Peiting 1989 G

➤ Hübner B: Aus Barbara Hübners feiner Würzküche. Bd. 1 u. 2. 2. Aufl. Freies Geistesleben, Stuttgart 1988/1992 G

Physik/Chemie/Biologie/Biochemie

Bindel E, Blickle A: Zahlengesetze in der Stoffeswelt und in der Erdenentwicklung. In Wachsmuth G (Hrsg.): Beiträge zur Substanzforschung. Hybernia Dornach, Stuttgart Bd. I, 1952 G

Freyschlag H: Chemie – Die Frage nach dem Stoff. Struktur und Umwandlung der Moleküle. Belser, Stuttgart 1967

Pelikan W: Heilpflanzenkunde I–III. Philosophisch-Anthroposophischer Verlag, Dornach, Bd. I (1958), Bd. II (1962), Bd. III (1978) G

Saitner A.:   Pflanzengeschichten. Brauchtum, Sagen und Volksmedizin zu 283 Pflanzen. 2. Aufl. Deutscher Alpenverein, München 2002

Schüpbach M: Kristalle. Licht und Farben im Stein. Goetheanum, Dornach 1997 G

Theoprast von Hohenheim (gen. Paracelsus):   Das Buch von den Nymphen, Sylphen, Pygmaeen, Salamandern und den übrigen Geistern. Basilisken, Marburg 1996

Wolff O: Grundlagen einer geisteswissenschaftlich erweiterten Biochemie. (244) G

26 Personenverzeichnis

Sachverzeichnis

- Prävention   36 ff
- profunda s. Parodontitis, aggressive
- pubertäre   42 ff
- rekurrente   16
- bei systemischer Erkrankung   149
- ulzerierende, nekrotisierende   149
Parodontopathie   10 ff
- aggressive
- – Implantatrisiko   116
- – rasch fortschreitende   16
- Ausprägungsform   29
- Biotypus H   14
- Biotypus N   14
- Erscheinungsbild   29
- fördernde Einflüsse   10
- früh beginnende   16
- generalisierte   15
- Lokaltherapie   57 ff
- progressive   14
- reaktiv-entzündliches Stadium   96
- rekurrente   93
- rezidivierende   16
- Rezidivprophylaxe   93
- subakutes Stadium   96
- Vereinseitigung   12
Patientenmotivation   26
PBI (Papillenblutungsindex)   17
Periimplantitis   115
Periodontium GI   20, 47, 50, 96 f
Periodontium/Silicea comp.   20, 96, 98
Periodontium/Stannum comp.   23, 96, 98
Periostschlitzung   46, 109
Periotome   116
Peripac   46
Perkussionsempfindlichkeit   56
Pflanzen   31
- Anwendung   32
Pflanzenanbau   104
Pflanzenwesenheit   37
Pflanzen-Zahngel   24
- Zusammensetzung   164
Pflanzenzüchtung   104
Phosphorus   79
Phytolacca   98
Plaqueanhaftung, Verhinderung   94
Plaqueentfernung   94
Plaquekontrolle   26
- postoperative   129
Plumbum   31, 90
Praxisapotheke   166 f
Präzisionsvertikulator   19, 139
Prunus   48, 53, 56, 95
- spinosa   54, 90
Prunuseisen   95
Pseudotaschenbildung   89
PSI   17
Pubertätsgingivitis   42 ff
Pubertätsparodontitis, generalisierte   46

Punica granata   137
Pur-Zellin   20, 56, 91
Pyrogenium   82

Q

Quarz   51, 63, 79, 129
Quarzkristall   61
Quecksilber   14, 29
Quecksilberwirksamkeit   51

R

Ratanhia   34, 72
Ratanhia comp.   14
- Tinktur   37, 129
Ratanhia-Wachs   39, 46, 65
- Wundrandversiegelung   129
Ratanhia-Wurzel, Mundwasser   26
Ratanhia-Zahncreme   24
- Zusammensetzung   164
Reaktionsdiagnostik   17
Recall   101
Reizdentinbildung   25
Reiztherapie   95
Replace-HA-5,0-Fixtur   110
Replace-HA-6,0-Fixtur   116
Replace-HA-Implantat   127
Replace-HA-Schrauben   114
Replace-TiUnite   75
- Fixtur   130 f, 133
- Schrauben   138
Resina Laricis   24, 46, 83
Resina Laricis/Sol. Myrrhae Balsamica (RLSMB)   53
Resistenz   14
- endogene   10
- parodontale   15
Resistenzentwicklung   60
Resolut-XT-Membran, s. Gore
Rezessionsdeckung   65, 71
Rezidivgefahr   99
Rezidivneigung   97 f
Rhagaden   48
Rhythmisches System   3
Rhythmus in der Heilmittelverordnung   90
Ringelblume   s. Calendula
RLSMB   53
Roborierende Maßnahmen   95
Röntgendiagnostik, postoperative   140
Root planing   17, s. auch Wurzelglättung
Rosenöl   37, 43
Rosmarin   43, 54, 95
- Emulsion   39
- Zahncreme   24
Rosskastanie 94, s. auch Aesculus
Rosskastanienrinde 26, 39, 43, 94, s. auch Cortex

S

Safescraper   128
Sal-Prinzip   12
Salvia   37
- Gelatum   47
Sanatorien, anthroposophisch orientierte   148
Sauerdorn   54
- Wurzelrinde   43
Saumepithel, Breite   32
SBI   17
Scaling und Root Planing (SRP)   5, 17, 37
Schlehe   53 f, 90
- Elixier   95
- Ursaft   95
Schleimhauthypertrophie, gingivale   93
- rezidivierende   93
Schmelz-Matrix-Proteine   57 f, 80
Schmelz-Zement-Grenze   114
Schneidezähne, 5-mm-Distanz   115
Schöllkraut   103
Schraubenimplantat, atraumatische Insertion   109
Schwäche, konstitutionelle   15
Scleron   90
Screening-Index, parodontaler (PSI)   17
Seelenleib   s. Astralleib
Select-System   114
Selen, homöopathisiertes   51
Selenium   51
Silber, metallisches   97
Silberkräfte   63
Silberwirksamkeit, ätherisierendaufbauende   93
Silicea   24, 50, 63
- cultum   90
Silicium   99
Sinusitis
- akute   91 f
- chronische   91 f
- – Ausheilung der Mund-Antrum-Verbindung   92
Sklerose   11
- konstitutionelle Disposition   97
Skorbut   38
Sofortimplantat   112 f
- funktionelle Belastung   117 f
- Misserfolg   130
- provisorisches   75
Sofortimplantation   115, 117, 133, 138
- Frontzahn   123
- primär gescheiterte   120
Sofortversorgung   58
Sole-Zahncreme   24 f, 94
- Zusammensetzung   164
Solutio Myrrhae Balsamica   46
Soor   43